岭南中医药文库·典籍系列

伤寒论崇正编

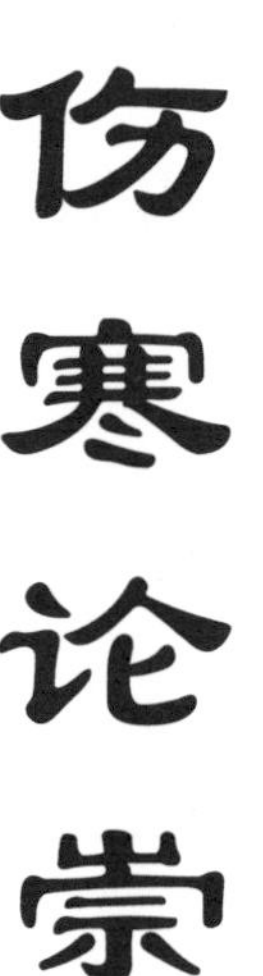

清·黎天祐 编

廣東省出版集團
广东科技出版社
·广州·

图书在版编目（CIP）数据

伤寒论崇正编/（清）黎天祐编.—影印本.—广州：广东科技出版社，2009.5
（岭南中医药文库.典籍系列）
ISBN 978-7-5359-5074-1

Ⅰ.伤… Ⅱ.黎… Ⅲ.伤寒论—研究 Ⅳ.R222.29

中国版本图书馆 CIP 数据核字（2009）第 062097 号

责任编辑：李希希
封面设计：丁青云　李　宏
责任校对：方　圆
责任印制：严建伟
出版发行：广东科技出版社
（广州市环市东路水荫路 11 号　邮码：510075）
E - mail：gdkjzbb@21cn.com
http://www.gdstp.com.cn
经　　销：广东新华发行集团股份有限公司
印　　刷：广州市岭美彩印有限公司
（广州市花地大道南海南工商贸易区 A 幢　邮码：510385）
规　　格：889mm×1 194mm　1/32　印张 18.25　字数 365 千
版　　次：2009 年 5 月第 1 版
2009 年 5 月第 1 次印刷
定　　价：65.00 元

《岭南中医药文库》组委会

总 顾 问　张德江　黄华华

顾　　问　林　雄

主　　任　钟阳胜

副 主 任　雷于蓝　姚志彬

委　　员（按姓氏笔画排序）

王桂科　朱仲南　刘　昆　刘富才　关则文

杨　健　杨以凯　杨兴锋　杨建初　李兴华

李夏铭　陈　兵　陈元胜　陈俊年　罗伟其

郑广宁　秦　颖　顾作义　黄　斌　黄小玲

黄达全　黄尚立　梁国标　梁耀文　彭　炜

《岭南中医药文库》编委会

总顾问　邓铁涛

总主编　徐志伟　彭　炜

编　委（按姓氏笔画排序）

王新华　邝日建　刘小斌　吕玉波

朱家勇　李　剑　李昭醇　李梓廉

陈　群　陈蔚文　陈德伟　曹礼忠

《岭南中医药文库》出版工作委员会

主　　任　陈　兵　黄达全

副 主 任　崔坚志　傅东伟　苏北建

项目策划　李希希　邵水生　苏北建

项目组成员　苏北建　李希希　邵水生　邓　彦

丁嘉凌　吕　健　郭怡甘　严建伟

吴丽霞

《岭南中医药文库·典籍系列》选编工作委员会

主　　任　李　剑　李昭醇

副 主 任　倪俊明　曾　召

顾　　问　靳士英　赖　文　王贵忱　张横柳

委　　员（按姓氏笔画排序）

王小平　卢银兰　沈创鹏　张晓红　张毅之

陈晓玉　陈冀慧　林子雄　饶　媛　柴雅倩

黄永秋　黄琦琨　梁美玲　曾　强　蒙碧玉

序

岭南，在传统上是指越城、大庾、骑田、都庞、萌渚五岭以南的地区。这个地区的地理和人文环境富有特色，是我国地域文化中的重要分支。广东是岭南地区的核心地域，近代以来社会经济和科技文化发展均走在地区的前列。在这里，传统中医药以独特的作用深得人们信赖，一直呈现生机勃勃的局面。

二〇〇六年以来，广东省委、省政府先后出台了多个促进广东中医药发展的重要文件，提出要将广东从『中医药大省』建设成为『中医药强省』，这无疑为广东中医药的腾飞增添了巨大的推动力。其中，《岭南中医药文库》（以下简称《文库》）的出版就是一项具体的措施。遵《文库》编委会之嘱作序，略述感言如下。

一

从中国文化发源来看，中国文化的主流发源于中原一带。中医药学是从中原传入岭南的。晋代有葛洪、支法存、仰道人等活跃于广东，唐代开始有李暄《岭南脚气论》等以岭南为名的方书，可见医学与岭南挂钩，岭南医学成为中医药学科的一个分支，为时至少已有千多年了。

晋唐时期，岭南的中医学就已经体现出自身的特色，例如在研究当时流行的脚弱病（脚气病、维生素B_1缺乏之症）方面成果突出。唐代《千金要方》卷七论风毒状第一：『论曰，考诸经方往往有脚弱之论，而古人少有此疾，自永嘉南渡，衣缨仕人多有遭者，岭表江东有支法存、仰道人等，并留意经方，偏善斯术，晋朝仕望多获全济，莫不由此二公。』可见岭南医学善于创新。另外，从《千金要方》、《外台秘要》、《肘后备急方》等书中还可见葛洪、支法存等对蛊毒、沙虱热（恙虫病）、疟疾、丝虫、姜片虫等传染病有不少治疗方药，对岭南热带地区传染病的研究成就亦较为突出。这些成就不是由中原带来，而是吸取多地民间医药精华，加以总结得之。

宋代开始，岭南医学界人才辈出。先有陈昭遇，开宝初年至京师为医官。陈昭遇与王怀隐等三人历时十一年编成《太平圣惠方》；又与刘翰、马志等九人编成《开宝新详定本草》二十卷。绍兴年间（公元一一三七年），潮阳人刘昉著的《幼幼新书》为岭南儿科学的发展奠定了良好的基础。可见宋代岭南已有国家级的医家出现。元代释继洪撰《岭南卫生方》，其中就收录了不少宋代医家的经验方，标志着具有岭南特色的方药学已初步形成。

明清时期是岭南中医学大发展的年代。明代，有丘浚、盛端明等有名望的医家出现；还有浙江人王纶所著的《明医杂著》，是其在广东布政司任内完成的；一代名医张景岳的《景岳全书》，在粤地一再印行传世。上述著作对岭南医学的影响很大。清代，对全国有较大影响的医家何梦瑶，被誉为『南海明珠』；儋州罗汝兰著《鼠疫汇编》，丰富了对急性传染病的诊治经验；清末，西洋医学传入我国，岭南首当其冲，出现朱沛文等主张中西汇通之医家。岭南医学的中医小儿科继续取得突出成就，在清代中期刊行了罗浮山人陈复正的《幼幼集成》后，清末又有程康圃著《儿科秘要》，由博返约，把儿科证候概括为八门（风热、急惊风、慢惊风、慢脾风、脾虚、疳积、燥火、咳嗽），治法约以六字（平肝、补脾、泻心），举一反三，给人以极大的启发。民国时期儿科名医杨鹤龄继承程氏学说，著《儿科经验述要》。杨氏在育婴堂从十七岁起独立主诊病婴，每天巡视、处理危重病婴数次，故育婴堂可称儿童医院之雏形。他积累了丰富的治疗危重病儿的经验，后来自己开业，日诊两三百人。西医张公让曾不断观察其诊证，亦深为佩服其医术之精也！

而广东草药在清代至民国时期也得到很好的整理，名作有何克谏的《生草药性备要》、《增补食物本草备考》和萧步丹的《岭南采药录》等，为中药材增加不少岭南草药品种。

上述可见，岭南医学至清代挟其岭南之特色已达相当高的水平，但岭南医学之发展达到高峰则是在民国时期后，主要是在医学教育培养人才方面成绩突出。光绪三十二年（公元一九〇六年）广州就有医学求益社之成立，相当于今天的医学会，以文会友，每月一次。被评得第一名者，发表论文于报端。上月头名即为下一届论文的主审员，无形中开展学术之竞争。后继者有广州医学卫生社。民国后，学校教育开始举办，著名的有广东中医药专门学校与广东光汉中医专门学校，均为岭南中医学界培养了许多人才。虽然民国时期受国民党政府消灭中医的压迫，但岭南医学学术仍然日益繁荣，影响至香港和东南亚一带。中医药为岭南人民健康事业立下了不朽的功勋。

回顾岭南医学发展的脉络，晋代中原移民，带来的先进医术与岭南地区医药相结合；宋代以后，长江流域的医药学术带入岭南，又促进岭南医药学的发展，加上自身的成就，岭南医药学成为有浓郁的岭南特色的医药学派。历史同时也表明，医药事业与地区社会经济发展状况紧密相关。当代广东改革开放已先行多年，经济文化各方面都打下了厚实的基础，在有力的政策推动下，聚集人才。可以寄望今后，岭南中医药学必将产生飞跃的发展，实现中医药强省的目标。

二

研究地方医药学，其实也是为中医药学事业整体作贡献。自一九七七年美国恩格尔教授提出医学模式理论以来，西方医学正在由『生物医学模式』向『生物—心理—社会』医学模式转变。其实我国传统医学一开始就重视心理、环境因素，中医药学研究还不能脱离地理环境、社会环境、个人体质、时间因素，故应该因时、因地、因人制宜地去研究疾病预防和治疗。

对于环境与人类社会的关系，古今中外都有过各种讨论。我国伟大的历史学家司马迁，在《史记》中分别论述了四个主要经济区域与人的性格和社会风俗的关系。西方的亚里士多德也将地理环境与政治制度相联系，认为地理位置、气候、土壤等影响个别民族特征与社会性质。德国哲学家黑格尔的《历史哲学》也将地理环境看作是精神的舞台，认为是历史的『主要的而且必要的基础』，不同的环境会有不同的历史进程。至于自然科学，虽然研究的是事物普遍的客观规律，但科学也具有社会性的一面，客观规律在实际应用中总是有着对特定时间、地点与人群的针对性，不同地区的客观条件也对科学实践与发展有不同程度的影响。

医学既属于自然科学，又具有很强的社会性。医学技术的基本规律是一致的，但其实际应用必须考虑到个体的特点。中医自古以来就深刻地认识到这一点，注意地理环境、气候与人的体质对疾病和医药的影响，提出了『因时制宜、因地制宜、因人制宜』的原则。唐代《千金要方》指出：『凡用药，皆随土地所宜，江南岭表，其地暑湿，其人肌肤薄脆，腠理开疏，用药轻省，关中河北，土地刚燥，其人皮肤坚硬，腠理闭塞，用药重复。』就是具体的例子。

我国幅员辽阔，由于地理环境的差异和历史上开发的先后，各个地区医学发展水平不一。而每一个地区医学水平的提高，往往也充实了中医药学理论的实际内涵。元代朱丹溪对南方人体质和疾病的认识，就很好地补充了此前以北方经验为主的医疗知识。明清时期江南瘟疫流行，又促使了温病学派的形成。岭南地区的气候、地理环境和疾病谱也有特殊性，药材资源又相当丰富，若加以认真研究，完全有可能产生创新性理论。每一个地区中医药特点的形成，必然是对传统医学理论的继承性与实际运用的创造性相结合的结果。小的突破，至少丰富了中医临床的风格，增加了地方性的应用经验；大的突破，有可能形成新学说，带来整体性的变革。所以，研究地方医药学，其意义同样是相当深远的。

三

现代中医药研究，必须坚持以临床为出发点。近代岭南有许多临床水平出众的名医，饮誉国内外。现代岭南中医药发展应继承这一良好传统，抓好临床学术的传承。建设中医药强省的文件中很重视对名医学术的整理和对基层中医的培训，是十分有远见的。本套《文库》也注重对当代名中医学术经验的整理，这种整理就是学术传承的一种方式，并可为更多临床中医提供参考。

另外，岭南中医药的发展也应加强理论的研究。岭南医学发展历程如果横向比较，有全国影响或有重大突破的中医学理论著作还是不多的。这也许与以前岭南远离北方的传统政治文化中心有关。但在学术交流频繁、信息渠道通畅的今天，要想中医药理论有大的发展，关键还是要加强研究，提高水平，要对临床经验进行凝练和升华，对中医药理论进行务实的思考。近年，我们提出的『五脏相关学说』就在全国引起较大的反响，并被纳入国家『九七三』计划中医药理论基础研究专项。在处于思想解放前沿的广东，完全应该迈出更大的步伐，促进中医药理论的现代化。

现代中医药的研究，又完全可以应用最新科学技术。葛洪《肘后备急方》记载的青蒿治疗疟疾，经过多年的不断研究实践，目前已发展成为世界最先进的抗疟新药。中医药治疗艾滋病、SARS，在临床有效的基础上，对其机制的深入研究有助于阐明其科学原理。但这种研究必须坚持中医药学主体性和中医药理论的主导性。

同样，现代中医药的发展也离不开产业的支持。广东中药产业有着非常好的基础，中药的种植和中成药的生产销售成为许多地方的支柱产业之一。正像民国时期创立广东中医药专门学校的前辈所说：『中国天然之药产，岁值万万（现在已远不止此数了），民生国课，多给于斯。』产业的发展既带动了地方经济，又为中医药的研究提供了良好的条件。研究中医药产业的发展策略，也是重要的课题。

《文库》囊括了前述各方面。这些学术、临床、科研及产业等的成果和经验得以系统整理出版，是岭南中医药界的盛事。岭南先贤梁启超先生诗云：『世纪开新幕，风潮集远洋。』相信《文库》能以海纳百川的气魄，汇集新知，刊布精义，成为二十一世纪岭南中医药腾飞的基石！是为序。

（签名）

二〇〇八年四月

前言

岭南医籍，自晋代葛洪以降，层叠累积。至明清，卷帙渐增，名家辈出，逐渐形成了岭南医学源于中土，又有别于中土的流派特征。岭南医药的文献遗存，更成为深入研究岭南医药学的重要基础。据郭蔼春《中国分省医籍考》，现存广东省（含今海南省）医籍一百九十一种，广西壮族自治区共录医籍六十一种。两者合计共二百五十二种，与江苏省的一千四百五十四种和浙江省的一千一百一十二种相比，体现了岭南医家重实干而少著述的特点，传世医籍尤显珍贵。这些古籍历经百年沧桑，保存状况日益恶化，亟待系统地整理、编选、影印出版，以发潜德之幽光，启来哲之通路。

要推陈出新，须先古为今用。学术研究的发展离不开对前代旧籍的研究整理，中国历来有盛世整理前代文献、古籍，重刊典籍的传统。河平三年（公元前二六年），西汉政局甫定，成帝即命光禄大夫刘向等广收旧典，编校诸子篇籍，先秦文献传之后世，盖始于此。而医书、方技，幸列其中。至赵宋建元，更设『校正医书局』专司此事。新中国成立及至改革开放，文化部和国家中医药管理局虽然先后组织整理再版了一些重要文献，但限于条件，种类不多。二〇〇五年，广东省委、省政府提出要将广东建成『中医药强省』，并将岭南医药文献的研究、整理、出版提上日程。中医药发展恰逢盛世，值此中华民族伟大复兴的清明盛世，整理编印岭南医学文献正当其时。选编者本『继绝存真，传本扬学』宗旨，延聘有关专家共襄盛举，将分藏于各地具有学术研究价值和珍贵文物价值的岭南中医药典籍，有计划地利用现代印刷技术复制，以飨后学。

此次选编出版岭南医学典籍，同人等力求甄选，真实反映岭南中医药学各学科门类学术发展的典籍，呈现典籍原貌，并对各典籍的出版、馆藏、主要学术思想和突出贡献等进行初步介绍，使之既符合古籍整理的常规，复兼顾中医药典籍的特点，仅作部分技术处理，俾存古人之旧。

由于历史原因，岭南医药典籍散布各地，同人等虽力求掌握每种版本的全面情况，确保选编质量，惟卷帙浩繁，遗漏、纰缪之处在所难免，尚望方家指教，以待来者。

李　剑

二〇〇八年十一月

影印说明

《伤寒论崇正编》，岭南伤寒派医家黎天祐著。黎天祐，字庇留，一字茂才，号乐三，广东顺德人。黎氏以儒通医，学术上专师仲景，为广东近代伤寒名家之一。光绪甲午年（一八九四年）曾在广州太平局十全堂任医席，与易巨荪、谭星缘共同主持医务，常邀陈伯坛议论仲景医学，故有伤寒『四大金刚』美誉传世。时广州鼠疫流行，黎氏以《金匮要略》之升麻鳖甲汤为主方，重用升麻，制成散剂施赠市民，活人无数。光绪丙申年（一八九六年）又创办了衷圣医院，皆屡赠药。黎氏为人襟怀广阔，鄙视权贵，毕生以济世活人为务。尝曰：『人生最可贵者，莫如尽己之力，以为斯民服务。果能忠诚在心，廉洁自守，则益在人民矣，又何必孜孜为己哉？』民国初年，在广州流水井（今广州市西湖路）设医寓崇正草堂，大厅悬挂『振兴医风　挽回国命』以自勉。黎氏精通伤寒，生平论证处方，均以仲景大法为本，临证通权达变，每能立起沉疴，与赵鹤琴、陈伯坛、陈月樵并称民国广东四大名医。晚年积其所学，著成《伤寒论崇正编》，于民国十四年（一九二五年）付梓。正如书首左公海序所云：『洎乎晚岁，融贯全书，经临万病，积五十余年之学养，正百数十节之窜讹。从此，治伤寒者如迷途之有老马，如暗室之得明灯，事半功倍，此茂才之宏旨也。』

《伤寒论崇正编》共八卷。卷一、卷二太阳篇共一百二十九节，六十三方；卷三阳明篇计七十二节，九方；卷四少阳篇计十六节，三方；卷五太阴篇五节，二方；卷六少阴篇计四十二节，十四方；卷七厥阴篇四十九节，五方；卷八为删伪篇及《附入读仲圣书有误五大险证治法》。黎氏认为《伤寒论》一书，以六经钤万病，约之以阴阳表里，括之以寒热虚实，三百数十法之神明，法外有法；一百十余方之奇妙，方外有方。然该书历经王叔和编次及成无已注疏后，编注者不下百家，各家之说，莫衷一是，各展所长，亦各存偏见。毫厘之差，谬之千里，此《伤寒论》所以难读也。为打破『千百年坠绪，未抉微勘正』的局面，黎氏遂以『分勘合勘诸注得失，抉其微』为法对仲景原文进行注解发挥。

该书以《伤寒论》原文为纲，对经文的编排，基本上依照宋本《伤寒论》的顺序；以诸家之注为目，遍引历代伤寒诸家之言，尤以明清争鸣各派为多，包括陈修园、柯韵伯、喻嘉言、张志聪、方有执、张景岳、张石顽、唐容川等，莫不涉猎。黎氏不自限于一系一派，荟萃诸家之论，引各家之注对条文进行阐述说明，且每以夹叙夹议笔法，对诸家之注抉微勘正，在编注上条分缕析，各咀其英华，撷其精髓，存各家之长，正诸注之短。其或赞或弹，皆意在『尊崇先圣，辨正前贤』。与其说该书是诸家集注，不如视为诸注之品评。

黎氏强调，治伤寒当重视临证实用，以书勘证，以证验书，反复参酌，方可将全书融会贯通，得仲景真谛而不致受前人混淆视听之误。在注释《伤寒论》原文时，黎氏常证之以本人临证经验，或援引临床案例，以求阐幽发微，直诣仲圣之奥旨。如『伤寒脉浮，医以火迫劫之，亡阳，必惊狂，起卧不安者，桂枝去芍药加蜀漆牡蛎龙骨救逆汤主之』条，对其中的『蜀漆』一药，众说纷纭。柯韵伯疑东汉时另有蜀漆，非后世常山苗。喻嘉言谓蜀漆能飞补，猛药也。黎氏未对诸说强加辩驳，却道『愚每以茯苓代之屡效』，以临证之经验示方外有法。又如『太阳与阳明合病，必自下利，葛根汤主之』条，黎氏疑此条为错简，应改为『太阳与阳病合病，自下利，或呕者，葛根黄芩黄连汤主之』。他认为：『太阳、阳明两经热迫下利，热渴必矣，太阳病必有头痛、发热、恶寒；阳明病必有汗出、热渴。葛根汤方中麻桂生姜，只能解表，难解热渴，用之更耗伤真津，葛根虽陷者举之，终难敌麻桂生姜之辛散。葛根黄芩黄连汤方中葛根自下腾于上，从里达于表，辅以黄芩、黄连清里热，里和则表自和，故方中虽无麻桂，其表热亦退。』随附一案，病人发热无汗，大渴，面焦，舌焦黄，上吐下利，喘而腹痛。有医治以葛根汤，服后病益剧，大下大吐，腹更痛。黎氏诊其一团热气，表里充实，急与葛根黄芩黄连汤，二时服药，六时吐已止，渴减，是夜下利亦止。据统计，《伤寒论崇正编》中随注所附的完整医案有二十例。这种以《伤寒论》指导临床实践，又以临床实践经验来验证《伤寒论》的方法，是黎氏成书的特色之一。

该书在六经篇后又专设删伪篇。删伪篇中删减的条文按六经定篇：太阳篇计四十条，阳明篇计十一条，少阳篇计一条，太阴篇计三条，少阴篇计三条，厥阴篇计七条。包括六经病欲解时条文，如『太阳病，欲解时，从巳至未上』；以问答体例出现的条文，如『问曰，病有结胸藏结，其状何如。答曰，按之痛，寸脉浮关脉沉，名曰结胸也』；凭脉论证的条文，如『太阳病下之，其脉促，不结胸者，此为欲解也。脉浮者，必结胸也。脉紧者，必咽痛。脉弦者，必两胁拘急。脉细数者，头痛未止。脉沉紧者，必欲呕。脉沉滑者，协热利。脉浮滑者，必下血』。

值得一提的是，黎氏对叔和编次《伤寒论》颇不以为然，指其每多羼入己见，并屡斥叔和为『专以脉欺人』之始作俑者，因将《伤寒论》中凡有此嫌疑的条文，皆列入删伪篇中。另外，对有悖于临证所见及医理的条文，黎氏也主张删去。如『病人身大热，反欲得衣者，热在皮肤，寒在骨髓也；身大寒，反不欲近衣者，寒在皮肤，热在骨髓也』条文，黎氏认为此条以阳根于阴，理固玄妙，然有不可泥者。发热反欲得衣，未必表热里寒，而身大寒反不欲近衣，亦难遽断为外寒内热。并随附医案为证：『子厚以魁伟之躯，热力素充，忽于己酉年四月，病头眩、心悸。医以六味等与之，阴盛格阳，脉微欲绝，通体肤冷，奄奄一息，而反尽去其衣，加以扇风不稍停。急以大剂四逆、白通汤，连日数服，稍可停扇，稍可转动。此乃真阳欲脱之阴象，全身大寒，有甚于四肢厥逆，频频扇风，有甚于不欲近衣。斯时如救溺之急，稍纵即逝。此等格阳大症，若认为热在骨髓而清热，即殆矣。』故黎氏言此条虽未立方，然据此以用药，贻害匪轻。删伪篇中删减的条文多达七十五条，历代注家虽有主张错简及衍文者，然如黎氏这般大量删减原文者，鲜矣。

《伤寒论崇正编》问世后，在同一时期仿此体例，注解发挥《伤寒论》者，有台山伍律宁《伤寒论之研究》、南海赵雄驹《伤寒论旁训》、番禺陈庆保《伤寒类编》等，可见该书对近代岭南伤寒研究的影响。

据一九九一年版《全国中医图书联合目录》，《伤寒论崇正编》仅存一个版本，即民国十四年（一九二五年）崇正草堂铅印本，粤东编译公司刊行，中国中医科学院图书馆、广东省立中山图书馆及广州中医药大学图书馆均有收藏。其中广州中医药大学图书馆藏本字体清晰，内页有朱笔圈点，品相较佳，故以此本为底本。该书自一九二五年后未见再版，此次影印出版，以飨后世学者。

饶媛

清·黎天祐　编

伤寒论崇正编

据广州中医药大学图书馆藏民国十四年（一九二五年）崇正草堂铅印本影印

民國十四年冬

傷寒論崇正編

崇正草堂黎樂三書

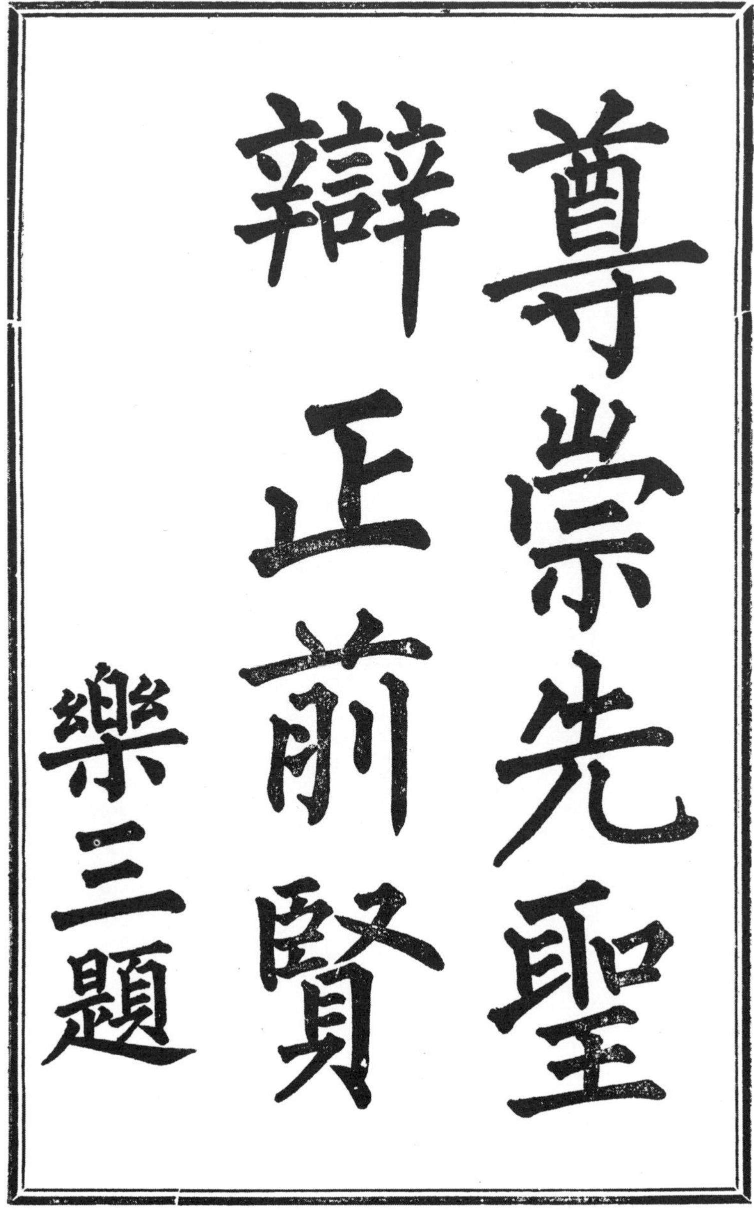
尊崇先聖
辯正前賢
樂三題

傷寒論崇正編序

讀醫書難。讀傷寒論難之又難。何也。素問本出先秦。猥託軒轅之作。本草但名漢地。謬為神農之詞。難經割裂內經。嫁名扁鵲。靈樞始見南宋。撰自王冰。凡此諸書。無非贋鼎。前賢論定。具有別裁。今日讀書。豈能盡信。況金元而後。百喙紛呶。若劉守眞主寒涼。張子和主攻下。李東垣主脾胃。朱丹溪主補陰。各倚一偏。已趨歧路。又其下者。若張景岳之新方。吳鞠通之條辯。諸如此類。違聖非法。歧之又歧。誤天下蒼生。豈僅王夷甫清談哉。此醫書所以難讀也。漢長沙太守張仲景先聖所著傷寒論一書。以六經綰萬病。約之以陰陽表裏。括之以寒熱虛實。三百數十法之神化。法外有法。一百十餘方之奇妙。方外有方。至博亦至精。至確亦至活。尊爲醫聖。聖以此也。自王叔和之編次風行。而張仲景之原書日晦。有錯簡者。有衍文者。有羼入一篇一章者。有竄雜數節數言者。目珠易混。矛盾滋多。傷寒一書。遂苦難讀。且自成無己以來。註者朋興。名家輩出。若張令韶氏。若張隱菴氏。若柯韻伯氏。若陳脩園氏。若唐容川氏。若喻嘉言氏。及金鑑諸家。論難蠭起。各有寸長。毫厘稍差。謬以千里。目迷五色。安所適從。此讀傷寒論所以難之又難也。吾友黎庇留茂才。博觀四部。最癖醫書。抗志希文。尊師仲景。讀逾萬遍。背誦如流。旁覽百家。眼光別具。分勘合勘。諸註得失。抉其微。以經證經。群言淆亂衷諸聖。如是者有年。既而造車合轍。延診者鐵限爲穿。見病知源。處治者刀圭必效。方藥時有加減。必根據乎經方。證脈互相權衡。非徒誇乎脈訣。以書勘證。兼胡瑗治事之長。以證勘書。異趙括談兵之誤。如是者又有年。洎乎晚歲。融貫全書。經臨萬病。積五十餘年之學養。正百數十節之竄訛。洵爲仲景功臣。叔和諍友矣。此茂才著書之宏旨也。公海長沙同嗜。寢饋者歷半生。彭澤歸來。過從者無虛日。暇時手出是編。命作弁言。卒讀一過。佩服五中。從此治傷寒者。如迷途之有老馬。如暗室之得明燈。向苦難之又難。今則易之又易。事半功倍。學醫不惑歧途。起死回生。舉世同登壽宇。如斯神技。作者乃三折肱。付諸手民。讀者當九頓首矣。

民國十四年孟冬

順德左公海仲髯序

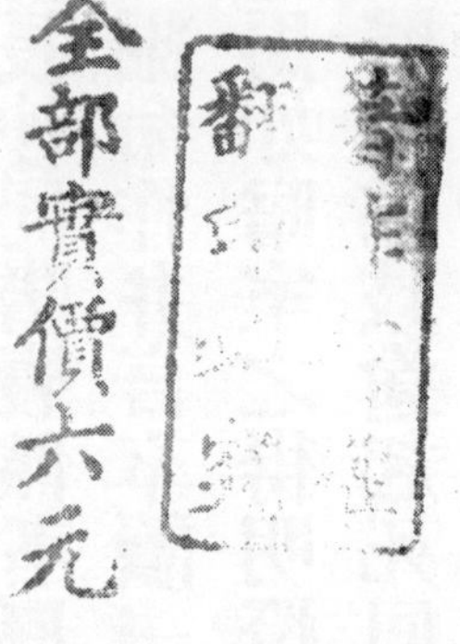

全部實價六元

讀法

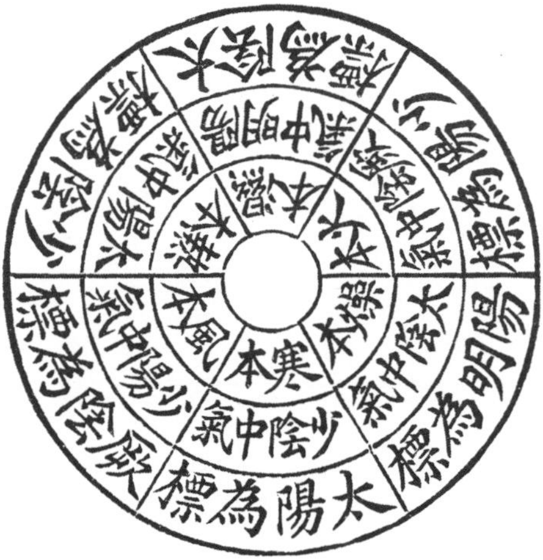

六微旨大論曰。少陽之上。火氣治之。中見厥陰。陽明之上。燥氣治之。中見太陰。太陽之上。寒氣主之。中見少陰。厥陰之上。風氣主之。中見少陽。少陰之上。熱氣主之。中見太陽。太陰之上。濕氣主之。中見陽明。所謂本也。本之下。中之見也。見之下。氣之標也。本標不同。氣應異象。至眞要大論曰。少陽太陰從本。少陰太陽從本從標。陽明厥陰不標本。從乎中也。或曰。六經之標本中氣不明。不可以讀傷寒論。而不知非也。據六經之見證。未有指出。終是悶葫蘆。假令仲聖不作傷寒論。誰能識六經之精義哉。至於從本從標從中。按之傷寒論六經中。有然有不然。當於論中逐節審察。逐句研求。則仲聖之秘旨。自得眞諦。大非淺學者所能夢見。至於傳經之說。更不必拘。按病治病。勿差一黍則得矣。

傷寒論崇正編目錄

太陽篇　一百二十九節　六十三方

小青龍湯　乾薑附子湯
桂枝加芍藥生薑各一兩人參三兩新加湯　桂枝甘草湯
茯苓桂枝甘草大棗湯　厚朴生薑半夏甘草人參湯
茯苓桂枝白朮甘草湯　芍藥甘草附子湯
茯苓四逆湯　五苓散
茯苓甘草湯　梔子豉湯
梔子甘草豉湯　梔子生薑豉湯
梔子厚朴湯　梔子乾薑湯
眞武湯　四逆湯
桂枝去芍藥加蜀漆牡蠣龍骨救逆湯　桂枝加桂湯
桂枝龍骨甘草牡蠣湯　桃仁承氣湯
抵當湯　抵當丸

陽明篇　七十二節　九方

大承氣湯　小承氣湯

猪苓湯　白虎湯

蜜煎導　猪胆汁方

吳茱萸湯　麻黃連軺赤小豆湯

梔子蘗皮湯

少陽篇　一十六節　三方

小建中湯　小柴胡湯

柴胡加龍骨牡蠣湯

太陰篇　五節　二方

桂枝加芍藥湯　桂枝加大黃湯

少陰篇　四十二節　一十四方

厥陰篇　四十九節　五方

傷寒論崇正編

順德黎天祐庇留編註

漢張仲景原文

辯太陽病脈證篇

太陽之爲病。脈浮頭項强痛而惡寒。

陳脩園云。六經皆有提綱。太陽經以此節爲提綱。太陽主人身最外一層之氣。病在外。故脈應之而浮。內經云。太陽之脈。連風府上頭項挾脊抵腰至足。行身之背。故病。則頭。痛。項。强。也。內經云。太陽之上。寒氣主之。故病則惡寒。有風無風。亦覺畏寒也。太陽有經有氣。病太陽衞外之氣。則通體惡寒。病太陽循行之經。則背惡寒而已。按然有不必泥者。惡寒頭痛。爲此病必有之證。若項强則十中無幾。數十年臨證所見此病項强甚少。勿謂無項强一證。不得爲太陽病也。間有腰痛者。亦病太陽之經也。至於項背强几几。別是一證。不在提綱內。

柯韻伯云。太陽主表。故表證表脈。獨太陽得其全。

按此不指出經氣。則通體惡寒與背惡寒。仍未分曉。

喻嘉言云。太陽爲膀胱經。乃六經之首。主皮膚而統衛。所以爲受病之始。

愚按六經以氣化言。故本文曰太陽病。不曰足太陽病。單指膀胱則狹隘。太陽衛外之氣。達肌膚。行營衛。止云皮膚與衛則偏。太陽爲六經之首。如論云傷寒一日太陽受之是也。然多有初病即見少陽陽明及三陰病者。云病必始於太陽則泥。

金鑑亦謂太陽膀胱經之爲病。與喻嘉言同。

喻氏又云。惡寒者因風寒所傷而惡之也。

按此是提綱。未言及風寒也。風寒下二節始分言之。

太陽病。發熱。汗出。惡風。脈緩者。名爲中風。

陳脩園云。太陽本寒標熱。故病則發熱而惡寒。夫風爲陽邪。病太陽。則兩陽相搏。故即發熱。風中肌腠。皮毛不固。故汗出。中風則惡風。有風時自覺其寒。亦惡寒之本病。

也。汗出則陰氣稍弱。故脉緩。是名中風。如矢石中人之中也。

愚按風爲陽邪。張隱菴、柯韻伯、陳脩園、皆無異議。獨唐容川不以爲然。彼據序例桂枝下咽陽盛則斃之義以駁之。詎知序例之言陽盛。係指陽明白虎承氣證之陽盛而言。非指太陽肌表陽盛而言也。試觀身疼腰痛骨節疼痛之陽氣盛。尙用麻黃湯。大青龍證之煩躁。陽熱盛也。猶用薑桂。可知表陽之發熱。不同陽明之裏熱也。況叔和序例不可以爲法哉。至謂寒則傷衛故脈緊。風則傷營故脈緩。更未融貫。試觀大青龍證。太陽中風脉浮緊。傷寒脈浮緩。何嘗是寒必脈緊。風必脈緩哉。大抵證重者。脈緊。稍輕則脈緩。非一定也。

喻氏只順文敘過。謂中風亦可名傷風。汪氏亦然。是不知如矢石中人之中也。

汪氏云。中風非東垣所云中府中藏中血脈之謂。蓋中字與傷字同義。仲景論中不直言傷風者。恐後學不察以咳嗽鼻塞聲重之傷風。混同立論。故以中字別之也。

按此中字如矢石中人之中。東垣之所謂中風。卽金匱中風門所指邪在經在絡在府在藏者。然金匱此節亦未的。故必先通傷寒論。然後可理金匱。

太陽病。或已發熱。或未發熱。必惡寒。體痛。嘔逆。脈陰陽俱緊者。名曰傷寒。其病徵有五

陳脩園云。知太陽標本之義。自知太陽病之發熱惡寒矣。然人之禀受。陽氣有強弱。所感。邪氣有深淺。故發熱有遲速。寒邪淺。而陽氣強者。即已發熱。寒邪深。而陽氣弱。者。或未發熱。然熱雖有已發未發。而惡寒一證。可於得病時。必其無風時亦惡寒也。寒邪。外束。故體痛。寒邪內拒。故嘔逆。太陽以寒爲本。加以。外寒凝聚膚表。緊搏。故脈。陰。陽俱緊。也。陰陽字。柯韻伯指浮沉言。陳脩園指尺寸言。名爲傷寒。以寒傷第一層膚表也。喻嘉言、柯韶伯、不講形層。因不明中風傷寒之名義。

喻氏云。仲師恐惡寒等證。未經發熱。恐人認作陰經證。故於此揭明。

按不必慮也。太陽病三字。即頭痛之謂。陰經之惡寒則無此。

太陽病。發熱而渴。不惡寒者爲溫病。若發汗已。身灼熱者。名曰風溫。風溫爲病。脈陰陽俱浮。自汗出。身重。多眠睡。息必鼾。語言難出。若被下者。小便不利。直視。失溲。若被火者。

微、發黃色。劇、則如驚癇。時瘈瘲。若火熏之。一逆尚引日。再逆速命期。

陳脩園云。內經云。冬傷於寒。春必病溫。是伏邪蘊釀。至春令邪自內出。故發熱。熱傷津液。故渴。單從熱化。故不惡寒。名爲溫病。所以異於中風傷寒也。治宜涼散。柯韻伯。擬麻。甘。杏。石湯。最對證。若誤用辛溫發汗。則內蘊之熱。得溫益熾。不特熱不減。且加灼熱。變風溫矣。風溫之脈浮。汗出。與中風同。而最險者。全現出少陰之危象。腎主骨。熱入骨髓。故身重。熱入陰分。故多眠睡。腎熱。壅於肺。故息必鼾。腎熱壅於心。逼於會厭。故語言難出。此時以救焚爲急。仍不外甘寒清熱。若誤下。則津竭於下。而小便不。利。津竭於上。則絡脈緊急。而直視。既竭之餘。腎氣將絕。不能約太陽之氣。而失溲。已危乎其危。若更誤以火灸。是以熱攻熱。則腎敗而現出尅伐之象。其輕微者皮膚發。黃。劇烈則熱亢攻心。如驚癇。熱極生風。時瘈瘲。現出黃中帶黑。若火熏之象。是下之爲一逆。被火爲再逆。一逆尚引日。再逆速命期。推而言之。凡服一切消導之藥。皆犯。被下之禁。凡服一切辛熱之藥。皆犯被火之禁。可不慎哉。

內經言病由於伏邪。本文無伏邪字樣。且無伏邪理由。是不拘春夏秋冬何時。但見溫病之證。卽爲溫病。況冬旣傷於寒。安有不卽病者。

程扶生云。溫病熱自內出。風溫內外交熱。又曰青龍白虎神矣。得此意而推之。可以應用不窮。溫病宜於散中重加清涼。風溫不可於清涼中重加發散也。

按此註不是。果熱自內出。則白虎爲宜。而見證必無太陽之頭痛也。風溫因誤藥所致。熱藥增劇耳。

金鑑云。溫病當以河間法。用水解散以審其表裏而解之。水解散卽六一散防風通聖散合方也。　按此方有硝黃。犯被下之禁。大不合。

論溫病

愚按溫病一證。據內經云。冬傷於寒。春必病溫。又云冬不藏精。春爲溫病。又云先夏至爲病溫。是皆言溫病之原因。及溫病之時候。從未有指出溫病見證。以致庸妄之吳鞠通有溫病條辯之作也。故曰不讀仲景書。則內經未有着落。本節云、太陽病、卽頭痛之謂。發熱。而渴。不惡寒。此四證。須認。清楚。原非重大劇證。較之大青龍證。尙未有煩躁。較之白虎承氣證。尙未有大渴譫語。其壞在誤治斯劇耳。世人不讀仲景書。先以溫病條辯等灌注腦筋。反謂仲景只論傷寒。不論溫熱。獨不見此節已論溫病。及誤藥之危劇乎。唐容川始疑而後悞。由其以金元諸家先入爲主也。近日更有以瘟疫惡核之瘟。而濫引溫病條辯作證。無知妄作。一至於此。獨不思溫病之溫。爲六淫正病。瘟疫之瘟。爲惡毒奇病乎。瘟疫一證。於陰陽毒證發明。

太陽病。頭痛。發熱。汗出。惡風者。桂枝湯主之。

愚按桂枝湯。爲太陽。風中。肌。腠。之的。劑。而其。調。營。衛。和。陰。陽。凡中風傷寒及雜病。審係頭痛發熱惡風之公共證外。認其汗出。一證。是桂枝湯之的證也。前節論中風。而未出方。此即中風節之證而出其方也。本文明明中風之的證的方。脩園乃謂推廣桂枝湯之用者。由於未悉上節爲叔和之文耳。細心臨證者自知之。金鑑反以此條爲重出之衍文。而不知上條太陽中風陽浮而陰陽弱一節。乃眞衍文。

桂枝湯

桂枝三兩取嫩尖　芍藥三兩　甘草二兩炙　生薑三兩切片　大棗十二枚劈

又五味㕮咀。以水七升。微火煮取三升。去滓。適寒溫服一升。服已。須臾啜熱稀粥一升餘。以助藥力。溫覆令一時許。遍身漐漐微似有汗者佳。不可令如水淋漓。病必不除。若一服汗出病瘥。停後服。不必盡劑。若不汗更服。依前法。以出汗爲度。禁生冷粘滑肉麵五辛酒酪臭惡等物。

陳古愚云。桂枝辛溫。陽也。芍藥苦平。陰也。桂枝又得生薑之辛。同氣相求。可恃之以調周身之陽氣。芍藥而得大棗甘草之甘。苦甘合化。可恃之以滋周身之陰液。師取大補陰陽之品。養其汗源。爲勝邪之本。又啜粥以助之。取水穀之津以爲汗。汗後毫不受傷。所謂立身於不敗之地。以圖萬全也。

按此解最精。養汗源三字。爲探本之論。若唐容川之解。支離實甚。沉悶異常。不取也。

太陽病。下之後。其氣上衝者。可與桂枝湯方。若不上衝者。不可與之。

陳脩園云。太陽病誤下有下陷之虞。今幸裏氣有餘。故外雖未解。不至內陷。而爲上衝者。在肌腠之間。仍與桂枝湯啜粥。以汗之。邪從肌腠而出矣。若不上衝。是邪已內陷。不可與桂枝湯也。

張令韶曰。經云。太陽根於至陰。是太陽之氣。由至陰而上於胸膈。由胸膈而出於肌腠。由肌腠而出於皮毛。外行三陽。內行三陰。氣從此而出入。邪亦從此而出入。師所謂其氣者。即指此也。讀者知正氣之出入如此。則邪氣之出入亦如此。則於此道思過半矣。所以傷寒論言邪即言正。而言正即可以識邪。脩園按。熟讀此註。方知論中經氣傳行。及一二日。三四五六日等。皆是眼目。

按傳經日數。於理則然。惟治病。當按證治證。不必拘以日數也。

喻嘉言云。上衝陽位。可用表裏雙清法。於桂枝湯中可加前所誤下之藥。

柯氏已闢其謬。夫誤下邪。恐下陷。必無再下之理。如引桂枝大黃湯爲證。不知彼湯蓋因誤下邪陷太陰。爲大實痛設耳。既未明太陽正氣之出入。於用前法句又誤解。故多支蔓也。要之喻氏此解。實爲用前法三字所誤。此三字可刪。桂枝湯自是啜粥取微汗矣。不取汗。則爲調陰陽之雙補奇方也。孕婦吐者亦可用。

太陽病。三日已發汗。若吐。若下若溫鍼。仍不解者。此爲壞病。桂枝不中與也。觀其脈證。知犯何逆。隨證治之。

陳修園云。太陽病有可汗可吐可下可鍼之證。若汗之則肌表之邪當解。而不解。吐之則中膈之邪當解。而不解。下之則腸胃之邪當解。而不解。鍼之則經脈之邪當解。而不解者。此乃誤醫之壞證。病不在肌腠。桂枝湯不當與也。須認清所犯何逆。即按。攻。補。溫。清。以治之。無一。定。之。法。也。

柯韻伯引內經云。未滿三日者。可汗而已。汗不解者。須當更汗。吐下溫鍼之法。非太陽所宜。而三日中亦非吐下所宜也。治之不當。故病仍不解。

愚按本文仍不解者。見得當解而仍不解也。三日中陽明少陽經氣相値。豈無可吐可下可鍼之證乎。本文止說壞證。不宜桂枝湯。非謂吐下溫鍼卽成壞證也。壞病柯公指變證言。如誤汗則有遂漏不止。心下悸。臍下悸等證。誤吐則有飢不能食。朝食暮吐。不欲近衣等證。妄下則有結胸。痞鞕。協熱下利。清穀脹滿等證。火逆則有圊血。發黃。驚狂奔豚等證。是桂枝證已罷。不可更行桂枝湯也。

桂枝本爲解肌。若其人脈浮緊。發熱。汗不出者。不可與也。當須識此。勿令誤也。

陳修園云。邪之中人。先傷膚表。次及肌腠。入肌腠則汗出。桂枝湯所以解肌。握要在。汗出。脈緩。若其人脈浮緊發熱汗不出者。其病。明明在。膚表。而不在。肌。腠。矣。桂枝湯非開皮毛之劑。乃和陰陽之劑。切切不可與也。世人妄擬桂枝湯爲散劑。則惑之甚也。

柯韻伯云。桂枝。湯。無。麻。黃。以。開。腠。理。而。泄。皮。膚。恐。邪。氣。凝。結。不。能。外。解。勢。必。內。攻。爲害。滋。大。旨深。哉。又云桂枝之禁。指原方也。加減一味。便不作此論。

喻云。傷寒誤用傷風治法。則寒邪漫無出路。留連肉腠。貽患無窮。

按此不能說出所以然。直空滑耳。

若酒客病。不可與桂枝湯。得湯則嘔。以酒客不喜甘故也。

陳脩園云。辯桂枝證在有汗。然亦有有汗之證。亦不可與桂枝湯者。其人蓋酒客也。酒客濕熱薰蒸。無病時。先已多汗。及其病也。汗出可知。是其汗爲濕熱之汗。非病在肌腠之汗。不可與解肌之桂枝湯。若誤與之。兩熱相衝。甘能壅滿。勢必上湧而嘔。因酒客喜苦不喜甘之故也。推之凡濕熱盛者。皆可作酒客觀。

愚按要之酒客病自有見證。當按證擬方。不必泥其爲酒客也。

凡服桂枝湯吐者。其後必吐膿血也。

陳脩園云。此節再申明得桂枝湯則嘔之義。桂枝湯不特酒客當禁。凡溼熱於內者。用甘溫辛熱。以助其陽。不能解肌。反能湧越。熱勢所逼。致傷陽絡。則吐膿血可必也。

序例不足爲據。

此節照來蘇集移在此。乃合。原本有錯簡。　金鑑亦然。

太陽病。發汗。遂漏不止。其人惡風。小便難。四肢微急。難以屈伸者。桂枝加附子湯主之。

按太陽病固當汗。若不取微似汗而發之太過。遂汗出不止。則玄府洞開。風乘虛入。故復惡風。汗多則虛其腎。陽腎司小便。腎陽虛則小便收放無力而難。內經云。陽氣者。精則養神。柔則養筋。四肢爲諸陽之末。不得陽氣養之。故微急而屈伸不利也。方取桂枝湯調營衞。加附子以扶陽。陽密則汗止。陽壯則小便易而手足亦便利矣。

陳脩園云。取附子以固少陰之陽。固陽卽所以止汗。止汗卽所以救液。猶隔一層。

程知云。此與眞武證微有辯。眞武是救裏寒亡陽之失。急於回陽者。此湯是表寒漏風之失。急於溫經者。

愚按眞武之救大汗。彼證有厥逆筋惕肉瞤。此證不及彼之重。故於桂枝湯加入附子一味足矣。

方氏云亡陽則氣不足。亡液則水道枯竭。　未妥。

唐容川以此爲陽旦湯。誤矣。

桂枝加附子湯

即桂枝原方加附子一枚。炮 以水七升。煮取三升。溫服一升。

方解已備詳論註中。

太陽病下之後。脈促胸滿者。桂枝去芍藥湯主之。若微惡寒者。桂枝去芍藥方中加附子湯主之。

陳脩園云。太陽之氣從胸出入者也。若太陽病而誤下之。陽衰不能出入於內外。以致內外之氣不相交接。故脈數中一止爲促。陰氣內結爲胸滿。桂枝湯調和營衛之氣。使出入於內外。又恐芍藥之苦寒以緩其出入之勢。故去之。若脈不促而反微。身更惡寒者。乃陽氣虛微。陰邪凝聚。薑桂之力猶恐不足。故加附子以厚其力。寒邪始能散也。

愚按少陰病背惡寒者用附子湯。此證之加附子可知矣。要之此證爲心陽不宣。故胸滿。此方力尚薄弱。究不加桂苓甘朮之扶心陽以散陰結也。且胸滿一證其甚者。

或用四逆白通則更法外之法讀論者當悟於書外之書也。

柯韻伯云。促爲陽脈。胸滿爲陽證。然陽盛爲促。陽虛亦爲促。陽盛則胸滿。陽虛亦胸滿。此下後脈促胸滿。知非陽盛也。

程郊倩曰。脈促者當辯於有力及無力倂外證也。

喻云。陽邪盛於陽位。宜桂枝以散邪。去芍藥者。恐其復領陽邪入腹中。

按此誤認陽氣爲實邪。以此方爲散邪則非是。又恐芍藥領陽邪入腹。何以桂枝湯不患入腹乎。

金鑑於微惡寒之上加多汗出二字。謂無汗出。乃表未解。無取乎加附子。

按桂枝湯證。亦有汗出惡寒。可知此條辯在脈微也。　金鑑微字就惡寒說。不就脈說。宜其說來窒碍。

陳按陽亡於外。宜引其陽以內入。芍藥在所必用。陽衰於內。宜振其陽以自立。芍藥則大非所宜也。

桂枝去芍藥湯

即桂枝原方去芍藥。

以水七升。煮取三升。溫服一升。

桂枝去芍藥加附子湯

即前方加附子一枚。炮

以水七升。煮取三升。溫服一升。惡寒止。停後服。

古愚云傷寒論。大旨。以得陽。則生。上節。言汗之。遂漏。慮其亡。陽此節。言下後。脈促。胸滿。亦恐。亡。陽蓋太陽之氣。由至陰而上於胸膈。今因下後而傷胸膈之陽。斯下。焦。濁陰。之。氣。僭居。陽位。而爲。滿。脈亦數。中一。止。而爲促。治宜。急散。陰。霾。於桂枝湯去芍藥者。恐其。留戀。陰。邪。也。若見惡。寒。爲。陽。虛已。極。陡。抑其。陰。無益。必加。熟。附。以。壯。其陽。方能。有濟。喻嘉言程扶生之解俱誤。

太陽病。得之八九日。如瘧狀。發熱惡寒。熱多寒少。其人不嘔。圊便欲自可。一日二三度發。脈微緩者。爲欲愈也。脈微而惡寒者。此陰陽俱虛。不可更發汗更下更吐也。面色反有熱色者。未欲解也。不能得小汗出。身必癢。宜桂枝麻黃各半湯。

愚按此節文當分三段看。自太陽病至爲欲愈也。爲第一段。言太陽得病八九日。當少陽主氣之期。藉其氣以爲轉樞。故如瘧狀往來寒熱。惟發熱惡寒。仍是太陽本證。與眞瘧究竟不同。且熱多寒少者。太陽以陽爲主。熱多。是吉兆。不嘔則不轉屬少陽。大便如常則不轉屬陽明。其寒熱一日二三度。不比瘧疾之有定候。病氣已衰。故脈微。正氣將復。故脈緩。此爲欲愈之候也。爲一段。自脈微至不可更發汗更下更吐也。爲第二段。言脈若不見緩而止見微。證不發熱而止惡寒。是露出太陽底面少陰。脈。微細。背惡寒。之陰。寒。象。此不。獨太陽衛外之氣。虛而少陰之裏氣。亦虛。切不可。更發。汗。更下。更吐。也。此處提出一虛字。便可悟芍藥甘草。附子湯眞武湯四逆湯之治法。爲隨。機應變。不可。拘板。此爲第二段。自面色反有熱色者至末爲第三段。是頂第一段言。脈微緩爲欲愈之候。面色自應如常。乃反呈有熱之色。是餘。邪。仍。未淸。脈。則。欲。

解。而證未欲解也。不得小汗故身癢。與麻桂各半湯畧散餘邪自愈。此爲第三段。文義本甚易曉。諸家聚訟紛紛。莫衷一是。唐容川見陳脩園分三段註。以爲得其要領。而不知陳註第三段仍頂第二段虛寒而言。則不合也。倘陰陽俱虛。安得面有熱色。如面有熱色。出於虛寒。是格陽也。通脈四逆湯所不能緩。安可施其麻桂哉。況本文。明明不可更發汗乎。柯韻伯註此段云。若其人熱多寒少而面色緣緣正赤者。是陽氣怫鬱在表。不得越。當汗不汗。其身必癢。是汗出不徹。未欲解也。可小發汗。是即承第一段而言。最明白。本論多有遙接脫接法。是漢文之古也。喻嘉言謂風多寒少。風雖外薄爲寒所持。所以面呈熱色云云。是一味敷衍。於本文層折。乃置之不議不論。淺矣哉。

喻云。風多寒少。宜風寒兩解。

按此論膚泛。每見麻黃桂枝。遂通稱風寒。且節內凡幾轉。奥義層出。乃俱置之不議不論。但謂風雖外薄。爲寒所持不而能散。所以面顯怫鬱之熱色云爾。試問面之熱色。可作風寒註脚乎。

唐容川註第三段又緻轉第二段之意承言。但惡寒者固是虛寒。若但惡寒而面色反有熱色者。又不得作虛寒論。乃是太陽外寒固閉。鬱熱壅遏。身癢無汗。以不得外解而然。 按唐註亦非是。既云固是虛寒。是指陰陽俱虛也。如此焉有面反熱色者。假令陽虛而面反有熱色。是孤陽上脫。通脈四逆湯白通湯。尚恐難爲力。麻桂發汗。亡陽則死矣。可知此截是頂第一段而言。

桂枝麻黃各半湯

桂枝一兩十六銖　芍藥　生薑切　甘草炙　麻黃各一兩去節　大棗四枚劈

杏仁二十四個湯浸去皮尖及雙仁者

以水五升。先煮麻黃一二沸。去上沫。納諸藥。煮取一升八合。溫服六合。

方陽論註中詳細。

太陽病。初服桂枝湯。反煩不解者。先刺風池風府。却與桂枝湯則愈。

此節頗耐思索。陳脩園云。邪涉肌腠。復干經脉。

愚按果病經脈。何以未服桂枝湯不煩。初服而始煩乎。既煩則是桂枝湯不中與也。何以刺之以瀉經中之熱。更盡與桂枝湯乃愈乎。玩本文太陽病。而不標明發熱之有汗無汗。想是無汗。而服桂枝湯。故一服。即增內熱。不煩者。反煩矣。風池風府。爲太陽經脈。邪盛。故借二穴。以洩之。如麻黃湯發汗之意。外邪。已瀉。却與桂枝湯。以調營衞。乃不犯。實實之弊。假令邪干經脈。當有項背強几几之證。而無心煩之變。可知此刺爲注重太陽外邪矣。脩園不過因其刺風池風府。故云邪在經脈耳。

柯註謂陽氣重。宜內煩。則未服桂枝湯應已煩。何以一升初服而反見煩乎。倘果服之不對證。則後二升更不宜與。乃柯氏又云刺風池風府以出其邪。究竟其邪爲何邪。不能說出。仍未清楚。

柯韻伯云。熱鬱於心胸者謂之煩。服桂枝湯一升反煩者。非桂枝湯不當用也。以外感之風邪重。內之陽氣亦重耳。風邪本自項入。必刺風池風府。疏通來路。以出其邪。

仍與桂枝湯以和營衛。仍未的。

金鑑云。反煩者是表邪太盛。若遽與桂枝湯。恐更生煩熱。故宜刺以疏其在經邪熱。

按此仍未透亮。

脩園作邪在經脈。何以本文無項背强几几字樣。

喻云。服湯反煩者。肌竅未開。徒用藥力引動風邪。漫無出路。勢必內入而生煩。因刺二穴以瀉風熱。俾後風不繼。前風可熄。更與桂枝湯引之出外則愈。

按是說似近理。然究其服不如法。則如法服之可矣。何以又多一刺法。旣刺何以又與湯哉。一風熱而治法參差。總由認證不眞故耳。

服桂枝湯。大汗出。脈洪大者。與桂枝湯。如前法。若形如瘧。日再發者。汗出必解。宜桂枝二麻黃一湯。

愚按服桂枝湯當取微似汗。若大汗出。病必不除矣。然服桂枝湯大汗出後。仍可用桂枝湯更汗。非若麻黃湯之不可復用也。此大汗後脈變洪大。脈變。而證未變。者。非脈。有餘。而證。不足。亦當捨脈。而從證。此桂枝證未罷。仍與桂枝湯如前法之啜粥取微汗。是法也可以。發汗。汗生。於穀也。卽可以。止。汗精勝。而邪。却。也若大汗後玄府洞開。外邪因據。如世所謂重感證者。其往來寒熱日則再發。但不如正瘧之有定候耳。此不。獨。肌。病而表。亦。病。也。於桂枝湯之解肌。少加麻黄之發表則得矣。

喻嘉言云。風多寒少治風遺寒。故脈洪大。似風故以桂枝湯探之。果風邪則立解。若如瘧。爲邪淺而易散。故畧兼治寒。

方氏云。風邪欲解而以寒持之。兩者皆不解。故如瘧也。

按此等浮泛之註。不過因方內桂枝二。故言風多。麻黄一。故言寒少耳。

桂枝二麻黄一湯

桂枝一兩十七銖　芍藥一兩六銖　麻黄十八銖去節　生薑一兩六銖切　杏仁十六個去皮尖　甘草一兩二銖炙

大棗五枚劈

以水五升。先煮麻黄一二沸。去上沫。納諸藥煮取二升。溫服一升。日再服。

服桂枝湯。大汗出後。大煩渴不解。脈洪大者。白虎加人參湯主之。

愚按肌病服桂枝湯爲對證。然法當微汗。今大汗出。大傷陽明津液。陽明之脈絡心。故心大煩。陽明之上燥氣主之。津乾則變陽明燥化。故渴。陽氣亢盛故脈洪大。與前所變之脈同。但前則脈變而證不變。故仍主桂枝。此則脈變而證亦變陽明。非白虎之清熱。加人參之大生津者。不能救胃津之亡也

柯註是陽邪內陷。不是汗多亡陽。遂移入陽明篇。

按此條明明汗多亡液。證變陽明。安得謂陽邪入陷乎。云亡陽固非。

金鑑云。邪已入陽明。津液爲大汗所傷。亦未合。謂大汗傷津液。故變陽明。爲是。非邪入也。

白虎加人參湯。

石膏一斤碎綿裹　甘草二両炙　粳米六合　知母六両　人參三両

以水一斗。煮米熟湯成。去滓。溫服一升。日三服。

古愚云。大汗出。外邪已解。而汗多亡陽明之津液。胃絡上通於心。故大煩。陽明爲燥土。故大渴。陽氣盛。故脈洪大。主以石膏之寒以清肺。知母之苦以滋水。甘草粳米之甘。人參之潤。補取氣寒補水以制火。味甘補土而生金。金者水之源也。

服桂枝湯。或下之。仍頭項强痛。翕翕發熱。無汗。心下滿微痛。小便不利者。桂枝去桂加茯苓白朮湯主之。

愚按。凡桂枝湯證。一服未愈。當審其未愈之由。乃遽下之。則太陽之氣陷於脾。而不能轉輸矣。其頭痛發熱無汗仍不能除。且增出心下滿痛。小便不利者。以心下爲脾部也。脾不轉輸。故心下滿微痛。不輸於下。故小便不利。須知利水法中。大有轉旋之妙。用而發汗。亦在其中也。所以用桂枝湯去桂枝加入苓朮者。專以助脾轉輸。但得小便一利。而諸病霍然也。證已陷於脾。利水而不必解表者。因勢而利導之。裏和表自和矣。

柯韻伯云。心下之水氣凝結。然病根固在心下。而病機實在膀胱。膀胱水去。而表裏俱除。所謂治病必求其本也。

喻嘉言云。桂枝湯治風而遺寒。故不解。下之則邪乘虛入。風寒未除。而水飲上逆。故變五苓而用此方。去枝桂者。一誤不宜再誤也。

愚按此證不誤在桂枝湯。而誤在妄下。妄下則邪陷於脾。故證變如此耳。若果風寒水飲。小青龍已有成法。何以止用苓朮而不顧風寒哉。至云不用桂枝而用其部下。則更淺矣。

況水飲之說。更無證據。如以心下滿微痛爲水飲之徵。則凡陽氣不宣。與陰寒上逆者。俱可作水飲乎。不過見內方有苓朮耳。

唐容川云。此方當與五苓散互看。自明。五苓散重在桂枝以發汗。發汗所以利水也。此方重在苓朮以利水。利水即所以發汗也。

愚按五苓散重在化氣以行水。多主治渴。此方用桂枝湯去桂枝加入苓朮。仍不離。桂枝之名。其功用。則專主利水而發汗。亦寓其中。方固神而命名亦神。與五苓散用意。相隔天淵。

本病無汗。宜麻黃湯。然必證輕。故桂枝湯亦可。非然者。證重。誤下。變證不止如是之輕也。

金鑑改爲去芍。非去桂。援脈促胸滿爲例。殊不知彼證是陽虛不能出入。恐芍藥緩桂枝之勢。故去之。此則陷於脾之不轉輸。實擬不於倫。

金鑑云。表不解。心下有水氣。未經汗下者。用小青龍。已經汗下者。用此方。去芍之酸收。避無汗也。按此更支離。小青龍證重在咳。是水氣停心下。此不過脾不轉樞耳。至於僅認小便不利爲小青龍證。則愈迂遠。小青龍證握要在發熱而咳。此證無咳。不可同日而語。

桂枝去桂加茯苓白朮湯

芍藥三兩　甘草二兩炙　生薑三兩切　茯苓三兩　白朮三兩　大棗十二枚劈

以水八升。煎取三升。溫服一升。小便利則愈。

方解已詳論註。

古愚云。經方分兩輕重。變化難言。有方中以分兩最重爲君者。如小柴胡湯。柴胡八兩。餘藥三兩之類是也。有方中數味平用者。如桂枝湯桂枝芍藥生薑各三兩。而以桂枝爲君是也。有一方各味等分者。如豬苓湯各味俱一兩。而以豬苓爲君是也。有方中分兩甚少。而得力者。如甘草附子湯中爲使之桂枝四兩。而所君之甘草只二兩是也。又如炙甘草湯中。爲使之地黃一斤。而所君之炙甘草只四兩是也。然此雖輕重莫測。而方中有是藥。而後主是名。未有去其藥。而仍主其名。主其名。卽所以主其功。如此證頭項強痛翕翕發熱。爲太陽桂枝證。仍在因其誤治。遂變其解肌之法。而爲利水。水利則滿減熱除。而頭項強痛亦愈。主方在無藥之處。神乎其神矣。

傷寒脈浮自汗出。小便數。心煩。微惡寒。脚攣急。反與桂枝湯以攻其表。此誤也。得之便厥。咽中乾。煩躁。吐逆者。作甘草乾薑湯與之。以復其陽。若厥愈足溫者。更作芍藥甘草湯與之。其脚卽伸。若胃氣不和。譫語者。少與調胃承氣湯。

愚按凡善醫者。當於同中。握其異。認證。乃的。此證脈浮汗出惡寒與桂枝證同。獨脚攣急一證特異。攷太陽脈抵足。少陰脈上股內後廉。此證蓋太陽之標熱合少陰之本熱。兩熱灼筋。致失所養。而攣急。是熱化之證。即此可悟。心煩小便數亦無非熱氣一團也。治法宜芍藥甘草湯。清熱滋陰。以養筋。則愈。乃粗工見似桂枝證。遂誤用桂枝湯攻表。是反以熱攻熱。熱勢亢烈。周易所謂亢龍有悔也。熱焚於內。衞外之陽氣。隨熱入裏。故手足厥冷。是陽亢而亡陽。熱焚則水涸。而咽乾。熱焚則水火離。而煩躁。熱焚。則火逆上而吐逆。斯時若用苦寒之劑。必拒格而不納。惟以乾薑炮黑。變辛爲苦。同氣以招之。倍用甘草以緩之。不用正治而用從治。務以陽復厥回爲急。着厥愈後兩足溫。始用芍藥甘草湯。苦甘合化。以養陰。而脚可伸矣。前之熱毒留於胃中。致胃不和而譫語者。取調胃承氣以滌其遺熱。用硝黃對待乎薑桂。一鼓而收全功也。認證一差。薑桂之害。至於此極。可不愼歟。然臨證以來。多見少陽大熱。誤服眞武等而僅變譫語者。無如是之甚。亦不可不知。

此節之末。本文有若重發汗。復加燒鍼者。四逆湯主之一筆。 愚於三十年前已斷此數句爲錯簡。柯韻伯曾將此數句裁去。與愚所見畧同。唐容川謂此爲借賓作主。故用一若字推開。讀仲景書。要在虛字上着眼。則文法不差矣。

按仲師文字。虛字固當着眼。然細繹此文。連用兩若字。俱項上就本證言。此若字忽作推開。固無如此參差文法。如謂推開作假設言。則前二層若字。亦作推開乎。數句與上文不相聯屬。實後人錯簡也。卽以推開論。必如大青龍證後之若脈微弱汗出惡風者不可服。服之則厥逆。筋惕肉瞤。此爲逆也之筆法。乃爲反掉。要之大青龍證後之反掉。是戒人勿誤認少陰汗出之煩躁。爲太陽不汗之出煩躁。仍項上文煩躁作反掉。此筆則與上熱證絕不相類。安有此支離筆法哉。

柯氏將此筆自爲一節。移於火逆諸節中。平心而論。當在眞武湯後。則與上文發汗汗出不解。更有線索。

柯韻伯云。此條中脚攣急一證。不合桂枝證。是陽明裏證。當認爲陽明傷寒。然證不在表。不宜桂枝湯。證不在裏。不當用承氣湯。在半表半裏。當用桂枝湯去桂枝薑棗。
而任芍藥甘草之和。　愚按此數語。自相矛盾。既云裏證不用桂枝湯。自不待言。乃
又云半表裏。以何爲據哉。又云此證不從標本。宜從中氣。反用桂枝湯攻表。津液越
出。多汗亡陽。因厥。其變證皆因胃陽外亡所致。當從中治。甘草乾薑湯以回之。從乎
中也。柯氏素闢標本中氣之說。此節所言。故與內經不合。其指脚攣急爲陽明證者。
由其泥內經身重難行者。胃脈在足一語。豈知六經之脈。皆有行足乎。所註俱不合。
喻嘉言註此節更大差特差。宜其立論多說不去也。其云脈浮自汗出是表之風邪。
小便數心煩是裏邪。微惡寒則寒邪在裏。更加脚攣急則寒邪頗重矣。桂枝湯獨治
其表。故便厥陰寒內凝。總無攻表之理也云云。
按表裏受邪。多先表後裏者。如論中表解乃可攻痞。外解已乃可攻瘀。表解乃可攻
水。果風寒交作。先去其風。何嘗不是。卽不然。桂枝湯爲溫劑。與寒邪亦未爲增病。何
至證變如是之劇哉。且證止脚疾。胸腹平服。又非大下後。何所見而云陰寒內凝哉。

卽令陰凝。將四逆湯猶恐不及。甘草炮薑。謂能勝此重任哉。卽如一味可靠。是有大力可消羣陰。助生陽。脚宜卽伸矣。乃又云恐桂枝辛熱傷陰。脚轉成錮。更用芍藥和陰。夫旣云脚攣由陰寒。則正當藉辛熱之品。而何有成錮之患。況脚之陰寒在用桂前。芍草承氣。竟在劇證後哉。

程郊倩云。脈浮汗出。陽神自歉於上部。惡寒脚攣。陰邪更襲於下焦。陽虛陰盛。而裏氣上逆故心煩。裏陰攻及表陽。差訛祇在煩字上。

按此總由不識脚攣一證。故枝枝節節。說來無一是處。

金鑑云。中風虛煩證。微惡寒者表陽虛也。脚攣急者表寒收引拘急也。是當與桂枝增桂加附子湯。以溫經止汗。今反攻其表。此大誤也。服後更厥者。陽因汗亡也。咽乾者陰因汗竭也。煩躁者陽失藏也。吐逆者陰格拒也。故與甘薑湯以緩其陰而復其陽。若陽已復。更作芍草湯以調其陰。而和其陽。則脚伸。

按此更不識證。焉有亡陽之厥。而用甘草乾薑湯可以回陽者。從治之法。彼竟不知。

甘草乾薑湯

甘草炙四兩　乾薑炮二兩

以水三升。煮取一升五合。分溫再服。

古愚云。誤服桂枝湯而厥。其爲熱厥無疑。何以又用甘草乾薑乎。而不。知。此。方。以。甘。草。爲。主。取大。甘。以。化。薑。桂。之。辛。熱。乾。薑。爲。佐。妙在。炒。黑。變。辛。爲。苦。合。甘。草。又。能。守。中。以。復。陽。也。論中乾薑俱生用。而惟此一方用炮。須要切記。或問亡陽由於辛熱。今乾薑雖經炮帶些苦味。畢竟熱性尙存。其義何居。答曰。此所謂。感。以。同。氣。則。易。入。也。子能。知。以。大。辛。回。陽。主。薑。附。而。佐。以。膽。尿。之。妙。便。知。以。大。甘。復。陽。主。甘。草。而。佐。以。乾。薑。之。神。也。仲景。又。以。此。方。治。肺。痿。更。爲。神。妙。後賢取治吐血。蓋學古而大有所得也。

芍藥甘草湯

芍藥四兩　甘草炙四兩

以水三升。煮取一升半。去滓。分溫再服之。

古愚云。芍藥味苦。甘草味甘。苦甘合化。有人參之氣味。所以。大。補。陰。血。血得。補。則。筋。得。所。養。而。舒。安有。拘。攣。之。患。哉。時醫不知此理。謂爲戊己湯以治腹痛。有時生熟並用。且云中和之劑。可治百病。凡病人素溏與中虛者。服之無不增劇。誠可痛恨。

調胃承氣湯

大黃四兩去皮酒浸　甘草二兩炙　芒硝半升

以水三升。煮取一升。去滓。內芒硝更上火微煮令沸。少少溫服之。

古愚云。此治病在太陽而得陽明之陽盛證也。君大黃之苦寒。臣芒硝之鹹寒。而更佐。以。甘。草。之。甘。緩。硝黃留中以泄熱也。少少溫服。亦取緩調之意也。

陳靈石云。調胃承氣湯此證用之。可救服桂枝湯遺熱入胃之誤。太陽之陽盛證用之。能泄肌熱以作汗。陽明證用之。能調胃氣以解微結。

太陽病。項背強几几。反汗出。惡風者。桂枝加葛根湯主之。

陳脩園云。內經云。邪入於輸。腰脊乃強。蓋太陽之經輸在背。邪入太陽經輸。則項背强几几如短羽之鳥欲飛不能飛之狀也皮毛虛則汗出而惡風與桂枝湯證同惟經輸之病非得葛根之深入土中上出騰達者不能領桂枝入於經輸之內復從桂枝出於肌腠之外者不能收效此桂枝湯所由加入葛根也一物之加特著奇效邪入經輸則經輸實故用葛根湯汗出爲皮毛虛故用桂枝湯下文無汗是皮毛實故加麻黃按脩園註自是明白唐容川譏之未細讀也

按此節是由肌腠以入經輸葛根湯證是由膚表以入經輸移囘在此乃見聯屬層次

柯韻伯註几几就項背牽動言謂葛根不惟輕以去實更取其重以鎭動

按此於內經邪入於輸之義尙未見及故並不知此方用葛根之精義

喻嘉言謂證兼陽明卽於桂枝湯內加葛根一味此大匠天然不易之彀率云

愚按喻氏明明以葛根爲陽明主藥矣及見陽明經絕不用葛根又强其說謂太陽而畧兼陽明則以方來之陽明爲重故加葛根陽明而尙兼太陽則以未罷之太陽

爲重。故不用葛根。此遁辭也。兼而曰署。輕之又輕矣。何以反用陽明主藥乎。陽明病而太陽未罷者。不用葛根。然則太陽全屬陽明者可以用矣。何以陽明篇全不用葛根。則又奚說。無他。由其不識經輸之病也。喻氏又云葛根大開肌肉。則津液盡從外越。恐胃愈燥而陰立亡。故陽明不用也。按此說更不是。葛根本草經有生津之義。謂其刼津得毋與本經相背乎。柯公已闢此說之謬。故主陽明表實裏虛立論要之此。非。陽。明。主。藥。二公俱爲張元素所惑。

喻云此爲太陽與陽明合病之初證。謂頸屬陽明。汗出爲太陽傷風。

按信如斯言。則凡項强至腰痛。太陽之病。盡可謂之陽明乎。

桂枝加葛根湯

桂枝三兩取嫩尖 芍藥三兩 甘草二兩炙 生薑三兩切 大棗十二枚劈 葛根四兩

以水一斗。煮葛根減二升。去上沫。納諸藥煮取三升。溫服一升。覆取微以汗。不須啜粥。餘如桂枝湯禁忌。

方解已詳論註中。

太陽病。項背强几几。無汗惡風者。葛根湯主之。

陳修園云。此節言邪從膚表而入於經輸。邪在表則表實而無汗。入於經輸。故項背强几几。其惡風亦與桂枝加葛根湯證同。但彼有汗。爲邪從肌入。此無汗爲邪從表入。二證俱靠葛根。而此必加入麻黃。以開皮毛者。爲其表實也。

按桂枝加葛根證。當在此節之上。自易分明。柯本與几几汗出節並提較合。

柯韻伯云。傷衛皮毛閉故無汗。傷營血動搖故汗出。几几作項背牽動解。

按此註肌表不分。經輸不明。由其不講形層也。至謂君葛根之清涼。減桂枝之辛熱。變麻桂二湯之溫散則未明此方之作用也。

喻嘉言云。無汗是傷寒。此蓋太陽初交陽明證也。

按此註止見方中加葛根一味。遂誤認爲陽明主藥。并認爲陽明合病。彼蓋指頸屬陽明耳。然則太陽經脈之上頭項挾脊抵腰至足者。何嘗捨項背不計乎。至於有汗無汗。兩節形層之精義。更茫然矣。

金鑑列此條於痙病中。云此畧其證脈。單舉痙之主項强急者。太陽主後。前合陽明。陽明主前。後合太陽。今邪襍於二經之中。故有几几拘强之狀。視太陽之强。不過項强。此痙之强。則不能俯仰。項連背胸而俱强。故曰項背强几几也。

按金鑑誤認此條爲痙。是因金匱剛痙柔痙。而以項背强直爲痙。而不知痙病當認定面赤、目赤、卒口噤、背反張等證。此兩條俱邪入經輸。非病痙也。

葛根湯

葛根四兩　麻黄三兩去節　桂枝二兩嫩尖　芍藥二兩　生薑三兩切　甘草二兩炙　大棗十二枚劈

以水一斗。先煮葛根麻黄減二升。去上沫。納諸藥煮取三升。去滓。溫服一升。覆取微似汗。不須啜粥。如餘桂枝湯禁忌。

方解論註已了了。

太陽與陽明合病。自下利。或嘔者。葛根黄蓮黄芩湯主之。

此節止言合病。而不指出見證。陳脩園云、太陽之發熱惡寒。頭項强痛。與陽明之熱渴目疼鼻乾等證。同時並發。名爲合病。合病則兩經之熱邪並盛。不待內陷。而胃中津液。爲所逼而不能守。故必自下利。然雖下利。而邪猶在表。未可責之於裏。仍當以表證爲急。故以葛根湯主之。

愚按此註近是。但仍有未盡了了者。太陽證之頭痛發熱惡寒是矣。項强不常見也。陽明則以胃家實爲提綱。而汗自出大渴爲陽明必有之證。目疼鼻乾。內經有載。而本論無之。據兩經熱逼。至下利。熱渴必矣。方中麻桂生薑。取發表主義。特難解於熱渴時。用此。保無更耗眞津乎。葛根雖陷者舉之。終難敵麻桂生薑之辛散。要之此節文疑義頗多。方中有麻黃。則太陽之發熱無汗可知。陽明以胃家實爲提綱。自下利則與之相反。且下一必字。有一定不易之病機。而下節卽云不下利但嘔。是明明有不下利者。則此必字爲無着矣。況此下利。顯係熱利。烏有竟用薑桂者。柯韻伯云。讀書。無目。則病。人無命。是以讀書總要不受古人欺也。　余曾於辛卯年正月治一證可悟也。蟠龍里某姓人。梁善滋之戚也。病發熱。無汗。大渴。面焦。舌焦黃。上吐下利。喘而腹痛。有粗識仲景書者。與以葛根湯。自以爲中肯也。乃服之病益劇。大下大吐。腹更痛。商治於余。診其一團。熱氣表裏充實。急以葛根黃芩黃連湯與之。二時服藥六時吐已止。渴減。梁君函來再索方。余告以明天再酌。可食白菜乾粥以清熱養津。是夜並下利亦止。次日照此方再與半劑而全愈。實證固自易醫。可見此書不能泥也。此證用此方而無麻桂。其表熱亦退者。清裏則裏和。表自和。且葛根取陷者。舉之亦能達表也。方確神哉。

柯韻伯云。不言兩經相合何等病。但舉下利而言。是病偏於陽明。太陽主表則不合下利。下利而曰必。必陽併於表。表實則裏虛耳。葛根爲陽明經藥。惟表實裏虛者宜之。而胃家實非所宜也。故仲景於陽明經中反不用葛根。

愚按此說非是。解下利爲陽併於表。表實而裏虛。故必下利。試觀大青龍之無汗。以致煩躁。可謂陽併於表矣。熱極煩躁。裏亦實也。不見下利。且此之下利是裏實。不是裏虛。葛根是淸品。取陷者舉之之義。非治裏虛之利也。表實裏虛之下利。桂枝人參湯證是矣。

張隱菴云。太陽主開於上。陽明主闔於下。此太陽從陽明之闔。故必自下利。

愚按陽明主闔。胃家實是也。今下利或吐。明明主開之義。從太陽。非從陽明也。

陳脩園從太陽之開。此說爲是。至云合病下利。乃天氣下降。氣流於地。葛根湯乃地氣上升。氣騰於天之義。非不言之成理。細按之非是。

脩園明明云合病則兩經之熱邪並盛。不待內陷而胃中津液不能守而下利。唐容川謂淺註以爲兩經之熱邪內陷。非也。觀下節葛根黃芩黃連湯。方是熱邪內陷。

按脩園云不待內陷。此則謂他認作內陷。容川誤會矣。

有此云是太陽之傷寒。合陽明之中寒。故宜葛根湯。而不知傷寒與中寒合病。外發熱而內下利。則桂枝人參湯。庶爲的方。安能任葛根湯哉。是後人更無智識者。

葛根黃芩黃連湯。

葛根半斤 甘草二兩炙 黃芩二兩 黃連二兩

以水八升。先煮葛根減二升。納諸藥煮取二升。去滓。分溫再服。

愚按。此方主以葛根從下以騰於上。從裏以達於表。輔以芩連之苦。苦以堅之。堅腸胃下以止利。上以止嘔。又輔以甘草之甘。妙得苦甘相合。與人參同味而同功。所以補中土而救津液。眞神方也。然必其利其嘔。係陽明合太陽之熱。乃收奇效。若照原文利遂不止。喘而汗出之證。用之則不堪設想矣。故必更正。免誤後人。

太陽病。頭痛發熱。身疼腰痛。骨節疼痛。惡風。無汗而喘者。麻黃湯主之。

陳修園云。太陽病在膚表之治法。太陽病頭痛發熱。得太陽標熱。固不待言。太陽主周身之氣。身疼是病太陽之氣也。經云。太陽之經。挾脊抵腰。故病太陽之經則腰痛也。經氣俱病。骨節亦牽連而痛。病得於風。故惡風。邪傷膚表則膚表實而無汗。不得汗出則內壅於肺而喘。不可用解肌之桂枝湯。必以發表之麻黃湯主之。

柯韻伯云。風寒客於人。則皮閉。故無汗。 按桂枝證亦風寒客於人。何以皮毛不閉而汗出乎肌表之分。柯氏不講形層。終屬浮映。

喻嘉言云。營强則腠理閉密。雖熱汗不出。餘義不解。又云。麻黃發汗散邪。其力最猛。故以桂枝監之。甘草和之。而用杏仁潤下以治喘逆。　按此說直不識此方作用矣。

麻黃湯

麻黃三兩去節　桂枝二兩嫩尖　杏仁七十箇去皮尖　甘草一兩炙

以水九升。先煮麻黃減二升。去上沫。納諸藥。煮取二升半。去滓。溫服八合。覆取微似汗。不須啜粥。餘如桂枝法將息。

古愚云。此證無汗。視桂枝湯證較重。故以麻黃大開皮毛爲君。以杏仁利氣。甘草和中。桂枝從肌以達表爲輔佐。覆取似汗。而不啜粥。恐其逗留麻黃之性。發汗太過也。今人不讀神農本草經。耳食庸醫唾餘。謂麻黃難用。而不知氣味輕清。視羌獨荊防。葱豉。較見純粹。學者不可信俗方。而疑經方也。

愚謂時醫不讀仲聖書。不知經方爲何物。無怪其少見多怪也。

太陽病。喘而胸滿者。宜麻黃湯主之。

陳脩園云。前以葛根湯治太陽與陽明合病。重在太陽之開。然二陽合病。其陽明主合之勢。過於太陽。則爲內而不外之證。夫太陽之氣從胸而出。陽明亦主胸膺。若與太陽合病。二陽之氣不能外達於皮毛。勢必內壅作喘而胸滿。如此切不可下。以致內陷者終不能外出。宜主以麻黃湯之發汗。

愚按此節從太陽之開。自是正理。獨不解於陽明之熱渴而用麻桂以散汗。雖發汗可治胃滿。但於陽明之渴有碍。若以胃家實言陽明。則麻桂更非治胃實之品。總之本文止言至喘而胸滿。而不指出二陽何證。終覺沈悶。夫太陽之氣從胸而出。若不能外達皮毛。則內壅而作喘。胸滿兄咳而胸滿。小青龍之水氣。即麻黃湯亦未合。喘而胸滿之證之不可下。其誰不知。不能外達於皮毛。遂內壅而作喘。上條已明其義。脈促胸滿。亦太陽證。何必牽及陽明哉。

太陽中風。脈浮緊。發熱惡寒。身疼痛。不汗出而煩躁者。大青龍湯主之。若脈微弱。汗出惡風者。不可服。服之則厥逆。筋惕肉瞤。此爲逆也。

愚按此節之始。爲麻黃湯證。表實則無汗。邪重則脈浮緊。中風亦緊。不必緊脈定傷寒也。發熱爲病太陽之標。惡寒爲病太陽之本。太陽之氣。主身之皮毛。太陽之經。行身之背。身疼痛。是太陽經氣俱病。不汗出。則邪熱無出路。內擾而爲煩躁。是煩躁由不汗所致。與少陰病之水火離隔不同。當以大青龍之發表清裏主之。若脉微弱。微爲陽虛。微而兼弱。卽少陰之脈微細也。少陰證原但厥無汗。今汗出乃少陰亡陽之象。其惡風。卽少陰背惡寒之機也。全非汗不出而鬱熱內擾者比。斷斷不可服大青龍。誤服之則陽亡於外而厥逆。陽亡於內而筋惕肉瞤。此爲逆也。可不愼歟。救逆之法。仲聖不出方。大抵此等亡陽危證。厥逆則用四逆湯。筋惕肉瞤。則用眞武湯。隨機應變。不可緩忽。喻嘉言辯論眞武四逆。亦徒是鋪張耳。

成無已云風寒兩傷。營衞俱實。故宜此湯。

金鑑亦謂合麻桂二湯。加石膏以解營衞合病之實邪。

柯氏已闢其謬。

柯云筋惕肉瞤是胃陽外亡。輕則甘草乾薑湯。重則建中理中輩。無暇治腎。即欲治腎。尚有附子湯之大溫補。而乃用眞武耶。

按甘草乾薑湯。熱厥回陽也。此非熱厥。汗不收者水無主。建中理中附子湯皆非主水者也。鎭水宜眞武。回陽宜四逆。此際參以陰藥。則緩不濟急矣。

大青龍湯。

麻黃六兩去節　桂枝二兩嫩尖　甘草二兩炙　杏仁五十枚　石膏如雞子大碎　生薑三兩切

大棗十二枚劈

以水九升。先煮麻黃減二升。去上沫。納諸藥。煮取三升。去滓。溫服一升。取微似汗。汗出多者。溫紛撲之。一服汗出。停後服。

古愚云。此方只用麻黃湯以發表。桂枝湯以解肌。而標本經氣之治法。俱在其中。去芍藥者。惡其苦降。恐引邪陷入少陰也。加石膏者。取其質重性寒。紋理似肌。辛甘發散能使無汗鬱熱之證透達而解。如龍之能行雲而致雨也。更妙在倍用麻黃挾石膏之寒。盡行於外而發汗。不留於內而寒中。方之所以入神也。

傷寒脈浮緩。身不疼。但重。乍有輕時。無少陰證者。大青龍湯發之。

愚按此證雖較上節畧輕。亦用大青龍湯者。點睛在無少陰證者五字。無少陰證。非泛指少陰之病言。是承上節無少陰之煩躁言也。傷寒脈多浮緊。今脈浮緩。輕於浮緊矣。身不疼痛。但重而已。且乍有輕時。是證更輕於前證矣。惟審其不汗而煩躁。非少陰證之煩躁。亦可以大青龍發其汗也。

喻嘉言云。此節非重無少陰證句。當着眼但重乍有輕時六字。言但身重而無少陰之欲寐。其爲寒因可知。況乍有輕時。不似少陰之晝夜俱重。又兼風因可審。

愚按本文爲無汗而煩躁者辯似。蓋謂少陰亦有煩躁。但少陰之煩躁。爲水火相離。此煩躁。爲熱邪內擾。果煩躁而非少陰證者。可知其表熱已逼於裏。即但重而乍有輕時者。亦宜大青龍也。上節之脈微弱。汗出惡風。顯然少陰證。故此節點出無少陰證。者。作神。龍。之。點。睛。明明。兩。節。合。看。相承。如。一。節。本論多有此種筆法。何得以但重乍有輕時句爲眼。如謂但重爲寒因。則凡濕證與暑證之疼重。及表陽不支者。亦可云因於寒乎。至於由重而輕。凡病之常。皆可謂爲風因耶。要之先有傷寒見風脈之成見。其立論不至牽强不止。上節彼謂中風見寒脈。此節彼謂傷寒見風脈。是爲風寒兩傷營衛之謬論。柯公辯之最詳。

柯韻伯曰。大青龍之不明於世者。許叔微爲之作俑也。其言曰桂枝湯治中風。麻黄湯治傷寒。大青龍治中風見寒脈。傷寒見風脈。三者如鼎立。此三大綱所由來乎。試先以脈論。夫中風脈浮緊。傷寒脈浮緩。是仲師互文見意處。言中風脈多緩。然亦有緊者。傷寒脈多緊。然多有緩者。蓋中。風。傷。寒。各有淺深。證固。不可。拘。脈亦。不。可。執。即如陽明中風而脈浮緊。太陰傷寒而脈浮緩。不得謂。脈緊。必傷寒。脈緩。必。中。風。也。今人但見脈緩。即云中風。但見脈緊。即云傷寒。遂以傷寒爲重。中風爲輕。只分風寒之中傷。殊不。知。風。寒。各。有。輕。重。矣。要知仲師憑脈辯證。只審虛實。非以之認中風傷寒也如指下有力者為實脈無力者為虛脈不汗出而煩躁者為實證汗多出而煩躁者為虛證在太陽無汗而煩躁者為實在少陰無汗煩躁者為虛實者可食大青龍虛者不可服此最易曉也要知仲師立方因證而設不專因脈而設大青龍湯為無汗煩躁而設非專為泛泛無汗而設故中風有煩躁者可用傷寒有煩躁者亦可用也論中有中風傷寒互稱者大青龍證是也中風傷寒並提者小柴胡證是也俱審脈證以施治曷嘗拘拘於中風傷寒之名是別哉

柯氏又云自方氏三大綱之說行於是以麻桂分定風寒割裂營衛而不知麻黃治表實桂枝治表虛方治在虛實上分不在風寒上分也風寒二證俱有虛實俱有淺深俱有營衛大法在虛實上分淺深並不在風寒上分營衛也

柯韻伯云方氏因三大綱之分而有風寒多少之陋見喻氏又因大青龍之名而為龍背龍腹龍尾之奇說又謂縱橫者龍之所以飛期門乃大青龍之位青龍之說愈工而青龍之法愈沒此所謂好龍而不識真龍者也大青龍之點睛在無汗而煩躁

無少陰證二句蓋胃脘之陽內鬱胸中而煩外擾四肢而躁使但用麻黃發散於外不加石膏洩熱於內煩躁不解陽盛則死矣諸家不審煩躁之理以致少陰句無所着落妄謂大青龍爲風寒兩傷營衛而設不知其爲兩解表裏而設果如所云風寒兩傷曷不用桂枝麻黃各半湯而乃用此耶請問石膏之設爲治風歟爲治寒歟營分藥歟衛分藥歟只爲熱傷中氣用之治內熱耳

傷寒表不解心下有水氣乾嘔發熱而咳或渴或利或噎或小便不利少腹滿或喘者小青龍湯主之

愚按此節言寒傷太陽之表表寒不解而動其裏故心下有水氣太陽爲寒水之經出入於心胸運行於膚表今不能運行出入以致寒水之氣泛濫無所底止其水氣停於胃則乾嘔水氣與標熱並則發熱水氣射肺則咳此證當認定發熱而咳兩者爲眼目是無形之寒水變有形之水氣也其水性變動處則有或然之證非一定也或水停而眞津不能上則渴或水氣趨入腸內則利或水氣倒逆於上則噎或水氣

停蓄於下。則小腹滿。小便不利。或水氣搏擊於上。有升無降。則喘。以上各證。不必悉具。但見一二證。即當以小靑龍湯發表攻裏主之。藉麻黃之大力。領諸藥之氣。布於上。運於下。達於四旁。內行於州都。外行於玄府。誠有左宜右有之妙。

金鑑云。太陽受邪。若無水氣。病自在經。若有水氣。病必犯府。犯府則膀胱之氣化不行。三焦之水氣失道。遂有上中下各證也。

按此不從化氣說。止說在經在府。不合此證。握要在欬。欬證非關膀胱也。

小靑龍湯

麻黃三兩去節　芍藥三兩　細辛三兩　乾薑三兩　甘草三兩炙　桂枝三兩嫩尖

半夏半升　五味子半升

以水一斗。先煮麻黃減二升。去上沫。納諸藥。煮取三升。去滓。溫服一升。若微利者。去麻黃加蕘花如鷄子大。熬令黃色。若渴者。去半夏加括蔞根三兩。若噎者。去麻黃加附子一枚炮。若小便不利。少腹滿。去麻黃加茯苓四兩。若喘者。去麻黃加杏仁半升。

古愚云。麻黃從太陽以祛表邪。細辛入少陰而行裏水。乾薑散胸前之滿。半夏降上逆之氣。合五味之酸。芍藥之苦。取酸苦涌泄而下行。既欲下行。而仍用甘草以緩之者。令藥性不暴。則藥力周到。能入邪氣水飲互結之鄉。而攻之。凡無形之邪氣從肌表出。有形之水飲從水道出。而邪氣水飲一並廓清矣。

傷寒。心下有水氣。咳而微喘。發熱不渴。服湯已渴者。此寒去欲解也。小青龍湯主之。

愚按此節申明上節水氣之義。上節認證在發熱而咳。句渴與喘等是或然之證。此則咳而微喘發熱。亦是表邪動其裏水也。標陽不能勝其寒水之氣。故不渴。服小青龍湯而渴者。此寒邪已去而水氣欲解而未解也。仍以小青龍之去水氣。主之再去其水則愈。

柯韻伯云。將小青龍主之句。移在服湯句之上。謂寒欲解而再服之。不惟不能止渴。且重亡津液。轉成胃實矣。

愚按此當視其發熱何如。咳又何如。倘熱退仍咳而有微渴。則此方不可少。雖仲聖文每有倒裝句法。然總要活看。當眼。光。四。射。凡治六經。病。皆。然。

太陽病。外證未解。不可下也。下之爲逆。欲解外者。宜桂枝湯主之。

愚按前論有云太陽病下之後。其氣上衝者。可與桂枝湯。可知外證未解。而未有變證。雖下之爲逆。仍當與桂枝湯以解外。

金鑑云。凡表證未解。雖有可下之證。而非在急下之例者。均不可下。

按表證安得有可下之理。急下更不在此論中。陽明少陰有三急下證。何未之知也。

太陽病。先發汗。不解。而復下之。脈浮者不愈。浮爲在外。當須解外則愈。宜桂枝湯主之。

愚按此節據張隱菴本。浮爲在外之下。有而反下之。故令不愈。今脈浮故知在外數句。陳脩園因之。柯韻伯謂此等冗句。非漢文筆法。删之乃勁。照柯本爲是。太陽病未汗而遽下之。既以桂枝湯爲救誤之法。先汗而復下之。亦以桂枝湯爲補救之資。總視。脈。浮。爲。病。仍。在。肌。亦已屢言之矣。

太陽病。脈浮緊。無汗。發熱。身疼痛。八九日不解。表證仍在。此當發其汗。麻黄湯主之。服藥已。微除。其人發煩目瞑。劇者必衄。衄乃解。所以然者陽氣重故也。

柯韻伯將麻黃湯主之句。移在服藥已之上。謂衄乃解。不當陣後興兵。况衄家不可發汗。更有明禁也。

陳脩園云。浮緊爲麻黃證的脈。發熱身痛而無汗爲麻黃湯的證。八九日不解。雖爲日已久。仍當服麻黃湯以發其汗。服麻黃湯曆愈而僅微除者。因三陽之陽。熱內盛。陽盛。故其人發煩。陽盛則陰。必虛。故其人陰虛目瞑。且劇者必逼血上行而爲衄。得衄。則經。絡之熱。可隨衄而解矣。所以然者。以太陽爲巨陽之氣。八日當陽明悍熱之氣。九日當少陽相火之氣。三陽合併。陽氣重故也。麻黃湯主之。

張令韶、程知、張石頑、及金鑑、皆謂麻黃湯主之句當在服藥已之前。

喻嘉言云。此風多寒少證。陽氣重者。風屬陽而入衛。氣爲寒所持故重也。

按此說風爲寒所持。而不就三陽熱盛講。究於衄血何涉。

按此節疑義甚多。表證仍在。理當用麻黃湯以發汗。獨不解於八九日之久。或誤用藥。或藥力不及。而證仍不變。可疑者一。既服麻黃湯。對證應愈。何以云服藥已。已止也。又云微除。既微除矣。則三陽之熱當輕。乃發煩目瞑之證。不見於未藥前。而增於既藥後。可疑者二。發煩目瞑而衄。陽氣重也。乃陽氣重句。竟在於衄乃解之後。可疑者三。至於麻黃湯主之句。各家均移於服藥已句上。了無疑義。

太陽病。脈浮緊。發熱。身無汗。自衄者愈。

陳脩園云。得衄則解。是不從汗解。而從衄解。此與熱結膀胱。血自下。下者愈。同一比例。前節三陽合併。陽氣重也。此止太陽本經之熱。較前證頗輕。故自衄則愈矣。

陳古愚按。發熱無汗。則熱鬱於內。熱極絡傷。陰絡傷。血併衝脈而出。則為吐血。陽絡傷。血併督脈而出。則為衄血。此督脈同起目內眥。循膂絡腎。太陽之標。熱借督脈。作衄。為出路而解也。

陳脩園云。血之與汗。異名同類。不得汗。必得血。不從汗解而從衄解。

金鑑云。若不從衛分汗解。久則必從營分衄解。

張石頑云。衂血成流。則邪熱隨血而散。奪血則無汗也。

唐容川譏陳脩園血與汗異名同類之非。云汗質輕清。血質重濁。汗是衛氣。血是營血。汗者衛氣復化之水也。屬氣分。血者營分之陰汁。爲衛之守。是名營血。邪氣久留營分。則血爲邪擾。血有餘而隨經外溢。則邪隨血洩。得衂而解。衂之與汗。一從營分解。一從衛分解。何得混而同之哉。

愚按脩園言血與汗同類。非謂血卽汗也。營分衛分。豈不之知。試觀古愚所言太陽之標。熱借督脈。作衂。爲出路。其義甚精。容川斤斤辯血之與汗。而不及督脈與太陽之聯屬。泛說邪氣久留營分。得衂而解。然則吐血亦出於營分也。何以吐血既吐而邪仍不解乎。止辯血汗。反置重要不議不論。所謂正脩園者安在。

柯云汗者心之液。是血之變見於皮毛也。寒邪堅斂於外。腠理不能開發。陽氣大擾於內。不能出玄府而爲汗。故逼血妄行而假道於肺竅也。今稱紅血。得其旨哉。

喻云。亦風多寒少。但無身疼痛。發煩。目瞑。則寒較輕而陽氣不重。故既衂不須麻黃湯。按其說甚是。但未知所以證輕而愈之故。

脈浮數者。法當汗出而愈。若下之。身重心悸者。不可發汗。當自汗出乃解。所以然者。尺中脈微。此裏虛。須表裏實。津液自和。便自汗出愈。

陳脩園云脈浮數者必發熱。法當汗出而愈。若誤下之則氣被傷而身重。血被傷而心悸。衛氣營血。生於後天之水穀。水穀之氣不充。不可發汗。當聽其自汗出乃解。所以然者。尺脈爲陰。尺脈微裏陰既虛。愼勿亂藥。當糜粥自養。漸復胃陰。俟穀氣充。則表裏氣俱實。而津液自和。便自汗出而解。此法外之法也。

唐容川云。心悸爲水飲內犯。引苓桂朮甘湯、小建中湯、眞武湯爲證。詎知眞武之心悸。有頭眩身瞤動。苓桂朮甘證無心悸字樣。小建中之心悸者。煩而悸。是心血不足。更非水飲。唐氏又謂尺脈不診穀氣。且脈微爲陽氣微。非陰液虛也。脩園常言脈細爲血虛。脈微爲陽虛。何以此處自相矛盾。

按唐氏只認心悸爲水上尅火。若再用麻黃湯發其汗。則陽愈洩。恐變爲厥逆肉瞤等證。因尺脈微。爲誤下傷其腎陽。如脈微弱之不可服大青龍之例。須扶少陰之裏氣。助太陽之表氣。使陽津外達。陰液內充。自然汗解。如桂枝加附子湯是也。原文云當自汗。須表裏實。當字內明有方法。

張石頑云當與小建中。和津液。汗自出而愈。

柯韻伯云津液和須用生津液。不得坐視。

喻嘉言與陳脩園同。

愚按脈微爲陽虛。則身重心悸就陽虛言。如桂枝甘草湯之大補心陽。身重如振振欲僻地之用眞武。是就陽虛論治。但於表裏實津液和之理。尚多層折桂枝加附子湯。非心悸身重之方張柯二註就和津液言則身重心悸是以津液不足論。而於脈微陽虛者不合。總之所以然者。下必有脫落衍文也。

脈浮緊者。法當身疼痛。宜以汗解之。假令尺中遲者。不可發汗。何以知之。然以營氣不足。血少故也。

陳脩園云。營者水穀之精氣也。和調於五臟。灑陳於六腑。乃能入之於脈。今尺中遲。乃知中焦之營氣不足。血液不能入於脈也。陰氣本虛。不因誤下又不能俟其自復而作汗。當於本原處而求其治則得矣。

喻嘉言云。根本先欲搖動。尚可背城借一乎。此所以必先建中而後發汗也。

張石頑云。當頻與小建中湯和之。和之而邪解。不須發汗。不解不妨多與之。而覆取汗之可也。

愚按兩節之不可發汗。皆當以小建中養其汗源。唐氏認心悸爲水飲未合桂枝加附子湯更非治水飲者。張石頑於兩證之用小建中是探原治法。惟此兩條之有疑義者。劈頭俱講脈而不言證。一若止凭脈可以知病也者。脈浮數。有發熱。固當汗。若無發熱。而謂脈浮數遂可發汗乎。脩園增多必發熱三字。是欲完其說也。明明身重心悸。不可發汗。是不可發汗之所以然。在身重心悸。又何必再憑脈微始知裏虛乎。無怪生唐氏脈微之辯。實則不必辯也。脈浮緊。法當身疼痛。是言脈之實。應見疼痛。

仍是以脈定證。至於尺中遲。雖脈浮緊。而營氣不足。更不因誤下。止憑尺中遲。便斷爲不可汗。此種惝恍理想。仲師未必有此。仲祖之書人人可學。無非論證論脈。以脈定證。叔和之平脈辯脈篇。所以破壞仲祖也。

病常自汗出者。此爲營氣和。營氣和者外不諧。以衛氣不共營氣和諧故爾。以營行脈中。衛行脈外。復發其汗。營衛和則愈。宜桂枝湯。

愚按自汗一證。有時自汗。常自汗之分。無不由於營衛生病。病人之常自汗出者。其營氣本和。營氣和而常自汗。是衛外之衛氣不足。不共營氣和諧故爾。衛爲陽營爲陰。陰陽貴相和合。今營自和。而衛弱不能與之和諧。以致營自行於脈中。衛自行於脈外。不相合則汗常自出。治法當乘其汗之出時。與桂枝湯啜粥復發其汗。使衛陽一振。是陽不足者。溫之以氣。食入於陰。氣長於陽。則衛氣可配。營氣與之相和。汗不復出而愈。

柯韻伯云。陽氣普徧。便能衛外而爲固。汗不復出矣。

喻嘉言認爲中風。衛受風邪。營反汗出之證。營氣本和。但衛强不與營和。復發其汗。俾風强從肌竅外出。斯衛不强而與營和。

按衛弱而認作風强。誤在非中風而認爲中風耳。

金鑑云。營氣和而熱仍不解者。是衛氣不與和諧也。

吳人駒云。但熱不解者。亦屬營衛不和。

張錫駒云。受風邪不能衛外。故常自汗出而熱不解。

愚按三說。於本文無熱而增出熱字。較喻說更支離。

病人藏無他病。時發熱。自汗出而不愈者。此衛氣不和也。先其時發汗則愈。宜桂枝湯主之。

柯韻伯云。藏無他病知病只在形軀。發熱有時。則汗亦有時。不若外感者發熱汗出不休也。內經曰。陰虛者。陽必湊之。故時熱。汗出耳。未發熱時。陽猶在衛。而未陷於營。用桂枝湯。啜稀熱粥。先發其汗。使陰出之陽。穀氣內充。而衛陽不復陷。是迎而奪之。

令精勝而邪却也上節是陽虛此節是陰虛皆令自汗但以無熱有熱辯之以常汗出時汗出辯之總以桂枝湯啜熱稀粥汗之

喻嘉言云此見裏無病而表中風其汗出不愈者必衛氣不和也故於未發熱時解肌邪自不留矣

按喻氏見有發熱字樣而云中風尙近理惟此中妙義失之太遠

方中行云表有風邪而不和

程郊倩云衛受風邪未得解散

汪有執云及其發熱自汗時用桂枝湯發汗則愈苟失其時則風入裏病熱必深桂枝湯非所宜矣

愚按兩節之論自汗辯證精微治法超妙同一桂枝湯有先發汗復發汗之殊柯公註超絕乃諸公誤解若此此等好書而不善讀惜哉

傷寒脈浮緊麻黃湯主之不發汗因致衄

陳脩園云。其衄點滴不成流。雖衄而表邪未解。仍以麻黃湯主之。俾元府通。衄乃止。不得以衄家不可發汗爲例。彼衄家爲虛脫。此爲邪盛。且衄家是素衄之家爲內因。此因不發汗爲外因。

柯韻伯將麻黃湯主之句。移於脈浮緊之下。謂脈浮緊無汗者。當用麻黃湯發汗。則陽氣得泄。陰血不傷。所謂奪汗者無血也。不發汗。陽氣內擾。陰絡傷。則衄血。是奪血者無汗也。若用麻黃湯再汗。液脫則危矣。言不發汗因致衄。豈有因致衄更發汗之理乎。觀少陰病無汗而强發之。則血從口鼻而出。或從目出。能不懼哉。故亟爲較正。免誤人耳。

活人書云。衄後脈浮者宜麻黃湯。脈微者宜黃芩芍藥湯。

喻嘉言云。寒多風少證。寒多不發汗故致衄。既衄則風得解。惟用麻黃以發其未散之寒也。　按寒何以可致衄。此無理臆見。既衄矣。何以風可從衄解。寒不可從衄解。而有待於汗哉。大抵見有麻黃湯。則指爲寒邪。猶之見桂枝湯。則指爲風邪耳。毫無定見故如此。

愚按此節脩園註止就本文而完其說。究於理有碍。前既有衄乃解之文。而此則點滴不成流。然則流血幾何。始爲合格乎。柯公註自是正理。但此仍止就脈言。而未言及發熱身疼等證。究竟不免朦混。與辯脈篇何異。

傷寒。不大便六七日。頭痛有熱者。與承氣湯。其大便圊者。知不在裏。仍在表也。當須發汗。宜桂枝湯。若頭痛者必衄。

柯韻伯云。六七日仍不大便。其頭痛身熱。病爲在裏外不解。由於內不通也。下之裏和。而表自和矣。若大便自去。則頭痛身熱。病爲在表。仍是太陽。宜桂枝湯汗之。若汗後熱退。而頭痛不除。陽邪盛於陽位也。陽絡傷。故知必衄。衄乃解矣。大便圊從宋本訂正。恰合不大便句。他本作小便清者謬。宜桂枝句直接發汗來。不是用桂枝湯止衄亦非。用在已衄後也。

陳脩園云。傷寒六日六經之氣已週。七日又值太陽主氣之期。頭痛有熱者。熱盛於裏。而上乘於頭。與承氣湯以泄其裏熱。若其頭痛有熱。而小便清者。知熱不在裏。而在表也。當以麻黃湯發汗。泄其表熱。此一表一裏之證。俱見頭痛。若頭痛不已。勢必逼血上行而爲衄。總可於未衄之前。以頭痛而預定之。病在表者。宜麻黃湯。病在肌者。其邪熱從肌以入絡。亦必作衄。宜桂枝湯於未衄之前而解。

愚按柯註直捷。陳註分在表在肌。增多麻黃湯一層。不如柯註清楚。

喻嘉言云。頭痛有邪熱。多是風邪上壅。勢必致衄。若兼寒邪。則必有身疼目瞑。此但頭痛而無身目等證。故惟用桂枝湯。

按前說寒致衄。此又說風致衄。不過見麻黃則曰寒。見桂枝則曰風耳。且云兼寒必有身目等證。何上節並無也。

金鑑云。其小便渾赤。是熱已在裏。即有頭痛發熱之表。亦爲裏熱。與承氣下之愈。

按此說不是。觀桂枝去桂加白朮茯苓湯。及小柴之小便不利自知。

凡病若發汗。若吐。若下。若亡津液。陰陽自和者。必自愈。

陳脩園云。汗吐下用之得當。則邪去而病愈。用之太過。固亡津液。且有亡陽之患。雖有應汗吐下之證。仍在不可復用汗吐下之法。姑慢服藥。俟其陰陽之氣自和。則邪氣亦退。必自愈矣。

來蘇集亡津液上多亡血二字。註云必益血生。津。陰陽。自。和。矣。不益。血。生。津。必不。自。和。

喻嘉言本、有一節亦多亡血二字。其一在少陽經。照原文註云。汗吐下誤用之。則病未去而胃液先亡矣。

金鑑云。不必施治。惟靜以俟之。

愚按既亡津液汗吐下不可再用。但不藥以俟津回。又不如柯說生津液之爲愈也。至於增多亡血二字。照文氣論可以不必。

大下之後。復發汗。小便不利者。亡津液故也。勿治之。得小便利。必自愈。

陳脩園云。亡津後勿用利小便之藥治之。姑俟其津回。得小便利。則陰。陽。和。而表。裏。

之證自愈矣。

柯韻伯云。勿治之是禁其勿利小便。非待其自愈之謂也。以亡津液之人。不生其津液。焉得小便自利。欲利小便治在益其津液也。凡看仲景書當於無方處索方不治處求治纔知仲景無死方仲景無死法。

喻嘉言云。醫事中之操霸術者古今通弊其人已亡津液復強責其小便究令膀胱之氣。不行轉增滿鞕脹喘者多矣。程氏亦同此說。

陳脩園云氣虛於外不能熏膚充身故振寒血虛於內不能營行經脈故脈微細所以然者以內外俱虛故也。

下之後。復發汗必振寒脈微細所以然者以內外俱虛故也。

以然者因誤施汗下內外氣血俱虛故也。

陳元犀云此爲內外俱虛陰陽將竭視上節較重。

柯韻伯云。內陰虛故脈微細外陽虛故振寒卽乾薑附子湯證。

愚按振寒固是外陽虛至脈微細微屬陽虛細屬血虛氣血俱虛輕則芍藥甘草附

子湯。重則附子湯。均可隨機應變。即眞武四逆。有時亦不能不用。

喻嘉言云。未定所主之病。以虛不一也。然振寒脈微。陽虛之故。已露一班。

按振寒卽病也。何云未定所主之病乎。

下之後。復發汗。晝日煩躁。不得眠。夜而安靜。不嘔不渴。無表證。脈沉微。身無大熱者。乾薑附子湯主之。

陳脩園云。下後復汗。亡其陽氣。晝屬陽。夜屬陰。陽虛。欲。援。同。氣。之。助。而。不。得。故。晝。日。煩。躁。不。得。眠。陽虛則陰盛。陰盛則相安於陰分。故夜而安靜。不嘔不渴。知非傳裏之熱邪。無表證。知非表實之煩躁。脈沉微者。陽虛於裏也。身無大熱者。陽虛於表也。此際。不。急。復。其。陽。則。陽。氣。先。絕。而。不。可。救。矣。急以乾薑附子湯主之。

愚按此節陽虛已極。故日見煩躁。但未至亡陽。無厥逆大汗字樣。其夜而安靜者。夜非陽氣用事也。不必說到陰盛。如陰盛則夜中陰氣用事。必加劇矣。認。證。宜。辯。到。精。微。始無弊。不然者。以亡陽論。無怪王問樵駁其旣亡陽。何以至夜而陽自復也。就陽虛立論。庶面面俱圓。

程郊倩云。外見假熱。內係眞寒。宜從陰中回陽。

按煩躁不是假熱眞寒。何不從。晝。夜。處。思。其。所。以。然。

金鑑云。表裏無陽內外俱陰。獨陰自治。孤陽自擾。宜助陽以配陰。

按此說成獨陰無陽。煩躁不得臥寐之死證。不知彼少陰病。有自利以別之。其不得臥。無夜而安靜以別之。彼是陽氣外脫。此不過陽虛而已。有可治。金鑑又作存疑。則未嘗認眞研究也。

喻嘉言云。晝日煩躁不得眠。其爲陽虛可知。

愚按喻公註本論每多臆斷。此獨從晝夜處認證。可見。得。精。細。處。倘全書皆如此研究。則不至蹈前人三大綱之弊。

此條煩躁當以陽虛立論爲是。至於此方。則無法度。煩躁而無吐利等。則茯苓四逆。自可交心腎。若吐利之煩躁。則有吳萸湯。四逆有甘草爲節制。此實不成方。

乾薑附子湯

乾薑一兩　附子一枚

以水五升。煮取一升。去滓頓服。

方解論註已透。特無甘草以主之。究不若茯苓四逆湯之的也。

發汗後。身疼痛。脈沉遲者。桂枝加芍藥生薑各一兩人參三兩新加湯主之。

陳脩園云。發汗後身仍疼痛。倘爲表邪未解之痛。則仍有發熱頭痛等證。而脈仍浮數也。今無發熱頭痛矣。而脈且沉。則非表邪之浮脈矣。沉而遲。遲爲血虛。則此痛非脈緊數之表邪。疼痛既血虛無以養身。即當主以新加湯。俾血運則痛愈矣。

金鑑云。營衛虛寒。故宜此湯以溫補營衛。　此說太泛。

喻嘉言云。身疼痛。陽氣暴虛。寒邪不能盡出所致。脈沉遲。更無疑矣。故以此湯補正。

愚按。陽虛亦有身體痛。少陰病之附子湯證是也。彼與此俱脈沉。彼則有手足寒。及骨節痛以辯之。附子湯證之脈沉。必沉微。此條脈沉。沉而遲。所以爲血虛。來蘇集改加芍藥生薑爲去芍藥生薑。謂此證爲表虛。不宜薑之辛散。脈沉遲爲在裏在臟。宜遠陰寒。故去芍藥。加人參名新加者。表未解無補中法。今因脈沉遲故用之。與用四逆湯治身疼脈沉之法同義。

愚按桂枝湯和陰陽。卽雙補陰陽也。加人參則補血液生始之源。加生薑以通血脈。循行之滯。加芍藥之苦平。欲領薑桂之辛。不令走於肌腠。而作汗。但潛行於經脈。而定痛。名新加者。邪甫淨而新議補血也。如謂表虛不宜生薑之散。何解於眞武之虛。證亦用生薑乎。如謂在裏宜遠陰寒。何解於附子湯之虛痛亦用芍藥乎。至四逆之治身疼痛脈沉者。其身疼爲發熱頭痛之太陽證。而脈反沉。其熱爲假熱。是捨證從脈。此之脈沉遲。則其身痛爲血虛。新加湯補血者也。是汗後血虛所宜。

桂枝加芍藥生薑各一兩人參三兩新加湯

桂枝三兩　芍藥四兩　生薑四兩　甘草二兩炙　大棗十二枚　人參三兩

以水一斗二升。微火煮取三升。去滓。分溫服一升。餘如桂枝法。

方義於論註中已詳。

發汗過多。其人叉手自冒心。心下悸。欲得按者。桂枝甘草湯主之。

柯韻伯云。汗多則心液虛。心氣餒。故悸。叉手自冒則外有所衛。得按則內有所憑。桂枝甘草重用。辛甘化陽。胸中心陽宣。悸自止矣。

金鑑、方氏、二程、喻氏、陳氏、俱同。

金鑑云。氣液兩虛。故用此湯以補陽氣。而生津液。

方中行云。汗多則傷血。血傷則心虛。心虛則悸。一物蓋歛陰救陽也。

程扶生云。陽受氣於胸中。胸中陽氣衰微。故心悸。

程郊倩云。心悸欲得按者。陽虛不能自主也。然心悸有心氣虛。有水氣乘。水氣亦因心氣虛。此爲陽氣虛。故用此方。還上焦之陽。廻旋於胸中也。

喻氏就陽虛說。未說到陰血上。究竟泛說陽。而不就心陽上論。不若柯註程註之精。

桂枝甘草湯

桂枝四兩　甘草二兩炙

以水三升。煮取一升。去滓頓服。

柯韻伯云。此補心之峻劑。

精義已詳論註中。

發汗後。其人臍下悸者。欲作奔豚。茯苓桂枝甘草大棗湯主之。

陳脩園云。汗後傷其腎氣。腎陽虛則水邪挾腎氣而上冲。故臍下悸。欲作奔豚。然猶未作。當先其時。以茯苓桂枝甘草大棗湯伐其水邪。一鼓而趨下也。

柯韻伯云。臍下悸者。腎水乘火而上尅也。

喻嘉言云。心氣虛而腎氣發動也。腎邪欲上凌心。故臍下先悸。用茯苓桂枝直趨腎界。預伐其邪。所謂上兵伐謀也。

金鑑及程知同。

茯苓桂枝甘草大棗湯

茯苓半斤　桂枝四兩　甘草四兩炙　大棗十五枚

以甘瀾水一斗。先煎茯苓減二升。納諸藥煮取三升。去滓。溫服一升。日三服。作甘瀾水法。取水一斗。置在盆內。以杓揚之。水上有珠子五六千顆相逐取用之。

柯云。甘瀾水又名勞水。

古愚云。此治發汗而傷其腎氣也。桂枝。保心氣。於上。茯苓。安腎氣。於下。二物。皆能化。太陽。之水氣。甘草大棗。補中土。而制。水邪。之溢。甘瀾水。速。諸藥。下行。此心悸欲作奔豚。圖於未事。之神方也。

發汗後。腹脹滿者。厚朴生薑半夏甘草人參湯主之。

陳脩園云。汗後外邪已解。汗多。傷其中氣。致中氣虛。不能運行升降。乃生脹滿。當以厚朴生薑半夏甘草人參。令升降轉運。則脹消矣。

周鏡園云。太陽發汗。所以外通。陽氣內和。陰氣。發汗不如法。致太陽之寒。內合太陰。之濕。故腹滿之病作。

張錫駒云。其人脾氣素虛。今汗後愈虛。則不。能。轉。輸。濁氣。不。降。淸氣。不。升。而脹。滿。作。矣。

柯韻伯云。汗後反見有餘證。邪實故用朴夏。正虛故用參草。

按此猶未識升降之原。

喻嘉言云。脾胃氣虛。津液搏結。陰氣內動。故壅而爲滿也。

按此竟說成飲邪成脹。非此方之主旨。

成氏云。吐後腹脹滿。與下後腹脹滿。皆爲實者。言邪氣乘虛入裏而爲實也。發汗後則外已解。腹脹滿知非裏實。由太陰不足。脾氣不通也。此方和脾胃而降逆氣。

按言下後實證。未讀厥陰篇也。

愚按太陽篇汗後腹脹滿。用厚朴生薑半夏甘草人參湯。陽明篇吐後腹脹滿。用調胃承氣湯。厥陰篇下後腹脹滿。用四逆湯。同是腹脹滿。而證。有。虛。實。方分。攻。補。此中。消。息。宜子。細。參。透。

厚朴生薑半夏甘草人參湯

厚朴半斤炙　生薑半斤切　半夏半升洗　甘草二兩炙　人參一兩

以水一斗。煮水三升。去滓。溫服一升。日三服。

張令韶曰。此治發汗而傷脾氣。汗乃中焦水穀之津。汗後亡津液。而脾氣虛。脾虛則不能轉輸而脹滿矣。夫天氣不降。地氣不升。則爲脹滿。厚朴色赤性溫而味苦泄。助天氣之下降也。半夏感一陰而生。能啓達陰氣。助地氣之上升也。生薑宣通滯氣。甘草人參所以補中而滋生津液也。津液足而上下交。則脹滿自消矣。

傷寒若吐若下後。心下逆滿。氣上衝胸。起則頭眩。脈沉緊。發汗則動經。身爲振振搖者。茯苓桂枝白朮甘草湯主之。

唐容川云。此與下眞武證同有頭眩身振搖之證。淺註未互勘。故其解畧誤。蓋心下逆滿。是水停心下。氣上衝心。是水氣上泛。與眞武證之心下悸同意。起則頭眩。與眞武證之寒水上冒頭眩同意。若不發其汗。則雖內有寒水。而經脈不傷。可免振寒之證。乃再發汗。泄其表陽。則寒氣浸淫。動其經脈。身遂爲振振搖。與眞武證之振振欲僻地。亦同。但眞武證重。故用附子以溫水。此證輕。故用桂枝以化水也。淺註不知脈沉緊是寒水在內之診。而解爲肝之脈。非也。解氣上衝胸爲厥陰證。解頭眩爲風木掉眩。不但與眞武不合。即與本方苓桂治法亦不合。　按此說甚的。

陳脩園云。此爲汗傷肝氣也。吐下後中氣傷矣。心下爲脾之部位。土虛而風木乘之。故逆滿也。其氣上衝胸者。即厥陰病之氣上撞心也。起則頭眩者。即內經所謂諸風掉眩。皆屬於肝也。沉緊爲肝脈。發汗則動經。身爲振振搖者。經脈空虛。風木動搖之象也。金匱知肝之病。當先實脾。宜以茯苓桂枝白朮甘草湯主之。　此註本之張隱菴。

愚按厥陰肝木之病。有心中疼熱。消渴等。而無頭眩身搖等。此證與眞武證同。彼之心下悸。與此之心下逆滿。氣上衝胸同爲水氣上凌。彼之頭眩。此則起而後眩。覺此輕而彼重。彼身瞤動。振振欲僻地。是動之極。此則振振搖。較彼爲輕。故苓桂朮甘藥力已足。若肝氣受傷。補肝自有烏梅丸。先實脾之說不確。

張令韶註與脩園同。謂方內只用桂枝一味以治肝。其餘白朮當先實脾也。

柯韻伯云。吐下後胃中空虛。木邪爲患。脈沉緊是木邪內發。援厥陰氣上撞心以爲例。

愚按厥陰之氣上撞心。有心中疼熱。飢不欲食等。此不得援以爲例。況厥陰提綱。未言沉緊之脈。柯氏以沉緊爲肝脈。陳氏亦然。唐以沉緊爲寒水在內。究竟此證實爲中氣虛。水邪上逆。有各證可據。不必執脈。亦已可定也。試觀眞武證之劇。彼文安有提出沉緊之脈哉。如止泥脈而論。則結胸熱實。何嘗非脈沉緊。亦可用朮附乎。柯氏辯緊與弦之脈。非不淸楚。但認證之秘鑰。在彼不此也。

喻嘉言云。寒邪搏飲。塞湧於胸。所以起則頭眩。脈沉緊。係飲中留結外邪。若但發汗以解外。外雖解而津液盡竭。反足傷動經脈。身爲振搖矣。必一方中滌飲與散邪並施。乃克有濟。故以桂枝加入制飲藥內。俾飲中之邪盡散。津液得以四布。以養經脈。

千百年執解其批郄導窾之微旨乎。

愚按此註既指爲水飮上逆。何以又說外邪。不過因其發汗耳。沉緊爲裏證之脈。安得指爲留結外邪乎。發汗既云外解。何以又必於一方中兼及散邪。試問振搖是外邪乎。抑內虛乎。不見方過中用朮苓。則曰有飮。用桂枝則曰有邪云爾。雖五苓散有布津主義。然彼方爲消渴而設。此方爲散飮補虛而設。仲景微旨。如是如是。喩氏每多誇大之言。

茯苓桂枝白朮甘草湯

茯苓四兩　桂枝三兩　白朮二兩　甘草二兩炙

以水六升。煮取三升。去滓。分溫三服。

方解當以唐容川論註爲的。陳脩園亦本之張令韶耳。不確。

發汗。病不解。反惡寒者。虛故也。芍藥甘草附子湯主之。

陳脩園云。虛人不可發汗。汗之則爲虛。虛。發汗後。病仍不解。而反惡寒者。其人。本虛。

故也虛則宜補補正卽以却邪以芍藥甘草附子湯主之

陳元犀云各家以發汗虛其表陽之氣似是而非於病不解三字說不去且虛故也三字亦無來歷蓋太陽之邪法從汗解汗而不解餘邪未淨或復煩發熱或如瘧狀亦有大汗亡陽明之津用白虎加參法亡少陰之陽用眞武四逆法論有明訓也今但云不解可知病未退亦未加也惡寒而曰反者前此無惡寒證因發汗而反增此一證也惡寒若係陽虛四逆輩猶恐不及竟以三兩之芍藥爲主並無薑桂以佐之豈不慮戀陰以撲殘陽乎師恐人因其病不解而再行發汗又恐因其惡寒而逕用薑桂故特切示曰虛故也言其所以不解所以惡寒皆陰陽素虛之故補虛卽以却邪不必他顧也方中芍藥甘草苦甘以補陰附子甘草辛甘以補陽附子性猛得甘草而緩芍藥性緩得附子而和且芍草多而附子少皆調劑之妙此陰陽雙補之良方也論中言虛者間於節中偶露一二語單言虛而出補虛之方者只此一節學者當於此一隅反三

按此註精警異常。

柯韻伯云。汗後反惡寒。裏虛也。表雖不解。急當救裏。於桂枝湯去桂薑棗加附子以溫經散寒。芍草以和中。　此註尙隔靴搔癢。

喻嘉言云。汗出營衞新虛。故用法以收陰固陽。而和其營衞。

此註於反惡寒處未了。

唐容川正淺註云。虛則宜補。究是何處虛。應補何處。淺註只此一虛字了之。豈能切當哉。須知虛故也。是指太陽膀胱之陽虛。蓋因發汗大泄其陽。衞陽不能托邪出外。故病不解。陽虛故反惡寒。用附子以補膀胱之陽。其芍藥甘草。只調營氣以戢其汗而已。解虛字必指膀胱而言。乃於汗後惡寒。反用附子。非籠統言也。

愚按唐註謂此虛字爲太陽膀胱之陽。因汗泄其氣。不能托邪出外。故病不解。是只泥汗出膀胱。不知本論有汗傷中氣。汗傷腎氣等。卽眞武證之重。亦有不解仍發熱。此證亦止傷膀胱之陽乎。如傷膀胱之陽。則用附子是矣。乃反重用芍藥乎。獨不慮陽不敵陰乎。至云調營氣以戢其汗。更支離。本文言發汗。非言汗出不止也。何戢爲。當以陳註爲的。唐君能味元犀註。必無此論。

芍藥甘草附子湯

芍藥三兩　甘草三兩炙　附子一枚炮去皮

以水五升。煮取一升五合。去滓分溫服。

方解陳靈石論說精極。

發汗。若下之。病仍不解。煩躁者。茯苓四逆湯主之。

陳脩園云。汗下病仍不解。忽增出煩躁者。以太陽底面。即是少陰。汗傷心液。下傷腎液。少陰之陰陽水火離隔所致。煩者陽不得遇陰。躁者陰不得遇陽也。急以茯苓四逆湯。交其心腎主之。

柯韻伯云。未經汗下而煩躁。爲陽盛。汗下後而煩躁。是陽虛。汗多既亡陽。下多又亡陰。故熱仍不解。薑附以回陽。參苓以滋陰。則煩躁止而外熱自除。此又陰陽雙補法。

按此註猶未的。未悉少陰水火離隔之理。至煩躁止而熱自除。頗合本旨。凡汗下不如法。病不解而虛證出者。或急當救裏乃攻其表。如傷寒醫下之下利清穀之類。或裏和表自和。如其人仍發熱用眞武湯。仍頭項强痛發熱無汗。用桂枝去桂加苓朮湯。及此證之類。皆不必顧表。得裏和則了。

喻嘉言云。汗下不解。轉增煩躁。則眞陽有欲亡之機。而風寒之邪在所不計。當用此方溫補兼行。以安和其欲越之陽。俾虛熱自退。煩躁自止。乃爲合法。

愚按此註溫補兼行。風寒之邪所不計。是裏和表自和之秘鑰。至云眞陽欲脫。尚未悉水火離隔之秘旨。

汪氏云。假熱之象。祇宜溫補。不當散邪。　按此註浮淺。

金鑑云。陰盛格陽。故晝夜見此擾亂之象。又作存疑。

按此註因有晝日煩躁夜而安靜一證。乃謂此爲陰盛格陽。不知格陽者。四逆而反見假熱之謂。其存疑者識未透耳。

茯苓四逆湯

茯苓四兩　人參一兩　附子一枚生用　甘草二兩炙　乾薑一兩半

以水五升。煮取三升。去滓。溫服七合。日三服。

張令韶云。茯苓人參助心主以止陽煩。四逆湯補腎臟以定陰躁。

精義已詳論註中。

發汗後惡寒者。虛故也。不惡寒。但熱者實也。當和胃氣。與調胃承氣湯。

陳脩園云。發汗後不惡寒但熱者。因發汗以致胃燥而爲實熱之證。當和胃氣。與調胃承氣湯。甚矣。溫。補。涼。瀉。之不可泥也。

喻嘉言云。汗出表氣未虛。反加惡熱。則津乾胃實。故用此方以泄實而和中。然曰與。大有。酌量其不當徑行攻下。以重虛津液。從可識矣。

柯韻伯云。虛實俱指胃言。汗後正奪則胃虛。故用附子芍草。邪氣盛則胃實。故用大黃芒硝。此自用甘草。是和胃之意。此是和劑而非下劑也。

按惡寒非胃虛證。上節反惡寒證已言之透切。

陳脩園云。此一節總結上文數節之意。言虛證固多。而實證亦復不少。又提出胃氣二字。補出調胃承氣一方。其旨微矣。

陳按太陽病從微盛爲轉屬。陽微則轉屬少陰爲虛證。以太陽與少陰相表裏也。陽盛則轉屬陽明爲實證。以太陽與陽明遞相傳也。

太陽病。發汗後。大汗出。胃中乾。煩渴不得眠。欲得飲水者。少少與飲之。令胃氣和則愈。若脈浮。小便不利。微熱消渴者。與五苓散主之。

陳脩園云。存津液。爲治傷寒第一要義。太陽病。發汗過多。陽明水穀之津已竭。故胃中乾。土躁於中。心不交腎則煩。腎不交心則躁。土躁則胃不和。內經云。胃不和則臥不安。欲得飲水者。人身津液爲水之類。內水耗竭。欲得外水以自救。宜少少與之。令胃不乾。斯氣潤而和則愈。切不可誤與五苓散也。若脈浮。小便不利。乃脾不轉輸。而胃之津液不行。其微熱者。乃表邪未淨盡也。消渴者。飲入而消也。皆脾不轉輸有津。

而不能四布與五苓散布散水氣可以主之此節當作兩截看自太陽病至胃氣和則愈言津液乾竭若脈浮至末言津液不行

愚按此煩躁之輕者細按之大有疑義以但欲飲水少與即愈之輕證安得而煩躁哉煩躁是重證斷無少少與水可了改作煩渴更合當是傳抄之誤也

喻嘉言云水入不解脈轉單浮邪還於表熱邪得水雖不全解勢必衰其大半所以邪既還表其熱亦微兼以小便不利證成消渴則府熱全具故不從桂枝湯之單解而從五苓之雙解也

愚按上截是津竭得水則愈下截是有津而不能轉輸非熱渴也熱渴有白虎喻氏尚未分清

柯韻伯云汗多則離中水虧無以濟火故煩胃中水衰不能制火故躁精氣不能遊溢以上輸於脾脾不能爲胃行其津液胃不和故不得眠內水不足須外水以相濟故欲飲水但勿令恣飲以免水停作喘等證少與則愈矣若汗後脈浮微熱表未盡

雖不煩。而渴特甚。飲水即消。小便反不利者。衛外之陽。不足禦邪。故寒水得以內侵。而心下有水氣。胸中之陽又不足以散水。故消渴而小便不利。必上焦得通。津液得下。五苓運水。必先上焦如霧。然後下焦如瀆。何有消渴癃閉之患哉。

按此註不如陳註之直捷。

陳元犀云。苓者令也。化氣而通行津液。號令之主也。猪苓茯苓澤瀉皆化氣之品。有白朮從脾以轉輸之。則氣化水行矣。然表裏之邪。不能因水利而兩解。故必加桂枝以解之。作散以散之。多服煖水以助之。使水精四布。上滋心肺。外達皮毛。微汗一出。而表裏之煩熱兩蠲矣。白飲和服。亦即桂枝湯啜粥之義也。　按此註甚精當。

唐容川云。陳註脾不轉輸。津液不行。究屬一間未達。不知人口中津。即膀胱所化之氣也。氣上於口。即化爲津。如釜中煎水。出氣熏於蓋上。即爲氣水也。凡人所飲之水。從三焦膜油之中。下入膀胱。有似釜中之水。凡人鼻間吸入天陽之氣。從肺歷心。由氣管下抵丹田胞室之中。有似釜底添薪。似煎水也。是爲心火下交。以火煮水。而膀胱中水。乃化氣上行是爲津。有似釜蓋上之水其既化不盡之水質則泄爲小便。小便利而津液布其理如此。若空言脾不轉輸則其理不實此證之小便不利。消渴。是因大汗出。陽氣外泄。則胞室氣海之中。無火以蒸其水是以水不化氣也。方中桂枝爲主。導心火下交於水以化氣。白朮升津。茯苓利水。此所以化氣之理也。

愚按本文明明云大汗出胃中乾。欲得水飲。是明明說口之津液。由胃而出。胃乾故欲引外水以自救。即生津之意。五苓不是生津。故不能用若脈浮發熱小便不利。消渴。是有津而不能運。非津竭。故用五苓轉輸以化氣唐註謂汗出陽氣外泄。則胞中氣海無火以蒸水。故用桂枝導心火下交云云。獨不思氣海無火非薑附不爲功觀少陰證之火虛無以致水必用薑附即釜底加薪之義又謂吸天陽之氣從肺歷心。以抵丹田。不知人之心中自有君火汗多亦能傷及心氣。豈吸天陽而可補助者。若以唐氏化氣生津之說則胃中乾。亦可用五苓以生津乎彼認不清楚。尙識陳註一間未達乎。

五苓散

猪苓十八銖　澤瀉一兩六銖　白朮十八銖　茯苓十八銖　桂枝半兩嫩尖

五味搗末。以白飲和服方寸匕。日三服。多飲煖水。出汗愈。

方解詳論註中。

發汗已。脈浮數。煩渴者。五苓散主之。

陳脩園云。胃乾之煩渴。當以五苓散爲禁劑矣。若審係脾不轉輸之煩渴。雖無微熱與小便不利證。而治以五苓則一也。發汗後。其邪已。則脈當緩。今不緩而浮數。以汗爲中焦水穀之氣所化。汗傷中氣。則變其冲和之象也。其煩渴者。汗傷中氣。脾不轉輸。而水津不布散也。以五苓散主之。五苓散降而能升。山澤通氣。通即轉輸而布散。之不專在下行而滲泄也。

柯韻伯云。表未盡除。水氣內結。故用五苓。若無表證。當用白虎加參。

按五苓爲轉輸之劑。若津無可輸。則宜白虎加參。用白虎加參。是辯其有津無津。非辯其有表證無表證也。上節微熱爲有表證。此無表證也。

喻嘉言云。津液爲熱所耗而內燥。此非細故。宜用二苓以滋內。桂枝以解外。

按此無微熱。則何所見而云熱耗。倘是熱燥。非白虎安能清熱。若用五苓。是增熱也。

金鑑云。脈浮數之下。當有小便不利四字。若無此。當爲陽明內熱口燥之煩渴。白虎證也。以其有小便不利。則爲太陽水熱瘀結五苓證也。況無小便不利而用五苓。則犯重竭津液之禁矣。脈浮數仍邪在表。

按此必據小便不利爲水結。抑知小便不利。亦有亡津液之證乎。要之此等微茫證。當於診時審其渴而舌不焦。絕無津竭證據。則此確固汗傷中氣。脾不輸津而竭者。否則煩渴用白虎。金鑑亦非無見。

傷寒。汗出。心下悸而渴者。五苓散主之。不渴者。茯苓甘草湯主之。

陳脩園云。汗有血液之汗。有水津之汗。如汗出而渴。水津之汗也。汗出則脾虛。津液不上輸而致渴。五苓散主之。若汗出而不渴。血液之汗也。心主血脈。以茯苓甘草湯主之。方中茯苓桂枝。以保心氣。甘草生薑。調和經脈。

按此是隨文衍義。本之張隱菴。

唐容川云。汗出而渴者。是傷寒皮毛開而汗自出。膀胱之衛陽外越。因之水不化氣而津不布。故用五苓散。化氣。布津。津升。則渴。止。其汗出不渴者。亦是傷寒皮毛開而汗自出。不渴則內水尚能化氣布津。只汗自出。是膀胱陽氣。隨汗發泄。而邪反不得去。故用茯苓以滲爲斂。使不外泄。用桂薑專散其寒。寒去汗止。與桂枝證之自汗出。仍發之使出。使汗得透快而無滯留也。此證之汗自出。是太透快。恐其遂漏不止。故不用芍藥之行血。而用茯苓之行水。使水氣內返。則不外泄矣。

愚按唐氏旁參西醫。多主其說。自詡透識汗之原委。而此註偏有未合。其解汗出而渴。爲衛陽外越。因之水不化氣而虛矣。其解汗出不渴。陽氣隨汗發泄。尚能化氣布津。又云此汗之自出太透快。恐其遂漏不止。而不知本文并未說到大汗。而竟恐其遂漏乎。本文并無病不解字樣。何以又說邪不得去。止見方中有桂枝生薑。故云然耳。亦是隨文衍義。

柯韻伯云。汗出下當有心下悸三字。不然汗出而渴。是白虎湯證。汗後不渴。而無他證。是病。已差。可勿藥矣。二方皆因心下悸有水氣而設。

愚按柯公增多心下悸一證。甚有見解。以水停心下故悸。不輸於上故渴。五苓散布散其水。則不悸不渴矣。若不渴而僅心下悸。故用茯苓甘草湯。亦卽桂枝甘草湯之意。但彼有叉手自冒彼證重於此證。故此證用茯苓甘草湯。其力已足。是此節加入心下悸一證。則闢一境。確有此證。可見仲聖立法。無微不到。不然則原本直衍文耳。柯公聰明。能悟出其脫落心下悸三字也。然非者。不渴是無病。若商善後。當以所現之證爲據。茯苓甘草湯實無着落。

茯苓甘草湯

茯苓三兩　桂枝二兩嫩尖　甘草一兩炙　生薑三兩

以水四升。煮取三升。去滓。分溫三服。

愚按此條當依來蘇集其方乃的。否則直衍文耳。

中風。發熱。六七日不解而煩有表裏證渴欲飲水。水入則吐者。名曰水逆。五苓散主之。

陳脩園云。五苓散不特可以布散水津。亦可治表裏證之水逆。如中風發熱至六日。六經已盡。七日又來復於太陽。發熱不解。而又內煩。發熱爲表證煩爲裏證。加以渴欲飲水。因風爲陽邪。陽熱甚則渴。不關於發汗亡津液所致。內經云飲入於胃游溢精氣。上輸於脾。脾氣散精。上輸於肺。今脾不能散精歸肺。以致水入則吐者。其名水逆。謂水逆於中土而不散也。五苓散主之助脾以轉輸。

愚按。陳註脾虛不能散精歸肺。故水入則吐。五苓以散水輸津於上則渴止。輸津於下。水順流而不逆。方中用桂枝。多飲暖水。汗出則表裏雙解。自是的論。至云陽熱甚則渴。此有未當。蓋此證爲脾不轉輸。非熱甚也。熱甚自宜白虎。桂枝白朮。非所宜也。

唐容川云。是水不化氣則津不升。總以化氣行水爲主。解爲陽熱。豈合方義哉。 按此說甚的。

柯韻伯云。心下有水氣。因離中之眞水不足。則膻中之火用不宣。邪水凝結於內。水飲拒絕於外。既不能外輸於玄府。又不能上輸於口舌。亦不能下輸於膀胱。此水逆所由名也。五苓散因水不舒而設。是小發汗。不是生津液。是逐水氣。不是利水道。

喻嘉言云。汗多傷液。轉增煩渴。飲水則吐者。乃熱邪挾積飲上逆。所以外水格而不入也。

金鑑亦主是說。

愚按本文并無發汗字樣。汗多傷液非是。傷液而至煩渴。非白虎不爲功。至云邪熱挾水飲。無熱安能挾。倘熱邪豈桂枝白朮能清熱者。

發汗後。飲水多必喘。以水灌之亦喘。

陳脩園云。發汗後。肺氣已虛。若飲水多。則飲。冷。傷。肺。必。作。喘。以水灌之。則形。寒。傷。肺。亦。作。喘。此。豈。五。苓。所。能。治。哉。

柯韻伯云。因形寒。飲冷。方乃主五苓。

按水飲已成。五苓。止能。運。水。安能。治。水。哉。

喻本合於汗下不可更行桂枝湯節下。謂內無大熱。故形寒飲冷。傷肺作喘。亦主麻杏甘石湯。

按此方豈寒飲所宜者。小青。龍。可。加。減。用。

唐容川譏淺註不解水停氣不化之理。故添一冷字。而以飲冷傷肺爲解。不免畧差一黍云云。

按水本冷質。人身熱力充足。即冷水飲入。亦消化不停。倘熱力不足。即百沸熱水。亦停而冷。水氣上逆則喘。經言飲冷傷肺。非必飲冷水之謂。謂水本冷質也。不然者。常有強壯之人。好飲冷水。卒無小恙者。熱力充也。容川解以水灌之。爲其人不欲飲而強灌之。如米飲漿水。迭進以冀其愈。不是以水潑其身而不知漢有水攻之法。形寒傷肺。亦其人熱力不足也。水停氣不化之理。已包在內。

發汗後。水藥不得入口爲逆。若更發汗。必吐下不止。

陳脩園云。汗本於陽明水穀之氣而成。今以大汗傷之。則胃氣大虛。不能司納。故水藥不得入口。此是治之之逆也。若不知其胃虛而更發其汗。則胃虛陽敗。中氣不守。上下俱脫。必吐下不止矣。更與五苓何涉哉。

喻嘉言云。爲逆者。是言水逆。未嘗說到其變愈大。爲凶逆也。且本文不云更與桂枝湯而止云更發汗者。見水藥俱不得入。則中滿已極。更發汗以動其滿。凡表藥皆可令吐下不止。

按爲逆之逆。非言水逆也。水逆可與五苓散。此逆爲誤治胃虛。一逆再逆之逆。若更發汗虛者愈虛。吐下不止。此爲劇烈。理中吳萸不能稍緩。喻公尙作此寬泛語。

柯韻伯云。陽重之人。大發其汗。有升無降。故水藥拒膈間不得入也。若認爲中風之乾嘔。傷寒之嘔逆。而更汗之。則吐不止。胃氣大傷矣。此熱在胃口。須用枝子湯瓜蒂散。因其勢而吐之。亦通因通用之意。不可認爲水逆而用五苓散。　將必吐下不

止改爲必吐不止刪去下字改重爲輕

愚按此證水藥不得入口是胃極虛不納不是有升無降之實證若用瓜蒂再吐是速之死也瓜蒂散是攻劑胃虛安能任此更發汗且變吐下不止況再吐乎

程郊倩云此由未汗之先其人已是中虛而寒故一誤不堪再誤也

金鑑云更發汗則胃逆益甚不能司納不特藥入方吐且無時不吐也亦刪去吐下之下字　按無時不吐刪去下字未見此證之險

陳脩園云此三節以反掉爲結尾故不出方然讀仲景書須於無字處求字無方處求方方可謂之能讀

發汗吐下後虛煩不得眠若劇者必反覆顛倒心中懊憹枝子豉湯主之若少氣者枝子甘草豉湯主之若嘔者枝子生薑豉湯主之

陳脩園云少陰君火居上少陰腎水居下而中土爲之交通若發汗吐下後上中下三焦俱爲之傷是以上焦君火不能下交於腎下焦腎水不能上交君火火獨居上

陽不遇陰故心虛而煩胃絡不和故不得眠若劇者不得眠之極必反覆顛倒煩之極則心中不爽快而懊憹以枝子入心以下交於腎豆豉入腎以上交於心水火交而諸證自愈若少氣者爲中氣虛而不能交於上下宜枝子甘草豉湯主之即內經所謂交陰陽者必和其中也若嘔者爲熱氣搏結不散而上逆宜枝子生薑豉湯主之取生薑之散以止嘔也

柯韻伯云陽明之表當吐而不當汗非若太陽之表當汗而不當吐也

按以枝豉爲吐劑謂吐亦能解表實未悉太陽虛煩宜交心腎之理柯氏謂虛煩是對胃家實熱言是空虛之虛非虛弱之虛

喻嘉言云止虛熱內壅即名虛煩此與不得眠等證俱熱邪逼處無法可除故用枝豉以湧其餘熱乃因汗吐下後胸中陽氣不足最虛之處便是客邪之處正宜因其高而越之耳

愚按胸中陽氣果不足又恐邪乘虛入此亟宜助其陽氣如脈促胸滿桂枝去芍湯

若微惡寒。桂枝去芍加附子湯。豈有湧吐以虛。虛者卽高者越之之瓜蒂散之精意。為寒邪在胸實證而非陽虛也。要之此證非胸中陽氣不足。亦非因其高而越之。乃上火下水。心腎宜交之理。柯氏雖認枝豉作吐劑。然尙知入心入腎之品。喻氏止謂解表湧泄誤也。

方中行程郊倩諸家。俱認枝豉爲吐劑。

金鑑云。本草不言枝子爲吐品。此則以其味苦。故用以湧其熱也。

按泥苦可作湧。則吳萸味苦。亦可吐熱乎。

二張以下後虛煩。無復吐之理。此因瓜蒂散用香豉而誤傳之也。各家認爲吐劑者以此。當將方後得吐者止後服數字刪去。免誤後學。要之吐與不吐。皆藥力勝病之効也。其不吐者所過者化。卽雨露之用也。一服卽吐者戰則必勝。卽雷霆之用也。方非吐劑。而病間有因吐而愈者。所以爲方之神妙。

枝子豉湯。

枝子十四枚生用劈　香豉四合

以水四升。先煎枝子得二升半。內豉煮取一升半。去滓。分爲二服。溫進一服。

舊本有得吐者止後服等字。

枝子甘草豉湯

枝子十四枚生　甘草二兩炙　香豉四合

以水四升。先煮枝子甘草取二升半。內豉煮取一升半。去滓。分溫二服。

枝子生薑豉湯

枝子十四枚生　生薑五兩　香豉四合

以水四升。先煎枝子生薑取二升半。內豉煮取升半。去滓。分溫二服。

古愚云。中氣虛。不能交通上下。故加甘草以補中。嘔者汗吐下後。胃陽已傷。中氣不和。而上逆。故加生薑煖胃解穢。而止逆也。

發汗若下之。而煩熱。胸中窒者。枝子豉湯主之。

陳脩園云汗下後其熱宜從汗下解矣乃不解而煩熱且留於胸中而窒塞不通者枝子豉湯主之蓋胸中爲太陽之裏陽明之表其窒塞爲煩熱所致必令煩熱止而窒塞自通矣。

唐容川駁陳氏調和中氣之說謂上焦爲心肺所居非中焦事。

按枝豉則自上而下何有於中。

方氏云窒塞者邪熱壅滯而窒塞未至於痛較痛爲輕也。

諸家俱就吐說。

傷寒五六日大下之後身熱不去心中結痛者未欲解也枝子豉湯主之。

陳脩園云五六日六經已週大下後熱不去而增多心中結痛者是太陽之裏陽明之表摶結未欲解枝子豉湯主之。

柯韻伯云此證輕於結胸而甚於懊憹結胸是水結胸脇用陷胸湯水鬱則折之義此乃熱結心中用枝豉湯火鬱則發之義。

金鑑云。身熱不去。邪仍在表也。心中結痛。過下裏寒也。此表熱裏寒之證。既兩相碍惟以枝子乾薑兩得之矣。改爲枝子乾薑湯。

按以過下裏寒解心結痛。改用乾薑。特難解於裏寒之用枝子也。如因表熱。枝子非治表之品。况舊微溏。尚不可用枝子。豈下後裏寒而可用乎。

喻嘉言云。此表證昭著。故用枝豉解散餘邪。主表不主裏也。

按枝豉豈解表之劑。

傷寒。下後。心煩。腹滿。臥起不安者。枝子厚朴湯主之。

陳脩園云。下後多屬虛寒。然亦有熱邪留於心腹胃而爲實證者。熱乘於。心則心中。熱。而煩。熱陷於。腹則腹不適而滿。熱留於。胃則胃不和而臥。起不安者。以枝子厚朴湯主之。取枳實之平胃。厚朴之運脾。合枝子之止煩。以統治之也。 諸家俱同。

喻氏云。此是邪湊胸表腹裏之間。無可奈何之象。故取枝子以快湧其邪。而合枳實厚朴以泄腹。亦表裏雙解法。

按此證不必說到無可奈何表裏字亦强。

枝子厚朴湯

枝子十四枚　厚朴四兩　枳實四枚炒水浸去穰

以水三升。煮取一升半。去滓。分溫二服。

方解論註已了。

傷寒。醫以丸藥大下之。身熱不去。微煩者。枝子乾薑湯主之。

陳脩園云。傷寒中有枝子證。醫者不知。反以丸藥大下之。則丸藥留中。而陷於脾。故身熱不去。此太陰濕土本臟之熱。發於形身也。其微煩者。以脾爲至陰。內居土。上焦之陽。不得歸於中土也。此熱在上。而寒在中。以枝子乾薑湯主之。　按此解太强●

金鑑改此方爲枝豉湯。謂身熱不去。表邪未罷也。微煩者。熱陷於胸也。但既輕且微。惟宜枝豉吐中有散之意。此證當是枝豉湯。心中結痛。當是枝子乾薑湯。安有煩熱用乾薑。結痛用香豉之理。

柯韻伯云。攻熱不遠寒。寒氣留中。丸藥大下之咎也。梔子解煩。乾薑逐寒。而散寒寒因。熱用。熱因。寒用。二味。成湯。三法。備矣。

按此說甚是。但所謂寒氣留中而未有見證。既非下利不止。又無寒邪等發現。乾薑逐寒。不過因丸藥大下耳。前節大下之後。而至心中結痛。此痛或是寒下餘氣。金鑑擬改用此方亦非無見。總之下後有虛有實。全靠眼光體認。萬不可輕忽。陳註亦有弊。

唐容川云。淺註以爲太陰脾土之熱。發於形身。只因强就乾薑之性而誤註也。不知乾薑是治大下之後。利尚未止。故急以薑溫脾。與煩熱原兩岐。故用藥有寒熱之異。解者幸勿扯雜。觀下文病人舊微溏者。不可與梔子湯。則此方用乾薑。正是大下微溏瀉。故用乾薑救之。而仍不廢梔子者。以原有身熱微煩之證。其瀉特暫時病。故用乾薑足矣。不似下節之舊微溏也。而熱煩仍其原有之證。故仍用梔子。寒熱並用。較量極精。

愚按唐註似面面俱到。而不然也。陳註太陰脾土之熱。因丸藥大下而留於形身。此不是也。明言身熱不去者。非前無熱。因下而增熱也。唐註謂乾薑是治大下之後。利尚不止。故急以乾薑溫脾。是說亦因乾薑而設耳。本文並未說到利遂不止字樣。是利已止矣。倘未止何能任枝子之寒哉。且下文有病人舊微溏者。不可服枝子。微溏而曰舊。尚不可服。豈現在利不止而可服乎。雖有乾薑。何補於枝子乎。試觀少陰之下利而煩。是否猶用枝子乎。況煩而微者乎。論中下後利止。且有從熱化者。枝子治煩。實有其法。但與乾薑並用。以爲下後脾虛而設。乃未見脾虛之證。此等騎牆之見。金鑑別執一說。非爲無理。唐容川仍未細究。柯韻伯亦就乾薑一味以完其說耳。甚矣此書不易讀。非平心較勘。且富於經驗者。幾無所適從。

陳古愚云。枝子性寒。乾薑性熱。二者相反。何以同用之。而不知心病而煩。非枝子不能清之。脾病生寒。非乾薑不能溫之。有是病則有是藥。有何不可。且豆豉合枝子。坎離交姤之義也。乾薑合枝子。水火相生之義也。

按此論甚有理。但脾病生寒句。尚未有見證。非若附子瀉心之確有據也。

枝子乾薑湯

枝子十四枚　乾薑二兩

以水三升半。煮取一升半。去滓。分二服。溫進一服。

一連數條看。各說自明白。

凡用枝子湯。病人舊微溏者。不可與服之。

陳脩園云。脾氣素虛之人。病則不能化熱。必現出虛寒之象。即有當用枝子湯。而其人舊微溏者。亦斷不可與服之。枝子雖能止煩清熱。然苦寒之性。却與虛寒之體不宜也。

陳元犀云。枝子下稟寒水之精。上結君火之實。既能起水陰之氣。而滋於上。復能導火熱之氣。而行於下。故以上諸證。仲師用之爲君。然惟生用之。眞性尚存。今人相沿炒黑。則反爲死灰無用之物矣。

喻本將枝豉湯三節文並此合爲一節。

柯本移在陽明篇中。作掉轉之筆。謂胃氣不實。卽枝子湯亦禁用。用承氣者。可不愼歟。

按本文就本湯掉尾作結。不拘何經。不拘何證。下凡用二字。活潑潑地。

金鑑云。病勢向下。湧之必生他變。

喻嘉言云。糞微溏則大腑易動。服此湯不能上湧。反爲下泄矣。又引內經先泄而後生他病者。治其本。必先調之。後乃治其他病。以證此。

按此說則是本節爲便泄者戒。非爲用枝子湯者可嚀。作者全神俱失矣。

傷寒論崇正編

漢張仲景原文

順德黎天祐庇留編註

辯太陽病脈證篇

太陽發汗。汗出不解。其人仍發熱。心下悸。頭眩。身瞤動。振振欲擗地者。眞武湯主之。若重發汗。復加燒鍼者。四逆湯主之。

陳脩園云。太陽發汗。其熱當解。今不解者。正氣虛也。不解則徒虛正氣。而熱仍在。汗傷心液。故心下悸。夫津液和合。成膏上補益於腦髓。今津液不足。則腦亦爲之不滿。而頭眩矣。身者脾之所主。今脾氣因過汗而虛。不能外行於肌肉。則身無所主。而瞤動。動極不能撐持。而欲擗地者。以眞武湯主之。

唐容川云。衛陽已泄。而汗出。寒仍不解。留於肌肉。而發熱。內動膀胱之水。上凌心爲心下悸。水氣挾肝脈。上冒爲頭眩。寒水之氣。又復觸發其筋脈。則身瞤動振振欲擗。

地。總由陽氣外泄。寒水暴發也。淺註。傷心液則悸。腦不滿則眩。脾氣不行於經脈則振動。不免求深反淺。此證與桂苓甘朮證相似。彼輕而此重也。

按陳註非不深。唐氏止泥一說言。

愚按此是元陽不足。汗出不解而虛象現矣。心陽不宣。下焦水氣。得以凌心而悸。水氣上冲頭。爲諸陽之首。陽虛不能禦水。故眩。陽氣者精則養神。柔則養筋。筋脈失養。則振動。欲擗地。總不外元陽素虛。故一汗遂至此。余臨證數十年。愈此不少。即其人仍發熱。不必因表未解。而不敢用眞武也。且裏和表自和。往往服三五劑。元陽漸復。而熱因之而退。若泥其發熱而重發汗。或加溫鍼以冀表解。則虛者愈虛。虛極則脫。不必四肢厥逆。宜以四逆湯主之。脚攣急一節。末有若重發汗一筆。與上文不相聯屬。當是衍文。移之此處最宜。陳脩園註此節。別是一種經義。海論曰。髓海不足者。有眩冒等證。經脈篇云。督脈實則脊強。虛則頭重高搖之。如大虛。知此則知補腦之善法。論理非不精妙。腦爲髓海。發源督脈。腎爲之根。此方補腎神品也。知此則更有奇。

方。以。補。腦。矣。容川好講西醫而聖聖相傳之神技。反多未悟到。惜哉。
喻嘉言云。振振欲擗地句。是形容亡陽之象。如繪。汗多衛氣解散。其人似。乎全。無外。
廓。故振。振。然。四。顧。徬。徨。無可。置。身。思欲。闢。地而自。處。其內。也。觀嬰兒出汗過多。神虛
畏怯。常合面偎入母懷者可驗矣。

眞武湯

茯苓三兩　生薑三兩　芍藥三兩　白朮二兩　附子一枚炮

以水八升。煮取三升。去滓。溫服七合。日三服。

眞武湯加減法。

咳加五味子半升。乾薑細辛各一兩。去生薑。小便利去茯苓。若下利去芍藥。加乾薑
二兩。嘔去附子。加生薑足前半斤。

羅東逸云。小靑龍湯治表不解有水氣。中。外。皆。寒。實。之。病。也。眞武湯治表已解有火
氣。中。外。皆。虛。寒。之。病。眞武者北方司水之神也。以之名湯者。藉以鎭水之義也。夫人

一身製水者脾也主水者腎也腎為胃關聚水而從其類倘腎中無陽則脾之樞機雖運而腎之關門不開水卽欲行以無主制故泛溢妄行而有是證也用附子之辛熱壯腎之元陽則水有所主矣白朮之溫燥建立中土則水有所制矣生薑之辛散佐附子以補陽於補火中寓散水之意茯苓之淡滲佐白朮以健土於制水中寓利水之道焉而尤重在芍藥之苦降其旨甚微蓋人身陽根於陰若徒以辛熱補陽不少佐以苦降之品恐眞陽飛越矣芍藥為春花之殿交夏而枯用之以亟收散漫之陽氣而歸根下利去芍藥者以其苦降涌泄也加乾薑者以其溫中勝寒也水寒傷肺則咳加細辛乾薑者勝水寒也加五味子者收肺氣也小便不利者去茯苓恐其過利傷腎也嘔者去附子倍生薑以其病非下焦水停於胃所以不須溫腎以行水祇當溫胃以散水且生薑功能止嘔也

四逆湯

甘草二兩炙 乾薑一兩半 附子一枚炮

以水三升。煮取一升二合。去滓。分溫再服。强人可大附子一枚。乾薑三兩。

古愚云。四逆湯爲少陰正藥。此證用以招納欲散之陽。太陽用之以溫經。與桂枝湯同用。以救表。太陰用之以治寒濕。少陰用之以救元陽。厥陰用之以回薄厥。

靈石云。生附乾薑。徹上徹下。開闢羣陰。迎陽歸舍。交接十二經。爲斬旂奪關之良將。而以甘草主之者。從容籌畫。自有將將之能也。

咽喉乾燥者不可發汗。

陳脩園云。汗之不可輕發。必於未發之先。審察分別而預斷不可。咽喉爲三陰經脈循行之處。足太陰脾之脈。挾咽。足少陰腎之脈。循喉嚨。足厥陰肝脈。循喉嚨之後。三陰精血虛少。不能上滋。而乾燥者。不可發汗。或誤發之。命將難保。不必再論其變證也。

程郊倩云。遇可汗證。必當顧上焦津液。

喻嘉言云。其人津液素虧。不可發汗以重奪其津液。

方中行云。津液素虧。本於腎水不足。發汗則津愈亡。

金鑑云。津液不足。更發其汗。則益結。

愚按少陰證。口燥咽乾者。當急下。此則不可發汗。動關要害。陳註洞悉其源。諸家猶淺也。

淋家不可發汗。發汗必便血。

陳脩園云。有淋證名曰淋家。其津液久虛。不可發汗以走其津液。若發之則津竭於外。而血動於內。干及胞中。必患便血。內經云。膀胱者津液藏焉。又曰膀胱者胞之室。是胞爲血海。居於膀胱之外。而包膀胱。雖藏血與津液有別。而氣自相通。參看太陽熱結膀胱。血自下證。則恍然悟矣。淋家病爲膀胱氣化不行於皮毛。津液從下走而爲淋。膀胱已枯。若再發其汗。必動胞中之血。非謂便血自膀胱出也。

程扶生云。膀胱裏熱則淋。更發汗則膀胱愈燥而小便血矣。

金鑑云。淋家濕熱蓄於膀胱。水道澁痛。若發其汗。濕隨汗去。熱必濁流。水府告竭。迫其本經之血從小便出矣。

喻嘉言云。淋者熱閉而氣不行。更發其汗。則膀胱愈擾而便血矣。

各家俱不及陳註之明白的當。

瘡家雖身疼痛。不可發汗。發汗則痓。

陳脩園云。瘡家久失膿血。則充膚熱肉之血虛矣。身雖疼痛。患太陽之表病。亦不可以麻黃湯峻發其汗。若發汗。必更內傷其筋脈。血不榮筋。則強急而爲痓矣。

喻氏金鑑同。

柯韻伯云。與外感不同。其疼痛指瘡家血氣壅遏言。

愚按此正就表證言。見雖當汗之證。因其爲瘡家亦不可汗也。柯註謂身疼痛爲血氣壅遏。而不就表言。非也。觀本文下一雖字。知可太陽應汗之證也。

衄家不可發汗。汗出必額上陷。脈緊急。直視不能眴。不得眠。

陳脩園云。凡素患衄血之人。名曰衄家。是其三陽之血俱虛。故不可發汗。汗出則重。

亡其陰必額上陷脈緊急直視不能眴不得眠矣蓋太陽之脈起目內眥上額交巔陽明之脈起於鼻交頞中旁納太陽之脈少陽之脈起於目銳眥三經互相貫通俱在額上鼻目之間三陽之血不榮於脈故額上陷脈緊急也三陽之血不貫於目故目直視不能眴也陰血虛少則衛氣不行於陰故不得眠也此三陽之危證也本張隱庵

柯韻伯單就太陽說仍未盡其義

喻云、清陽之氣素傷故更汗則額陷等證作矣

按此說不是一綫止各句自爲解耳

金鑑云衄家該亡血而言陰氣暴亡汗出液竭故有各證皆由熱灼其脈引縮使然

無非陽盛陰微之危候

按熱灼其脈不是

唐容川云發汗則重亡其陰非也汗出氣分屬陽汗出必額陷以衄家陰血已亡惟

賴有陽氣。尙能保其額之不陷。若再汗以亡其陽。則額間陰血陽氣。兩者均竭。是以虛陷。論詳金匱。讀者於陰陽氣血。當認眞。

按唐氏解汗必就氣分言。何以新加湯之補血。獨非發汗後血虛者乎。

亡血家不可發汗。發汗則寒慄而振。

陳脩園云。血併衝任而出。爲吐血下血多則爲脫。凡一切脫血之人名曰亡血家。血屬陰。亡血。卽亡陰。故不可發汗。若發汗是。陰亡。而陽無所附。陽從。外脫。其人。則寒慄。而振。

唐容川云。亡血家卽是陰筋失養。復發汗以亡其陽。則寒氣發動。筋脈不能自持。故寒慄而振。衂家是督脈。額上之血已亡。若發汗再亡其陽。則止是督脈所司之額上陷。亡血家是周身之血。或吐或下從內泄外。則周身筋脈失養。故汗之再亡其陽。則不單在額上陷。而周身亦皆寒振。淺註旣知此節發汗是陽從外脫。而註上節乃云亡陰。實屬自相矛盾。

愚按唐註辯督脈之血。與周身之血。似較淺註畧爲清楚。而不知淺註已包括言之矣。至駁淺註汗出傷陰之義。止謂亡血節爲是。獨不思亡血節淺註亦就亡陰言。陰亡。則陽無所附。非謂汗。出亡陽也。夫汗出。可亡陰。亦可亡陽。大汗出。四肢厥逆。治以四逆湯。此亡陽也。汗漏不止。四肢微急。治以桂枝加附子湯。亦傷陽氣也。大汗出。大煩渴。治以白虎加參。此傷陰也。唐氏言汗。止汗出於膀胱之陽。而於全部書之汗後變證。未能悉心研究。且好旁參西醫。不肯向仲祖書細繹。而先致力於宋元諸家。安見能升堂入室也。於其論疫證及血證可見矣。

魏念庭云。與其汗亡陽。方救陽何若汗未出。先救陰以維陽。不令汗出亡陽之爲愈也。　按此亦唐氏之見也。

金鑑云。失血之初。固屬陽熱。亡血之後。熱隨血去。熱固消矣。氣隨血亡。陽亦危矣。再汗則陽氣衰微。力不能支。故寒振。蓋發陰虛之汗。汗出則亡陰。卽發衄家之汗也。發陽虛之汗。汗出亡陽。卽此是也。

按此仍分亡陰亡陽。雖不同唐氏之單就亡陽立論。究不如脩園說為的。

汗家重發汗。必恍惚心亂。小便已陰疼。(與禹餘糧丸)

陳脩園云。平素患汗病之人。名曰汗家。心主血。汗為心液。汗家。心血先虛。若重發其汗。則心主之神氣無依。必恍惚心亂。且心主之神氣虛。不能下交於腎。而腎氣亦孤。故小便已時。前陰溺管之中。亦因之而疼。(宜與禹餘糧丸)　柯氏喻氏同。

唐容川駁淺註不合。謂前陰溺管。乃膀胱下竅。膀胱有津以潤此竅。則小便利而溺管不疼。內經云氣化則能出。此出字是言氣化為津液。下出以潤溺管。上出以充皮毛。汗家之津液既從皮毛發泄。又重發其汗。則津液盡從皮毛外出。而下行之津液反竭。是以溺枯澀而小便疼也。心亂是陽氣飛越。與火迫劫亡陽。必驚。同義。汗太多。則心陽外泄也。

愚按陳註心虛不能交腎。而腎氣亦孤。解小便已陰疼。甚精。小便時疼者為實證。既已而疼為腎氣虛。余每治以天雄散神效。此仲聖不傳之祕也。金鑑謂禹餘糧為濇痢之藥。與此證不合。與禹餘糧丸五字。當是衍文。甚有見地。唐容川謂陰疼是津枯不能下潤陰管若誠然。則淋家之津更竭。何以發汗後小便已而不疼乎。且其解心亂爲。心陽。外泄。精矣。此又云津液枯竭。何以衄家亡血家之發汗。不就亡津解。而瘠家淋家之發汗。又何不駁其亡津乎。凡註書當以經勘經。乃的。

程郊倩云。重汗心失所養。神恍惚而多怔忡之象。小腸與心相表裏。心液虛而小腸之水亦竭。故陰疼。　亦不切。

張錢塘云。下動膀胱之所藏。則小便已而陰疼矣。禹餘糧生於山澤中。秉水土之專精。得土氣則穀精自生。得水氣則陰疼自止。此方失傳、或有配合、

金鑑云。與禹餘糧丸五字作衍文。謂禹餘糧爲濇痢之藥。與此證不合。云重汗血液大傷。心失所恃。故神情恍惚。心志不寧也。液竭於下。宗筋失養。故小便已陰莖痛也。

兩註皆非。

病人有寒。復發汗。胃中冷。必吐蚘。

陳脩園云。汗乃中焦之汁。素有寒病之人。復發汗。更虛其中焦之陽氣。其胃中必冷。且無陽熱之氣。則陰類之蟲頻生。故必吐蚘。他如胃熱之吐蚘。又不在此例矣。

愚按胃冷之蚘。宜理中湯送下烏梅丸。若胃熱則不在此例。憶壬午年在鄉。醫譚姓一少女。前醫見其消渴吐蚘腹痛。投以烏梅丸方。其渴更甚。次日延余醫。視其面部焦燥。舌焦黑。譫語。此蚘乃胃熱。非胃寒也。急與白虎而愈。可知胃熱亦有吐蚘者。

柯韻伯云。有寒是未病時原有寒也。內寒則不能化物。飲食停滯而成蚘。內寒之人。復侵外邪。當溫中以逐寒。若復發其汗。汗生於穀。穀氣外散。胃脘陽虛。無穀氣以養其蚘。故蚘動而上從口出也。蚘多不止者死。吐蚘不能食者亦死。

喻嘉言云。寒亦痰也。有痰無感。誤汗重亡津液。卽有損陽氣。故胃冷吐蚘也。

按本文寒字指寒氣言。安得誤認爲痰。無煩渴。安得認爲亡津。本文明明說有寒。又明明說胃冷。何苦自尋荆棘。彙爲痰證哉。

張令韶云。本論逐節之後。必結胃氣一條。以見不特吐下傷其胃氣。卽汗亦傷胃氣。

也。治傷寒者。愼勿傷其胃焉。斯可矣。

傷寒。醫下之。續得下利清穀不止。身疼痛者。急當救裏。後、身疼痛。清便自調者。急當救表。救裏宜四逆湯。救表宜桂枝湯。

陳脩園云。太陽傷寒無可下。醫誤下之。正氣內陷。續得下利清穀不止。雖明知身之疼痛。爲表邪。而此時不暇兼顧。急當救裏。救裏之後。清便自調。裏證已愈。惟其身仍疼痛。是表證未解。此時乃可急救其表。救裏宜四逆湯。以復其陽。救表宜桂枝湯。以解其肌。生陽復。肌腠解。表裏和矣。

柯氏金鑑同。

愚按此節最爲握要。凡治病。當知所急。傷寒雖有表邪。而陷裏之下利清穀。最爲重要。若不急起直追。浸假而四肢厥逆。大汗出。則危矣。雖有表邪。在所緩也。且裏既和。往往有表亦因之而和者。如下利止。其表邪亦退。則且無俟桂枝之解肌者矣。此等治効頗多。惟必病家篤信。乃能告厥成功。倘以庸醫而參末議。安見表邪未解。能施四逆也。

喻嘉言云。下利清穀者。脾中之陽氣微。飲食不能腐化也。身疼痛者。在裏之陰邪盛。而筋脈爲其阻滯也。陽微陰盛。急當救裏。以止利與痛。救後便調。裏陽已復。而身痛不止。明是表邪未盡所致。又當急救其表。

愚按本文甚易明白。何以下利之時。身疼竟誤認爲陰邪。利止而身仍痛。方知爲表邪耶。同一身痛。而有表邪裏邪之異。不過見四逆湯。則云裏陰。見桂枝湯。則云表邪耳。彼未識漢文之勁。故有此誤解。設本文云下利清穀。雖身疼痛者。則便悉其痛爲表未解。然彼亦未免粗心。同是疼痛。豈下利時而表自已解。下利止而從新增一表邪乎。細玩經文自知。

王三陽云。此證須照顧協熱利。須審其利之色何如。與勢之緩急何如。不可輕投四逆桂枝也。

按此是不善讀書而假小心者。善讀仲聖書。必無此慮。

病發熱頭痛。脈反沉。若不差。身體疼痛。當救其裏。宜四逆湯。

陳脩園云。發熱頭痛。爲太陽表病。脈宜浮而反沉者。此正氣內虛也。若既汗之而不差。其身體之疼痛仍然不退。須知其表熱爲外發之假熱。脈沉爲內伏之裏寒。當憑脈以救其裏。宜四逆湯。內經云。太陽本寒而標熱。此止見標證之發熱。不見本證之惡寒。以本寒之氣。沉於內。外無惡寒。而內有眞寒也。

愚按此節太陽病未經陷裏。但見脈沉。即宜四逆湯。是捨證從脈之最握要者。然必外形有一種不足情狀。始可用此。脩園謂外無惡寒。以本寒之氣沉於內。此實不確。太陽無不惡寒。此之不言惡寒者。省文耳。認此證者。眼當別有在也。來蘇集移入少陰篇四逆證中。謂太陽脈反沉者。必有裏證伏而未見。藉其表陽之尚存。乘其陰寒之未發。迎而奪之。庶無下利厥逆之患。裏和表自和矣。此以脈爲定脈有餘而證不足。則從證。證有餘而脈不足。則從脈。有餘可假。不足爲眞。此仲師心法。

金鑑云。身體疼痛之下。當有下利清穀四字。方合當救其裏之文。觀傷寒醫下之。續得下利用四逆。此雖未下。但脈反沉。可知裏寒矣。此必有錯簡也。

按此亦有理。所謂救裏者。必裏有寒象也。

金鑑云。太陽表證而得少陰裏脈也。若下利清穀。防其陽從陰化。變厥惕亡陽之逆。雖有表證。決不可謂病在太陽。無可溫之理也。

按觀少陰病之脈沉。即用四逆湯。未有下利等。尚用之。可知此條不必加入下利字樣矣。

太陽病。二日。反躁。反熨其背而大汗出。火熱入胃。胃中水竭。躁煩。必發譫語。十餘日振慄自下利者。此爲欲解也。餘衍文

陳脩園云。二日正當陽明主氣之期。以太陽之病。而得陽明之氣。陽極。似陰。故反。擾。動。而躁。醫者誤認爲陰躁。反以火熨其背。背爲陽。陽得火熱。而大汗。出汗乃胃中。水。穀。之津。火熱。入胃。則胃。中。之。水。津。告。竭。遂下。傷。水。陰。之。氣。而。躁。上。動。君。火。之。氣。而。煩。

中亡胃中之津必發譫語十餘日值少陰主氣之期得少陰之氣以濟之則陰氣復而陽熱除振慄一番旋而自下利者此爲陽明得少陰之氣陰陽和而欲解也

愚按少陰有不煩而躁厥陰有躁無暫安然少陰之躁有下利厥陰之躁有膚冷可辯此太陽值陽明之氣熱極之躁安可用熨至於煩躁譫語非承氣不爲功幸十餘日得少陰陰水之氣以相濟乃可解然此十餘日中不藥而俟其自解則此十餘日中已不知若何苦況矣況值小陰之期未必得少陰之氣以相濟則何勿早以承氣治之之爲得也下截多不可解不必爲其強解也直衍文耳無怪諸家皆牽強也

太陽病中風以火刦發汗邪風被火熱血氣流溢失其常度兩陽相熏灼其身發黃陽盛則欲衄陰虛則小便難陰陽俱虛竭身體則枯躁但頭汗出劑頸而還腹滿微喘口乾咽爛或不大便久則譫語甚者至噦手足躁擾捻衣摸牀小便利者其人可治

愚按太陽中風風爲陽邪桂枝湯用之得當可以了事乃以火刦發汗風爲陽火亦爲陽兩陽相灼一團陽邪至於陰陽虛竭全體俱是熱氣至邪熱亢盛手足躁擾捻

衣摸牀。俱爲眞陰。立亡之象。恐非藥力所能挽。當驗其小便。尙利。者爲一綫之眞陰。亡。而未亡。其人猶有可治之處。然而危矣。

汪苓友云。諸家皆言小便自利。夫上文既言小便難。豈有病劇而反有自利之理。必須用藥以探之。其人小便利。猶爲可治之證。如其不利。治亦罔效。探法猪苓湯。茵陳蒿湯均妙。

按甲申年黄君悍氣一證。目上視。眼全白。手足躁擾。遇物入口則咬。其可醫者。亦特小便利也。

喩云。仲師以小便利一端。辯眞陰之亡與未亡。最細。蓋水出高源。小便利則津液不枯。肺氣不逆可知也。腎以膀胱爲府。小便利則膀胱之化行。腎水不枯可知也。

傷寒。脈浮。醫以火迫刦之。亡陽。必驚狂。起臥不安者。桂枝去芍藥加蜀漆牡蠣龍骨救逆湯主之。

愚按傷寒脈浮當以汗解。蓋太陽與君火相合而主神。心爲陽中之太陽。乃醫者妄以火刦之使汗。遂亡君主之陽致神氣飛越必驚狂。起臥不安救心陽者當以桂枝去芍藥加蜀漆牡蠣龍骨救逆湯主之凡亡腎中之陽宜四逆湯亡心中之陽宜救逆湯。亡心陽以驚狂爲據與白虎及桃仁承氣又不同彼爲實證此爲虛證也。

柯云亡離中之陰亡陰而曰亡陽者心爲陽中之太陽也陰不藏精驚發於內陽不能固狂發於外起臥不安者起則狂臥則驚也。　精理透闢。

柯韻伯疑當時另有蜀漆非常山苗也。

喻嘉言謂蜀漆能飛補猛藥也。

愚每以茯苓代之屢效。

金鑑云。火刦之誤熱氣從心且大脫津液神明失倚也然不用四逆輩者以其爲火刦亡陽也。　此未悉心陽之亡。

桂枝去芍藥加蜀漆牡蠣龍骨救逆湯

桂枝三兩嫩尖　甘草二兩炙　大棗十二枚　生薑三兩　龍骨四兩　牡蠣五兩

蜀漆三兩洗去腥

爲末以水一斗二升。先煮蜀漆。減二升。內諸藥煮取三升。去滓溫服一升。

張令韶云。桂枝色赤入心。取之以保心氣。佐以龍骨牡蠣者。取水族之物。以制火邪。取重鎮之品。治浮越也。芍藥苦平。非亡陽所宜。故去之。蜀漆取通洩陽熱。故先煮之。神氣生於中焦。水穀之精。故取甘草生薑大棗。以資助中焦之氣也。病在陽。復以火劫。此爲逆也。故曰救逆。

太陽病。以火熏之。不得汗。其人必躁。到經不解。必清血。名爲火邪。

陳脩園云。太陽之汗。從下焦血液而生。若以火熏之。則血液傷而不得汗。下焦液生於腎。腎傷其人躁。如經氣已週七日之數。復到於太陽之經。而不得汗解。其火邪下攻。則必清血。內經云。陰絡傷則便血。因火所致。名曰火邪。

來蘇集改到經爲過經。着眼此二字。謂刦汗而得汗者其患速。不得汗者其患遲。火邪則但治其火。前此風寒。無庸慮矣。

愚按此躁字爲熱躁不比少陰之不煩而躁之躁血者下血也宜三黃瀉心入竹茹絲瓜絡之類無庸理太陽本證也

脈浮熱甚反灸之此爲實實以虛治因火而動必咽燥唾血

陳脩園云熱甚爲陽氣實不宜灸而反灸之此爲實證旣實反以陷下之法灸之是實證而作虛證治之因火而動必上攻於咽而咽燥內動其血而唾血蓋火氣通於心經云手少陰之脈上膈夾咽是也火氣循經上出於陽絡經云陽絡傷則血外溢是也亦主三黃瀉心

微數之脈愼不可灸因火爲邪則爲煩逆追虛逐實血散脈中火氣雖微內攻有力焦骨傷筋血難復也

陳脩園云微爲虛脈數爲熱脈虛熱盛則眞陰虛愼不可灸若誤灸之因致火盛爲邪上攻則爲煩逆陰本虛也更追以火使虛者愈虛熱本實也更逐以火使實者愈實陰主營血而行於脈中當追逐之餘無有可聚之勢以致血散脈中艾火之氣雖

微而內攻實爲有力焦骨傷筋大爲可畏所以然者筋骨藉血以濡養之今血被火而散於脈中血一散則難復也終身爲殘疾之人誰職其咎耶

愚按虛熱之人當以此爲戒若陽虛陰盛旋至陰霾四布往往薑附用至數十斤乃能復元則不可同日而語矣世人鑒於此節文每以熱藥爲戒而不知虛熱人不可犯此非謂虛寒人用火灸之即焦骨傷筋也世人不善讀書動多偏板若認眞研究仲聖之書斷無此弊

按當下速用芍藥甘草湯加入竹茹等大劑頻服可救十之一二

脈浮宜以汗解用火灸之邪無從出因火而盛病從腰以下必重而痺名火逆也（欲自解者、必當先煩、乃有汗而解、何以知之、脈浮故知汗出解也、）

陳脩園云火灸則陰血受傷不能作汗邪無從出因火勢而加盛火性上炎陽氣俱從火而上騰不復下行故病從腰以下必重而痺內經云眞氣不周命曰痺此因火而累氣故不名氣痺名火逆也

尙論篇、來蘇集、金鑑、俱將欲自解者以下自爲一節。脩園謂心之血液欲化爲汗。必當先煩。誠如是。則先服桂枝湯反煩者無庸刺風池風府。可聽其自汗而解矣。且謂據脈浮有外出之機。則凡脈浮者。亦可知其能自汗出解乎。脩園不過望文生義而已。實則下半截非仲景文。可删也。

燒鍼令其汗。鍼處被寒。核起而赤者。必發奔豚。氣從少服上衝心者。灸其核上各一壯。與桂枝加桂湯。

陳脩園云。汗爲心液。燒鍼令汗。心液虛於內。外寒遂薄於鍼處。現出心火之本色。故核。起而赤也。少陰。上火而。下水。火衰則水得而乘之。故必發奔豚。其氣從少腹上衝心者。灸其核上各一壯。助其心火。併散其寒。再與桂枝加桂湯。以溫少陰之水藏。而止。其。虛奔。

喩嘉言云。腎邪一動。勢必上逆衝心。卽此例推之。凡發表入寒藥。服後反加壯熱。肌膚起赤塊。畏寒。腹痛。氣逆而喘者。或汗時蓋被未週。被風寒復侵。紅腫喘逆。其證實同。一婦病外感。服表藥。忽面若裝朱。散髮叫喘。雙手上揚。知其奔豚也。用此方頃之即定。

桂枝加桂湯

桂枝五兩　芍藥三兩　生薑三兩　甘草二兩炙　大棗十二枚

以水七升。煮取三升。去滓。溫服一升。

古愚云。少陰上火而下水。太陽病以燒鍼令其汗。汗多傷心。火衰而水乘之。故發奔豚。用桂枝加桂。使桂枝得盡其量。上能保少陰之火臟。下能溫少陰之水臟。一物而兩握。其要也。核起而赤者。鍼處被寒。灸以除其外寒。並以助其心火也。

火逆下之。因燒鍼煩躁者。桂枝甘草龍骨牡蠣湯主之。

陳脩園云。火逆證。醫者誤認爲胃實而下之。下之不愈。因復燒鍼。是下既奪其裏陰。燒鍼復逼其虛陽。陰陽兩相乖離而煩躁。以桂枝甘草龍骨牡蠣湯主之。

喻嘉言云。此外邪未盡之候。亦眞陽欲亡之機。故用桂枝解外。龍牡安內。

愚按此註未識證未識方。桂枝解外。係指桂枝湯。言非一味桂枝。遂作解外。小建中及桃仁承氣之桂枝。亦解外乎。龍牡之交陰陽。非泛言安內也。

桂枝甘草龍骨牡蠣湯

桂枝一兩　甘草二兩　龍骨二兩　牡蠣二兩

爲末以水五升。煮取二升半。去滓。溫服八合。

古愚云。太陽病因燒鍼而爲火逆者多。今人不用燒鍼。而每有火逆之證者。炮薑桂附荊防羌獨之類。逼其逆也。火逆則陽亢於上。若遽下之。則陰陷於下。陽亢於上不能。遇陰而煩。陰陷於下不得。遇陽而躁。故取龍牡水族之物。抑亢陽以下交於陰。取桂枝辛溫之品。啓陰氣以上交於陽。最妙在甘草之多。資助中焦。使上下陰陽之氣。交通於中土。而煩躁自平也。

太陽傷寒者。加溫鍼。必驚也。

陳脩園云。邪在經脈。當用鍼刺。若在表在肌。則宜發表解肌。不宜鍼刺矣。若加溫鍼。

則傷其經脈。經脈之神氣。外浮。故必驚也。內經所謂起居如驚。神氣乃浮。是也。

柯韻伯云。寒在形軀。而用溫鍼。寒氣內迫於心。故驚也。　按此解未的。

喻嘉言云。溫鍼足以攻寒。孰知鍼用火溫。營血得之。反增其熱。營氣通於心。引熱內逼神明。必致驚惶也。

按溫鍼既可攻寒。此寒證。是對證矣。何增熱之有。此說之差。在不知經脈之界綫耳。

金鑑云。傷寒之人。卒然加以溫鍼。其心畏而必驚也。非鍼後必生驚病也。按此說驚字。與起居如驚之驚不同。是驚訝之驚。非此義也。

張令韶云。此以上歷言火攻之害。今人於傷寒病。動輒便灸。草菅人命。可勝悼哉。

薛步雲按火刼發汗。今人少用此法。而荊防羌獨薑桂芎芷蒼橘之類。服後溫覆逼汗。皆犯火刼之禁。讀仲景書。宜活看。不可死板。

太陽病。當惡寒發熱。今自汗出。不惡寒發熱。關上脈細數者。以醫吐之過也。一二日吐之者。腹中饑。口不能食。此爲小逆。三四日吐之者。喜糜粥。不欲冷食。朝食暮吐。以醫吐之所致也。

愚按此節書諸多費解。太陽病不應吐而吐。必傷中氣。中氣傷安能除病。脩園註謂汗出而外證自微。謂關上脈細數爲脾胃氣不足。因吐所致。是矣。而除病則未必也。其解腹中饑。口不能食。爲一二日陽明主氣。因吐則胃傷而脾不傷。獨何解於一日太陽也。不喜糜粥。但欲冷食。爲胃太陰主氣。因吐則脾傷。而胃不傷。又何解於三日少陽乎。朝爲陽。胃爲陽土。止朝能食。胃陽未傷。暮爲陰。脾爲陰土。暮吐者。脾陰已虛。誤吐所致。上兩段言脾胃。以主氣之日論。此則不計日而以朝暮論。均望文生義。而實未爲的解論。

來蘇集將此爲小逆句。移在以醫吐之過也句下。謂其故乃庸醫妄吐所致。吐後惡寒發熱之表雖除。而頭項雖痛仍在。則自汗爲表虛。脈細數爲裏熱也。此其人胃未傷。猶未至不能食。尚爲小逆云云。

按太陽病。頭痛發熱惡寒。相因而至。不惡寒發熱。即不頭痛矣。而云頭痛仍在。臆斷也。吐後中氣傷。其自汗爲衛陽不固。則脈細數爲傷液。非裏熱也。其謂一二日熱正在表。當汗而反吐。則傷胃氣。但未至無火。故不能食而猶饑耳。謂其寒邪乘虛入胃。宜矣。謂三四日發熱於裏。當清熱而反吐。胃傷已止。故不喜穀食而反喜瓜果。是除中也。則不然矣。倘有實熱。當淸吐之。何至亡其胃陽。夫除中云者。是寒中而誤施寒劑。轍其熱。反能食之謂。非有熱當淸之謂。朝食暮吐。是火衰不化物。而云熱邪不化物。則非也。

喻嘉言云。一二日爲病在太陽。三四日爲病在陽明。故見各證。皆胃氣受傷也。

按此更不識證。

金鑑云。一二日病在太陽。吐之者傷胃未深。故饑不能食。三四日病在陽明。吐之者復傷津液。故不喜糜粥。欲冷食。五六日病入陰經。吐之者胃中虛冷。故朝食暮吐。謂欲食冷食之下。當有五六日吐之者六字。

按此註優於陳柯喻三君。要之以日計。太陽陽明固未合。即五六日入三陰。亦未合也。總之太陽病。非有應吐之證而吐之。必傷胃而食減。其始則不能食。而仍饑。傷之淺也。浸假而漸深。則并不饑。不喜其糜粥。欲食冷食句必有脫文。糜粥尙不喜。則胃火虛微。安有欲食冷食之理。當改爲喜糜粥。不欲冷食爲宜。至於朝食暮吐。則幾無火化矣。諸家註未得眞諦。實由順文敷衍。而未悉本文之多脫落也。

太陽病。吐之。但太陽病當惡寒。今反不惡寒。不欲近衣者。此爲吐之內煩也。

陳脩園云。太陽病不當吐而吐。傷上焦心主之氣。陽無所附而內煩也。

柯韻伯云。此因吐而傷膻中之氣。其人陽盛。熱入陽明。而成胃實。移入陽明篇。

喩嘉言云。此因吐而傷胃中之陰。故內煩不欲近衣。虛熱之證。

金鑑云。吐後內生煩熱。是爲陰氣已傷之虛煩。宜竹葉石膏湯於益氣中淸熱寧煩可也。

愚按此無難解。陳註喩註金鑑是矣。柯註陽明胃實不是。但本文今反不惡寒句。卽不欲近衣之謂。而覆之。未免非漢文耳。

病人脈數。數爲熱。當消穀引食。而反吐者。此以發汗。令陽氣微。膈氣虛。脈乃數也。數爲客熱。不能消穀。以胃中虛冷。故吐也。

陳脩園云。陽受氣於胸中。陽氣微。故膈氣亦虛。脈乃數也。客熱。非胃中本熱。無熱。不能。消穀。虛冷。故吐也。

柯韻伯云。未汗脈浮數。是衛氣實。汗後脈浮數。是胃氣虛。宜因證論脈。不可拘脈談證。故切居四診之末。　按此。誠見道之言。

程郊倩云。熱爲客熱。寒爲眞寒。祇由發汗。令陽氣微。然則陽氣。珍重如此。而可誤傷乎哉。

程扶生金鑑同。

太陽病。不解。熱結膀胱。其人如狂。血自下。下者愈。其外不解者。尚未可攻。當先解外。外解已。但少腹急結者。乃可攻之。宜桃核承氣湯方。

愚按膀胱爲太陽水府。太陽肌腠之熱。由胸膈而下。結於膀胱。膀胱之外。爲血海。在少腹之間經曰膀胱者胞之室也胞爲血海居膀胱之外熱結膀胱薰蒸胞中之血血陰也陰不勝陽故其人如狂而其胞中之血因迫而自下血下則熱亦隨之而下故自愈若其外邪未解者尙未可攻當先解外邪外邪解但無形之熱邪結而爲有形之蓄血故少腹急結乃可以桃仁承氣湯攻之

柯韻伯云抵當證表證仍在全不顧表者因邪甚於裏急當攻裏也此證外邪已解未忘桂枝者因邪甚於表仍當顧表也

按柯氏以方內桂枝爲顧表抑何不玩本文外解已乃可攻句用此方在外解已後無表可顧其用桂枝者取其行氣而入血分氣行血乃行耳抵當湯用蝱蟲水蛭之猛則不假桂枝也

喻嘉言云膀胱者太陽寒水之經也水得熱邪必沸騰而上侮君火故其人如狂

按膀胱爲太陽水府內藏津液結熱於內外迫血海之血內經云血在下如狂以熱結血瘀也且膀胱津液爲熱蒸乾而後移禍血海安所得水之沸騰而上耶水之沸

臆者。惟奔豚一證似之。然奔豚證未有如狂也。如狂爲血熱。故用此方。若是熱在水分。則茵陳湯可矣。況下文有以小便不利辯水分者。至謂桂枝爲解外。則與何氏同解。而未悉其作用也。

程知云加。桂。枝。以。通。血。

金鑑云。邪隨太陽經來。故又加桂枝以通營而解外也。

按抵當湯證獨非隨太陽經來耶。何以不加桂枝耶。此節淺註據張隱菴本。編次在柴胡加龍骨牡蠣湯節之前。上下節絕不聯屬。是錯簡也。移冋此處。連論太陽蓄瘀有輕重之分。乃爲原文。

桃仁承氣湯

桃仁五十個　大黃四兩　甘草二兩　桂枝二兩　芒硝二兩

以水七升。煮取二升半。去滓。內芒硝。更上火微沸。下火先食。溫服五合。日三服。當微利。

張令韶云桃得陽春之生氣其仁微苦而涌泄爲行血之緩藥得大黄以推陳致新得芒硝以清熱消瘀得甘草以主持於中俾諸藥遂其左宜右有之勢桂枝用至二兩者註家以爲兼解外邪而不知辛能行氣氣行而血乃行也

太陽病六七日表證仍在脈微沉反不結胸其人發狂者以熱在下焦小腹當鞕滿小便自利者下血乃愈所以然者以太陽隨經瘀熱在裏故也抵當湯主之

愚按表證仍在而脈微沉是邪由表入裏矣入裏則結胸反不結胸則不結於上必結於下矣熱結下焦凝聚血海逼亂神明因而發狂者其小腹按之當鞕滿但小便與血俱在小腹蓄則必鞕滿如小便自利者是不關膀胱之氣分而在衝任之血分也當以猛藥下其瘀血乃愈以太陽之表熱隨經而瘀熱在小腹之裏故也抵當湯主之

柯本表證仍在之下有而反下之句謂太陽病六七日不解脈反沉微宜四逆湯救之此因誤下熱邪隨經入府結於膀胱故少腹鞕滿

按太陽病脈反沉。用四逆者。言表熱爲外發之假熱。脈沉爲內伏之眞寒。發熱外無他病。此則顯有發狂之劇證。豈因誤下乃然。况彼之脈沉未經誤下。尚須四逆湯。豈誤下脈沉而有反蓄血之劇證乎。至以此爲結於膀胱。則未悉此中界綫。因未悉此證輕重也。膀胱居血海之內。桃仁承氣證。是熱結在膀胱蒸動血海。其證尚輕。故血可自下。此證爲結正血海。血被其灼燒竭。以致發狂。必仗猛烈破瘀之劑。否則乾血不去。新血不生。大命不保矣。烏可與熱結膀胱同日而語哉。

愚按脈微而沉句。當作脈微沉。微字作畧字解。言不浮而畧沉。是入裏之脈。不比脈反沉。沉爲裏陰之脈。較更醒。非然者微爲陽虛。無怪唐容川誤解也。唐容川謂陽虛脈微者。狂爲陰分之血實。而陽分之氣反虛也。獨不思陽虛則脈微。陰虛則脈細。若血虛則脈應細。血瘀爲實證。脈必有力而不細。必不以陽虛之微脈。診血瘀也。本論之脈多要活看。如遲脈在新加湯證。則主血虛。在陽明食難用飽。則主胃弱。陽明大承氣證。亦見遲脈。同是遲脈。虛實判若天淵。卽本證下一節脈沉結。結爲難治之脈。

爲陰寒至極。乃此證則爲瘀血。可知。不可僅泥脈。以論證也。况傳抄又不免有錯誤哉。

抵當湯

水蛭三十箇熬　䖟蟲三十箇熬去翅足　桃仁三十箇去皮尖　大黃三兩酒浸

四味剉如麻豆。以水五升。煮取三升。去滓。溫服一升。不下再服。

柯韻伯云。瘀血不去。則新血不生。營氣不流。則五藏不通。而死可立。待岐伯曰。血清氣濇。疾瀉之則氣竭矣。血濁氣濇。疾瀉之則經可通也。非得至峻之劑。不足以抵其巢穴。而當此重任矣。蛭昆蟲之巧於飲血者也。䖟飛蟲之猛於吮血者也。茲取水陸之善。取血者。攻之。同氣相求耳。更佐桃仁之推陳致新。大黃之苦寒。以蕩滌邪熱。名之曰抵當者。謂直抵其當攻之所也。三承氣之熱實。是糟粕爲患。桃仁抵當之實結。是蓄血爲眚。在有形中。又有氣血之分也。凡論中用硝黃。是蕩熱除穢。不是除血。後人專以氣分血分對講。誤認糟粕爲血。推大黃爲血分藥。不知大黃之芳香。所以開脾氣而去腐穢。故方名承氣耳。若不加桃仁。豈能破血。非加𧍗蛭。何以攻堅。是血劑中。又有分輕重也。凡癥瘕不散。久而成形者。皆畜血所致。令人不求其屬而治之。反用三稜等氣分之藥。重傷元氣。元氣日衰。邪氣易結。蓋謂糟粕因氣行而除。瘀血因氣傷而反堅也。明此理則用抵當方。得治癥瘕及追蟲攻毒之效。　水蛭賦質最柔。秉性最險。暗竊人血而不知。若飲水而誤吞之。留戀胃中。消耗血液。腹中或痛或不痛。令人黃瘦而死。觀牛腹中有此必瘦。可類推矣。𧍗蟲之體。能高飛而遠舉。專吮牛血。其形氣猛於蒼蠅。觀蒼蠅取人血汗最痛。誤吞入胃。即刻腹痛。必瀉出而後止。可知飛蟲爲陽屬。專取營分之血。不肯停留胃中。且更有大黃以蕩滌之。毒物與蓄血。俱去而無遺禍。然二物以毒攻毒者也。若非邪氣固結。元氣未虛者。二物不可輕用矣。

太陽病。身黃。脈沉結。少腹鞕。小便不利者。爲無血也。小便自利。其人如狂者。血證諦也。抵當湯主之。

愚按此節申明上節小便自利之義。身黃爲血瘀而色變之謂。小便與血俱在小腹。少腹鞕蓄瘀與蓄水皆有之。若小便不利者。膀胱水蓄。非血海之血蓄。其小便自利。而其人如狂者。非水聚。正血聚。其爲血瘀劇證之眞諦也。諦字下得妙。必如是。乃爲眞諦。乃可主以抵當湯。否則切勿輕試也。

喻嘉言云。此條爲法中之法。見血證爲重證。抵當爲重藥。後人不當用而用。與夫當用而不用。成敗在於反掌。故重申其義也。

柯本血證諦作血結證。則語妙全失矣。至謂水結血結。俱膀胱病。則未悉其界綫也。夫小便不利。爲膀胱病。此胞中停瘀。非在膀胱也。謂同爲小腹病則可。謂同爲膀胱病則不可。

凡大實大虛等證。辯之必毫釐不爽。乃可放心放膽。投以大藥。否則成敗所關。不堪設想。若故爲愼重。動以不着搔癢之藥。敷衍了事。自謂和平。實則鼠首憤事矣。

甲申年在廿竹鄉醫筒保開之妻。分娩後五日。腹膨如缸。下部已難動。審其所産。實爲死胎。產時血與水點滴全無。其體强健異常。由是腹脹日甚一日。臨診時幾有欲破之勢。難坐難臥。而熱氣一團。煩渴喜飲。余斷此爲水。血。相混。腐敗成膿。腹內如結。一大瘡。然。急以桃仁承氣湯合大陷胸湯與之。下膿血大半桶。臭惡不可嚮邇。次日腹消九成。所餘茶壺大。堅痛異常。非猛烈者不足搗其巢穴。乃擬抵當湯直搗中堅。一鼓而下。是役也。設游移不决。則生命難保矣。然當訂方時幾經審慎。而後出其離奇猛烈之方也。故認證爲醫家第一要義。蝱蟲水蛭。未經人用。經方無奇不有。聖之所以爲聖也。

又已卯歲。裏海鄉馮氏子。病發熱未退。而其人如狂。少腹鞕滿。雜藥亂投。無效。延余診。余斷爲瘀熱在裏。細審其息高爲生氣上脫。即斷爲不治。亦不出其抵當湯也。主家次日延一該處之醫名大噪者。據云不過外感未了耳。勿過慮。乃朝診之。而暮作古矣。設早用抵當湯則可救矣。

傷寒。有熱。小腹滿。應小便不利。今反利者。爲有血也。當下之。不可餘藥。宜抵當丸。

愚按此條變湯爲丸。分兩輕而連滓服。又法外之法也。不外辯小便之利不利爲歸。血分氣分耳。上節已辯清楚。此又不嫌辭煩者。該證凶險。故辯之不嫌其詳。如謂血結陰位。卒難蕩滌。投藥過多。恐傷中氣。故當緩緩下之。然又恐藥力太微。病根深固難拔。故應用之藥。連滓服之。不可更留餘藥。是以改湯爲丸。實則丸藥不及湯之迅速。擇而用之。無所不可。

柯韻伯云。少腹滿而未鞕。其人未狂。因小便利。預知其蓄血。故小其制而丸以緩之。

按此註是輕看此證也。此節重在有熱二字。見所有之熱。歸併血海。證更深劇。故連滓與服。少許。勝多許也。本文言腹滿。不言鞕者。互文也。不言發狂者。承上而省文也。數節中文氣自一串。不然只小便利腹滿一證。可遽預知蓄血而妄用此峻劑乎。

喻嘉言云。傷寒蓄血。較中風更爲凝滯。故當變湯爲丸。煮而連滓服之。

按此易湯爲丸。着眼有熱二字。其證較重。非以傷寒而異也。就血治血。論其輕重。豈計風與寒。且太陽蓄血。中風如是。傷寒亦如是。況前條只云太陽證入裏之蓄血。非有提明中風之蓄血。此條亦非謂其蓄血。爲傷寒之蓄血。如果看書不求本旨。則本節且無脈況結腹鞕滿如狂等。亦將謂其非血瘀而只是傷寒乎。

抵當丸

虻蟲二十箇去足翅熬　水蛭二十箇熬　桃仁三十五箇　大黃三兩

四味搗分爲四丸。以水一升。煮一丸。取七合服。不可餘藥。晬時當下血。若不下者更服。

陳脩園云。變湯爲丸。以和洽其氣味。令其緩達。病所曰不可餘藥者。謂連滓服下。不可留餘。庶少許勝多許。俟晬時下血。病去而正亦無傷也。

太陽病。小便利者。以飲水多。必心下悸。小便少者。必苦裏急也。

張錢塘云。上節以小便利不利。而辯其血之有無。此節又以心下悸不悸。小便之多少。而驗其水之有無。并以結前三節之意。以見不可概認爲血證。其章法之精密如此。

陳脩園云。飲水多而小便利。則水氣下洩。應無心下悸之病矣。若不下洩而上淩。必心下悸。心惡水制也。若小便少者。氣化不行。必苦裏急也。裏急豈必爲血證哉。

柯本飲水多在小便利句之上。謂小便利。則水結上焦。不能如霧。故心下悸。如小便少。則水蓄下焦。不能如瀆。故裏急可必。火用不宣。致水停心下而悸。水用不宣。致水結膀胱而裏急也。

按此註甚堂皇。特是小便既利。是三焦氣化。乃能下出下焦如瀆。必上焦如霧也。安有水停心下而作悸者。脩園謂若不下洩而上淩。必心下悸。又與小便利句不合。兩註皆有毛病。要之本文必有傳抄之誤。曷不曰太陽病。飲水多。小便少者。不心下悸。必苦裏急也。較爲明快。凡小便不利。非必裏急也。其人腎氣虛。三焦氣不化。則小便不利。必水氣上淩心部。乃心下悸。若因熱蓄下焦。其小便不利。則蓄爲裏急。如茵陳蒿湯之腹滿小便不利是也。唐容川之所謂小便不利分水之在上在下者卽此。

唐容川云。小便利者。水不結於下。以飲水過多。必停在膈膈間。上淩心火而心下悸。

是水在上。故膀胱不裏急也。若小便不利者。以飲水多。不停胸膈間。必下結於膀胱。

緜上淩心悸之證。

按以此分小便不利。水之在上在下。究未悉其本源。

金鑑云。飲水多而胃氣不充。即使小便利。亦必停中焦而爲心下悸。若更小便不利。則必苦裏急也。

按胃陽不充。火不化水。不但心下悸。且有胸滿嘔逆等證。不必論及下焦也。

喩嘉言云。小便利則水未入腹。先與邪爭。故悸。小便少者。邪熱足以消水。故爲裏急也。

按水未入腹。先與邪爭。故悸。不合理。夫水之與邪爭。或爲水逆。五苓證之渴而吐。或爲熱被水却。不得去。則肉上粟起。欲飲不渴。未見有心悸者。至謂邪熱足以消水。水消更安有裏急者哉。

病發於陽。而反下之。熱入。因作結胸。病發於陰。而反下之。因作痞。所以成結胸者。以下

之太早故也結胸者項亦强如柔痓狀下之則和宜大陷胸丸

陳脩園云太陽病發主外宜從汗解反下之則熱邪乘虛而入結於胸膈有形之間因作結胸病發於少陰少陰主裏當救裏而反下之少陰上火而下水若邪結於下則爲藏結今不結於藏而結於心下因作痞其所以成結胸以下之太早故也結胸者氣結於內不能外行於經脈以致經輸不利太陽經之項亦强如柔痓反張之狀下之令內之結氣一通外之經輸自和宜大陷胸丸

來蘇集陽字指外之形軀言陰字指內之心胸言發陽發陰俱指發熱結胸與痞俱是熱證作痞不言熱入者熱原發於裏也若謂痞非熱證瀉心湯不得用芩連大黃矣 按柯氏不悉痞證之源故瀉心諸方多不了了也

喻嘉言陽字作風爲陽邪解謂病發於中風陰字作寒爲陰邪解謂發於傷寒

按本文不計風寒何得硬作風寒至云痞結亦由熱入試問發於陰邪陰寒何以言熱本文所無者則以爲省文無理取鬧結胸者下喻本另作一節謂胸間邪結緊實

項勢常昂有似柔痓之狀故恐大陷胸湯過而不留其丸又恐滯而不行故煮而連滓服之俾下行而緩此解頗精

張錢塘云此言結胸藏結之所因而於藏結之中復又推言痞結以見痞之同發於陰而不與藏結同者藏結結於下而痞結結於上也結於下者感下焦陰寒之氣結於上者感上焦君火之化也

大陷胸丸

大黃半斤　葶藶子半升熬　杏仁半升去皮尖炒黑　芒硝半升

四味搗篩二味次內杏仁芒硝合研如脂和散取彈丸大一枚別搗甘遂末一錢匕白密二合水二升煮取一升溫頓服之一宿乃下如不下更服取下爲效禁如藥法

古愚云大黃芒硝苦鹹以泄火熱甘遂苦辛以攻水結其用杏仁葶藶奈何以肺主皮毛太陽亦主皮毛肺氣利而太陽之結亦解也其搗丸而又納蜜奈何欲峻藥不

急於下行。亦欲毒藥不傷其腸胃也。

結胸證。其脈浮大者。不可下。下之則死。

陳脩園云。結胸亦有不可下者。當以脈爲斷。結胸證寸脈當浮。關脈當沉。今其脈竟浮而大者。浮爲在外。大爲正虛。邪結於中。而正氣反虛浮於外。若誤下之。裏氣一泄。正氣無所歸。外離而內脫。則渙散而死。

柯韻伯云。結胸雖因熱入。然脈尚浮大。恐熱未入。則水未結。下之利不止。必待脈沉緊。始可下之。

按既曰結胸。則固已熱入水結。何以恐其未結乎。未結安得謂之結胸。如此劇證危脈。竟反恐未結耶。就令未結誤下。竟遂斷爲死證耶。要之止憑脈以斷不可下。亦屬微茫。況大脈在陽明則爲實脈。陳註正虛。又一說。

喻嘉言云。脈浮大是表邪未盡。下之是令其結而又結。故主死。

按既結胸。而乃謂結而又結主死。夫此證之死。因結而又結乎。

結胸證悉具。煩躁者亦死。

陳脩園云。結胸外之項强。內之鞕痛悉具。以太陽。病。而。動少。陰。之氣。煩躁。者陽病入。陰。雖未誤下。亦死。

柯韻伯云。結胸爲熱實。煩躁爲正虛。故死。

按正虛邪實。未必死。此之死非僅正虛邪實也。

喻嘉言云。煩躁者津液已竭。胃氣垂絕之徵也。

按胃氣絕。無生理。豈惟結胸一證。此煩躁非胃絕之謂。

金鑑云結胸證悉具。較之大結胸爲尤甚。此時宜急下之。或有生者。若還遷延。必至邪勝正負。形氣相離。煩躁不寧。下亦死。不下亦死矣。

愚按結胸爲太陽重證。煩躁爲少陰危證。以陽證之至重者入少陰。安得不死。結胸當下。少陰又不便下。且不必計其下不下。陽病入陰。不死何待。抑之太陽大靑龍證。邪盛之極。而致煩躁。亦可謂陽證入陰乎。況陽明經大承氣證。亦有繞臍痛。煩躁。何以不列死證耶。金鑑較有理。

傷寒六七日。結胸。熱實。脈沉而緊。心下痛。按之石鞕者。大陷胸湯主之。

陳脩園云。結胸亦有不因下而成者。六七日當太陽之期。不從表解。而結於胸。則傷寒之邪。鬱而爲熱。實其證。重矣。脈又沉而緊。沉爲裏。緊爲痛。爲實。其心下痛。按之如石鞕者。他藥所不能攻。必以大陷胸湯主之。

喻嘉言云。中風誤下結胸。傷寒誤下成痞。然間有中風誤下成痞。傷寒誤下結胸者。中風誤下成痞者。十之一二。傷寒誤下結胸者。亦止十之一二也。

按此實臆說耳。非實見乎風寒之所以分爲結胸與痞之故。不過見本文有風寒字。於是不究結胸與痞之由。竟以風寒硬分。忽見風激水氣證。熱實脈沉緊證。又謂中風亦有痞證。傷寒亦有結胸。可知其無定見也。夫結胸與痞在六經則分乎陰陽。太陽。誤下。與入裏。不拘風。寒。俱可結胸。若少陰。誤下。不在下。而在上。則成痞。

喻云。浮緊主傷寒無汗。沉緊主傷寒結胸。此與中風之陽邪迴別。故不言浮也。

按結胸病在裏。在中焦。故關脈必沉。其有緊有不緊者。證有輕重也。非以此判風寒。但太陽入裏。便可結胸。不因誤下。其證更重。要之此必麻黃證之重而失汗者。不爲煩躁。而入裏成結胸。甚於煩躁也。

柯氏着眼熱實二字。謂當辯結胸有熱實。亦有寒實。太陽誤下。成熱實結胸。太陰誤下。成寒實結胸。沉爲在裏。緊則爲寒。此正水結胸脇之脈。心下滿痛。按之石鞕。此正水結胸脇之證。然其證其脈。不異寒實結胸。故必審其爲病發於陽。誤下熱入所致。乃可用大陷胸。

按此爲熱實。非因誤下。由其鬱之而成也。泥上條誤下一例。差矣。本文無下之字樣也。至謂太陰誤下成寒實結胸更非也。

唐容川云。凡緊脈今法只斷爲寒。不知緊是絞結迫切之形。無論寒熱。但是絞結迫切等證。皆能見此脈形。通考仲景脈法自見。

程郊倩云。表熱盛實。不入胃府。而陷入於胸。則成結胸。不必其誤下也。

金鑑亦云不因下而成。

方中行云。石鞕而痛。不但脈沉緊且至有伏而不見者。

大陷胸湯

大黃六兩　芒硝一升　甘遂一錢匕

以水六升。先煮大黃取二升。去滓。內芒硝煮一兩沸。內甘遂末。溫服一升。得快利。止後服。

古愚云。大黃芒硝苦鹹之品。借甘遂之毒。直達胸間之飲邪。不專蕩胃中之邪穢也。湯與丸分者。恐丸下之太急。故連滓和蜜服之。使留中之邪。從緩而下。湯恐下之不急。取三味之過而不留者。蕩滌必盡也。

傷寒十餘日。熱結在裏。復往來寒熱者。與大柴胡湯。但結胸無大熱者。此爲水結在胸脇也。但頭微汗出者。大陷胸湯主之。

陳脩園云。熱結在裏者。以胸中爲太陽之裏也。若得少陽樞轉。復作往來寒熱者。乃太陽藉樞轉而欲出。可與大柴胡湯。迎其機以導之。若不往來寒熱。但結胸而無大熱者。此爲太陽寒水之氣。不行於膚表。而內結在胸脇也。身無汗。但頭微汗出者。水逆於胸。不能外泄也。以大陷胸湯主之。

張錢塘云。此言太陽不能從樞以外出。以致水逆於胸而成結胸也。太陽寒水之氣。內出於胸膈。外達於皮膚。從樞以外出。則有往來寒熱之象。不從樞以出而結於胸。脇。有形之間。則無形寒水之象。遂結爲有形之水矣。

喻嘉言云。結胸者結在胸間。未全入裏也。此熱結在裏。非必定在胸上。加以往來寒熱。仍兼半表。故主大柴而不取陷胸。

按胸爲太陽之裏。熱結在裏。卽在胸也。其不遽用陷胸者。幸有往來寒熱現出。少陽樞轉之象。故可用大柴借樞爲出路耳。倘無樞可出。但寒水之氣結在胸脇。則主陷胸矣。

太陽病。重發汗而復下之。不大便五六日。舌上燥而渴。日晡所小有潮熱。從心下至少腹鞕滿而痛，不可近者，大陷胸湯主之。

陳脩園云：汗下亡津液於下，故不大便五六日；津液亡於上，故舌上燥而渴。陽明旺於申酉，故日晡所小有潮熱，是兼見陽明之燥證。然從心下至少腹鞕滿而痛不可近者，陽明又不至如此危惡，承氣恐不能四面周到，當以大陷胸湯主之。

喻氏同，金鑑同。

柯氏仍云下後熱入水結所致。

按此是亡津燥結，雖同是下後，但非水結，惟既結胸，則就結治結，大陷胸乃合。

吳人駒云：一腹之中，上中下邪氣皆盛，證之全實者，其脈常沈伏，勿生疑，下之脈漸生。

張錢塘云：內經謂二陽爲維，謂陽明統維於胸腹之前也。夫太陽由胸膈而出入，是胸膈爲太陽出入之門戶；心下至少腹，又陽明之所綱維。兩經交相貫通，故病太陽兼有陽明潮熱之證也。

愚按此等劇證。失治則死。

小結胸病。正在心下。按之則痛。脈浮滑者。小陷胸湯主之。

陳脩園云。小結胸病。止從胸而結於胃絡。正在心下。不比大陷胸之高在心下。且下連小腹也。邪在絡。故按之始痛。不比大結胸之痛不可按也。其脈浮滑者。浮爲在外。滑則爲熱。裏雖結熱。而經氣仍欲外達之象。當以小陷胸湯主之。

張令韶云。氣分無形之邪。結於胸膈之間。以無形而化有形。故痛不可按。爲大結胸證。結於胸中脈絡之間。入於有形之經絡。而仍歸於無形。故正在心下。按之則痛。而爲小結胸證。小陷胸湯。所以導心下脈絡之結熱。從下而降也。若大結胸證而用此方。藥不不及。病多死。

徐靈胎曰。大承氣所下者燥屎。大陷胸所下者蓄水。此方所下者黃涎。涎者輕於蓄水者也。

程郊倩云。結胸不拘在心下與胸上。祇在痛不痛之分別。故痞證亦有心下鞕者。但不痛耳。

魏念庭云。大小結胸。其高下。堅輭。輕重。浮。沉。之間。病機。病情。治法。昭然已。

柯韻伯云。大結胸是水結胸腹。故脈沉緊宜硝黃葶遂等下之。小結胸是痰結心下。故脈浮滑。宜連蔞半夏等消之。　按此說不若張令韶之精。

喻嘉言云。其人外邪陷入原微。但痰飲素盛。挾邪熱而內結也。

按此說未悉病源。至謂痰飲素盛。更屬浮映現在之證。尚未研究。何必論其平素也。

小陷胸湯

黃連一兩　半夏大者一枚　括蔞實半升洗

以水六升。先煮括蔞取三升。去滓。納諸藥煎取二升。去滓分溫三服。

張令韶云。氣無形者也。經有形者也。以無形之邪結於胸膈之內。故用大黃甘遂輩。從有形之腸胃而解。結於脈絡之間。又用黃連半夏輩。從無形之氣分而散。此經氣互相貫通之理。

病在陽。應以汗解之。反以冷水潠之。若灌之。其熱被刼不得去。彌更益煩。肉上粟起。意欲飲水。反不渴者。服文蛤湯。若不差者。與五苓散。寒實結胸。無熱證者。與三物小陷胸湯。白散亦可服。

陳脩園云。此證在表之陽熱。被冷水止刼不得去。較前更煩。熱因水阻。則汗孔閉。而肉上結粒。如粟起。熱刼於內。故意欲飲水。外寒制其內熱。故反不作渴。宜服文蛤散。散其水氣。若不差者。與五苓散。助脾土。以轉輸。仍從皮膚而散之。如水寒實於外。陽熱刼於內。而爲寒實結胸。無肌表之熱證者。與三物小陷胸湯。苦寒泄熱。白散辛溫散結。二方均攻下。故亦可以服。

按淺註自是明白。但方後身冷皮粟不解後。當從柯本删去。

柯本自寒實結胸下數句另爲一節。移入太陰篇中。將三物小陷胸湯。改三白小陷胸湯。白散亦可服。改爲散亦可服。謂太陰腹滿時痛。自利而反下之。寒邪與寒藥相結。成寒實結胸。無熱證者。不四肢煩疼也。名曰三白者。三物皆白。異於黃連小陷胸也。舊本誤作三物。以黃連括蔞投之陰盛則亡矣。又誤作白散。是二方黃連巴豆寒熱天淵。云亦可服。豈不誤人且妄編入太陽篇中今移在太陰胸下結鞕之後其證其方若合符節。

按太陰自利益甚。再下必利不止。安有僅胸下結鞕之理。若更以白散攻之。必死。柯說大不合。

文蛤散

文蛤五兩　一味爲散。以沸湯和一方寸匕服。湯用五合。

文蛤湯

麻黃三兩　甘草三兩　生薑三兩　文蛤五兩　石膏五兩　大棗十二枚　杏仁五十枚

以水六升。煮取二升。溫服一升。汗出卽愈。

古愚云。金匱云。渴欲飲水不止者。文蛤散主之。又云。吐後渴欲得水。而貪飲者。文蛤湯主之。審證用方。則彼用散而此則用方爲宜。

按此證有肉上粟起。是表。邪。未淨。不有。麻。黃。等。焉能。退。其。表。邪。非若彼證之僅渴而貪飲也。古愚易方。有大見地。

白散

桔梗三分　貝母三分　巴豆一分去皮心熬黑研如脂

二味爲散。內巴豆更於臼中杵之。以白飲和服。強人半錢匕。羸者減之。病在膈上必吐。在膈下必利。不利進熱粥一杯。利不止。進冷粥一杯。

古愚云。巴豆辛熱。能散寒實而破水飲。貝母開胸結。桔梗開肺氣。不作湯而作散。取散以散之之義也。進熱粥者。助巴豆之熱勢以行之也。進冷粥者。制巴豆之熱勢以止之也。不用水而用粥者。藉穀氣以保胃氣之無傷也。

柯韻伯云。論中之用粥者。以草木之性。各有所偏。惟稼穡作甘。爲中和之味。人之精神。氣血。皆賴之以生。故桂枝湯以熱粥發汗。理中湯以熱粥溫中。此以熱粥導利。復以冷粥止利。神哉。今人服大黃後用冷粥止利。其亦仲師遺意乎。

太陽與少陽併病。頭項強痛。或眩冒。時如結胸。心下痞鞕者。當刺大椎第一間。肺俞。肝俞。慎不可發汗。發汗則譫語。脈弦。五六日譫語不止。當刺期門。

陳脩園云。二陽之經脈交會於頭項。受邪則頭項強痛。二陽之經脈皆起於目內眥。而行於頭。受邪則目眩而頭如覆戴而冒。夫病在太陽則結胸。病在少陽則脇下痞鞕。今兩陽并病。原非結胸。而時如結胸。不爲脇下痞鞕。而爲心下痞鞕者。當刺大椎第一間。以泄太少并病之邪。不已。更刺肺俞。以通肺氣。則膀胱之氣化行。而邪自不留。復刺肝。俞。以瀉少陽之邪。蓋以膽與肝相表裏也。慎不可發汗。以竭經脈之血津。若誤發其汗。經脈燥熱。而譫語。相火熾盛。而脈弦。五六日譫語不止。六日値厥陰主氣之期。恐少陽之火。與厥陰之風。相合。火得風而愈熾矣。當刺肝之期門穴。通其氣。以奪之。

金鑑云。曰或曰時如者。未定病狀也。病狀未定。不可以藥。當刺肺俞以瀉太陽。刺肝俞以瀉少陽。

按此之用刺。非因病狀未定也。古用鍼灸。仲師以湯代之。誠如金鑑云云。然則湯藥之設。病狀定而後用乎。況時如結胸。心下痞鞕。即病狀也。何云未定。

柯本移入少陽篇中。脈弦二字在頭項强痛之上。云脈弦屬少陽。頭項强痛屬太陽。眩冒結胸心下痞。兩陽皆有之證。兩陽併病。陽氣重可知。然經脈爲眚。吐汗下之法。非少陽所宜。若不明刺法。不足以言巧。

按葛根湯是太陽入經輸。何嘗不從汗治。此之刺法。非就少陽立論也。編入少陽不合。

婦人中風。發熱惡寒。經水適來。得之七八日。熱除而脈遲。身涼。胸脇下滿。如結胸狀。譫語者。此爲熱入血室也。當刺期門。隨其實而瀉之。

陳脩園云。病在經脈。而如結胸。不獨男子有之也。婦人中風。表邪方盛。則發熱惡寒。其時經水適來。經水乃衝任厥陰之所主。而衝任厥陽之血。又皆取資於陽明。今病至七八日。値陽明主氣之期。病邪。乘隙。而入。邪入於裏。則外熱。自除。而身。涼。其脈轉遲。是表證已罷。惟衝任厥陰。俱循胸脇。故胸脇下滿。如結胸狀。且熱與血搏。神明內亂。而發譫語者。此爲熱入血室也。治者握要以圖。只取肝募。當刺期門。隨其實而瀉之。

柯韻伯云。人之十二經脈。應地之十二水。故稱血爲經水。將此條移入陽明譫語證中。

按男子亦有十二經脈。其血亦稱經水乎。內經云。月事以時下。言其有常耳。經者常也。又其血去者自去。生者自生。如水之流而不竭。故謂之經水。

汪氏云。仲師恐人誤認爲陽明胃府實證。輕用三承氣以伐胃氣。故特出一刺期門法以療之。　按此亦未識漢前之用鍼灸。仲師乃以湯液代之也。

唐容川云。淺註言衝任厥陰循胸膈之間。不知衝任厥陰起於血室。而血室即下焦油膜中一大夾室也。上連兩脇之板油。又上連胸膈之油膜。熱入血室。連及板油。胸膈則脹滿。如結胸狀矣。又期門穴在肋骨盡處。當胸前膈膜之端。膈膜前連胸。後連肝。故稱期門穴爲肝募。募卽膜也。

喻本以此三節。及血弱氣盡節。謂藏府相連。其痛必下。正形容如結胸之狀。四節互文。俱一連列在少陽篇。

按此各節各有要義。須於同中異異中同處求之。

婦人中風。七八日續得寒熱。發作有時。經水適斷者。此爲熱入血室。其血必結。故使如瘧狀。發作有時。小柴胡湯主之。

陳脩園云。熱除而續得寒熱。發作有時。而經水已來而適斷者。雖與適來者不同。而經水斷於內。則寒熱發於外。此爲熱入血室。其血爲邪所阻。則必結於衝任厥陰之經脈。內未入藏。外不在表。而在半裏之間。故使如瘧狀。發作有時。以小柴胡湯主之。達經脈之結。仍藉少陽之樞以轉之。俾氣行而血亦不結矣。

柯韻伯云。血室空虛。熱氣乘虛而入。其餘血之未下者。乾結於內。故適斷耳。用小柴胡以和之。使結血散。則寒熱自除矣。

方氏云。前經水適來。因熱入血室。血出而熱遂遺也。此適斷者。熱乘血來而遂入之。與後血相摶。俱留而不出。故曰其血必結也。

按血出熱遺非也。此不過血適出而熱適入耳。

唐容川云。血結下焦膜網之中。阻其衛氣。相爭則發寒熱。衛氣已過。則寒熱止。是以發作有時。與瘧無異。原文故使二字。明言衛氣從膜中出。血結在膜中。故衛氣不得達也。邪在半表裏間。只能往來寒熱。而不發作有時。惟瘧證邪客風府。或瘧母結於下焦膜油之中。衛氣一日一周。行至邪結之處。欲出不得。相爭爲寒熱。所以發作有時也。

婦人傷寒。發熱。經水適來。晝日明了。暮則譫語。如見鬼狀者。此爲熱入血室。無犯胃氣。及上二焦。必自愈。

陳脩園云。熱入血室。不獨中風有之。而傷寒亦然。婦人傷寒。發熱時經水適來。過多不止。則血室空虛。而熱邪遂乘虛而入也。晝爲陽而主氣。暮爲陰而主血。今氣。分之。

陽無病故晝日明了血分之陰受邪故暮則譫語如見鬼狀者此非陽明胃實所致乃熱入血室也勿以下藥犯其胃氣及上焦不可以吐傷胃脘之陽中焦不可以汗傷胃中之汁惟俟其經水盡則血室之血復生於胃府水穀之精必自愈切不可妄治以生變端也

唐容川云經水不止熱隨經血而下瀉故其熱自愈淺註血復生於胃非自愈之確也不知無犯胃氣及上二焦明明血室在下焦膜中不可妄治中上焦也又譫語見鬼淺註言因經水適來始能辯其非陽明證不知仲景陽明篇並無見鬼之文如見鬼狀專屬熱入血室陽明證只譫語不見鬼也鬼者魄也血死即爲死魄魄掩其魂故如見鬼陽明熱合心包故多言妄語不干魄氣故亦不見鬼熱入血室乃見鬼也脩園此註不免有誤

按容川駁脩園以爲陽明無見鬼狀抑何粗率乃爾何不全讀陽明篇其中有潮熱獨語如見鬼狀此證非熱入血室也陽明篇男子亦有熱入血室辯證處在下血譫

語。但頭汗出。誠如唐氏之說。血死爲死魄。則男子熱入血室。亦當以見鬼爲據矣。何以不見也。唐氏立論好新。而何必好新也。

方中行云。謂侯其經行。血下。則邪熱得以隨血而俱出。猶之鼻衄，紅汗。故自愈。

按此理甚精。與熱結膀胱。血下自愈同一正比例。瘀血在裏。是熱結在血海。少腹鞕滿。故劇烈。非抵當不能下。熱結膀胱。非結在血中。故血下可愈。此之熱入血室。較上二證更輕。且女子月事以時下。有自然之理。無病亦照常下也。此雖如見鬼狀。舉家倉惶。但謹吐汗下之戒。借小柴胡加入竹茹丹皮血分之藥。必自愈。此證經驗甚多。皆以小柴加味了之。如醫者妄藥轉劇。宜加重桃仁丹皮等。

傷寒。六七日發熱。微惡寒。支節疼痛。微嘔。心下支結。外證未去者。柴胡桂枝湯主之。

陳脩園云。七日值太陽主氣之期。病太陽之標。故發熱。病太陽之本。故惡寒。病氣不從胸而出入。結於經脈之支。骨節之交。故支節疼痛。經氣鬱而欲疏。故嘔。不結於經脈之正。絡而結於支絡。故心下支結。外證未去者。以其寒熱猶在也。柴胡桂枝湯主

之達太陽之氣而解支節之結

柯本支節疼痛作支節煩疼謂六七日正寒熱當退之時反見發熱惡寒之表證而兼心下支結之裏證表裏未解也然惡寒微則發熱亦微但肢節煩疼則一身不煩疼可知支如木之支即微結之謂也表證微故取桂枝之半裏證微故取柴胡之半

喻嘉言云支結者邪結於心下之偏旁不正中也夫支結之邪其在外者方盛其陷入者原少故但合柴桂和解二法以治其表表去支結自開矣

唐容川云心下支結即支飲支滿同義心下指膈中言膈中行氣行水管竅支分派別西醫書圖管竅如樹枝貫串支結者即指此膈間管竅不通也陳脩園註支節爲經脈之支絡註心下支結亦是支絡語涉含糊也

按支節照柯本作肢節唐註仲景支節皆言四支漢文通用陳註經脈之支骨節之交未免欠清楚至云不結於經脈之正絡而結於支絡中醫所謂脈絡即西醫所謂管竅也脩園所謂經脈之支別即唐容川所謂管竅之支分派別也何必據西醫以

舐中醫哉。

柴胡桂枝湯

柴胡四両　黃芩一両半　人參一両半　半夏二合半洗　甘草二両半炙　桂枝一両半

芍藥一両半　生薑三両　大棗十二枚

以水七升。煮取三升。去滓。溫服。

方解論註中已詳。

傷寒。五六日。已發汗而復下之。胸脇滿。微結。小便不利。渴而不嘔。但頭汗出。往來寒熱。心煩者。此爲未解也。柴胡桂枝乾薑湯主之。

張令韶云。五六日厥陰主氣之期也。厥陰之上。中見少陽。已發汗而復下之。則逆其少陽之樞。不能外出。故胸脇滿。微結。不能下行。故小便不利。少陽之上。火氣治之。故渴。無樞轉外出之機。故不嘔。但頭汗出者。太陽之津液。不能旁達。惟上蒸於頭也。少陽。欲樞轉而不能。故有往來寒熱之象也。厥陰。內屬心包。而主脈絡。故心煩此病在太陽。而涉厥陰之氣。不得少陽之樞。以外出。故曰此爲未解也。柴胡桂枝黃芩轉少陽。之樞而達太陽之氣。牡蠣啓厥陰之氣。以解胸脇之結。蔞根引水液以上升。而止煩渴。汗下後中氣虛矣。故用乾薑甘草以理中。

按此以汗下後而言中氣虛。但本文無中氣虛明文。則乾薑不若生薑矣。

愚按微結者。不似大小結胸之顯。微字對顯字言。其見證皆太陽少陽。其方則達表、轉樞、解結、止渴。各絲絲入叩。惟理中一節。指乾薑言。但本文雖汗下後。而中氣未有被傷明文。脩園所註理中。則本之張令韶。皆屬望文生義也。

唐容川云。此證皆寒水之氣。閉其胸膈腠理。而火不得外發。則反於心包。故心煩。用柴胡以透達膜腠。用桂薑以散撤寒水。又用括蔞黃芩以清內鬱之火。夫散寒必先助其火。本證心煩。已是火鬱於內。初服桂薑。反助其火。故仍見微煩。復服則桂薑之性。已得升達。而火外發矣。是以汗出而愈。

按唐氏不講轉樞。故此條欲獨開生面。而有得其云桂薑撤寒。又云散寒必先助其火。括蔞黃芩清內鬱之火。是矣。既助火。而又清火。此何謂哉。初服桂薑助火。故仍見微煩。是助火增煩也。復服則火宜更增。乃云得升達汗出愈者。不過見服方後自註云爾。詎知本條已有心煩。則初服微煩衍文也。本論多有衍文。方後尤多。不改則貽累後學。

金鑑云。小便不利。渴而不嘔。非停水之故。乃汗下損其津液。較唐氏所云汗則陽氣外泄。下則陽氣下陷。水飲內動。逆於胸脇。水結則津液不升。故渴之說。則金鑑尚就少陽立論。勝於唐氏矣。

柴胡桂枝乾薑湯

柴胡半斤　桂枝三兩　乾薑二兩　黃芩三兩　牡蠣二兩　甘草二兩炙

括蔞根四兩

以水一斗二升。煮取六升。去滓。再煎取三升。溫服一升。日三服。初服微煩。復服汗出便愈。

方解論註中已透。

太陽少陽併病。而反下之。成結胸。心下鞕。下利不止。水漿不下。其人心煩。

陳脩園云。太少二陽併病。當從少陽之樞轉。醫者不知轉樞之義。而反下之。逆其樞於內。則成結胸。心下鞕。逆其樞於下。則下焦不闔而下利不止。樞逆於上。則上焦不納。而水漿不下。樞逆於中。則胃絡不和。故其人心煩。此併病誤下之劇證也。

薛步雲云。誤下後。太少標本水火之氣。不能交會於中土。火氣不歸中土。獨亢於上。則水漿不下。其人心煩。水氣不交於中土。獨盛於下。則下利不止。此不可用陷胸湯。即小柴胡亦未甚妥。半夏瀉心湯庶幾近之。

按甘草瀉心證。有下利。心下痞鞕。乾嘔心煩不得安。與此盡同。則爲甘草瀉心湯更妥。

柯韻伯云。心煩是結胸證悉具。煩躁者死也。

按此條煩而不躁。且無結胸之痛。究是太陽誤下之壞證。不是陽病入陰之劇證。不

得遽斷死證也

喻嘉言云併病卽不誤下已如結胸心下痞鞕矣況加誤下乎其人心煩句似未了語然結胸證有其證悉具煩躁者死意者謂其人心煩者死乎

按此更認證未眞曷不將此十數條細玩自了然矣

程扶生云上下俱病而陽明之居中者遂至水漿不入而心煩也

按此止隨文敷衍

金鑑云上不入而下常出中空無物其人心煩而成壞證卽刺法亦無所用耳

按此論亦未融會數節書故自處於無用耳

太陽中風下利嘔逆表解者乃可攻之其人漐漐汗出發作有時頭痛心下痞鞕滿引脇下痛乾嘔短氣汗出不惡寒者此表解裏未和也十棗湯主之

柯韻伯云中風下利嘔逆本葛根加半夏湯證若表既解而水氣淫溢不用十棗攻之胃氣大虛後難爲力矣然下利嘔逆固爲裏證而本於中風不可不細審其表也

若其人漐漐汗出似乎表證然發作有時則病不在表矣頭痛是表證然既不惡寒又不發熱但心下痞鞕而滿脅下牽引而痛是心下水氣泛溢上攻於腦而頭痛也與傷寒不大便六七日而頭痛與承氣湯同例乾嘔汗出爲在表然而汗出有時更不惡寒乾嘔而短氣爲裏證也明矣此可以見表之風邪已解而裏之水氣不和也然諸水氣爲患或喘或渴或噎或悸或煩或利而不吐或吐而不利或吐利而無汗此則外走皮毛而汗出上走咽喉而嘔逆下走腸胃而下利浩浩莫禦非得此利水之峻劑以直折之中氣不支矣此十棗之劑與五苓青龍瀉心等法懸殊矣

按此註精警之極

陳脩園云水有潮汐則汗出亦發作有時水搏則過顙水激則在山

唐容川云發作有時不得比爲水有潮汐頭痛不得比爲水激在山蓋水停胸脅在膜油中與瘧邪之客於膜原同也膜原即三焦之油膜也邪在膜中正氣過此與之相爭則瘧發作此節水留膈膜之間衛氣已過則止與瘧之發作有時其理正同衛

氣爭而得出。則漐漐汗出。寒水之氣。隨太陽經脈上攻於頭則爲頭痛。此即柯註之解。亦即陳註水激在山之解也。何必駁陳註。

按此說水停胸脇膜油中。如瘧邪之客於膜原。故發作有時。不知瘧邪之客在膜原而不動。此條水邪泛溢全身。外而皮毛。裏而腸胃。烏可以瘧邪例之。

喻嘉言云。漐漐汗出發作有時。便是表之徵。頭痛等乃邪結之本證。不得以表證名之。必不能待本證盡除。而後攻之。故重申之曰。汗出不惡寒。便是可攻之候。蓋外邪挾飲。兩相搏結。設外邪不解。何以得汗出津津乎。

按漐漐汗出者。正其水邪之浩瀚橫溢也。表解當認不惡寒三字。可知表未解。即漐漐汗出時。無有不惡寒矣。表解即宜攻裏。固不待本證之除。倘本證如果盡除。便是盡愈。更有何可攻。惟各證斷無自除之理也。

金鑑將下利改作不利。謂豈有上嘔下利而用峻攻之理。發作有時。改發熱有時。謂無熱。則汗出乃少陰眞武證。且作字與上下文不相聯屬云云。而又引柯公水走咽喉而嘔逆。水走腸胃而下利。浩浩莫禦等註。則是自相矛盾。無容爲其辯也。

十棗湯

芫花熬　甘遂　大戟　大棗十枚劈

三味等分。各別搗爲散。以水一升半。先煮大棗肥者十枚。取八合。去滓。內藥末。强人服錢匕。羸者服半錢匕。溫服之。平旦服。若下少病不除者。明日更服。加半錢匕。得快下利後。糜粥自養。

古愚云。此湯三味皆辛苦寒毒之品。直決水邪。大傷元氣。柯韻伯謂參朮所不能君。甘草又與之相反。故選十棗以君之。一以顧其脾胃。一以緩其峻毒。得快利後。糜粥自養。一以使穀氣內充。一以使邪不得作。此仲景用毒藥攻病之法。盡美又盡善也。

太陽病。醫發汗。仍發熱惡寒。因復下之。心下痞。表裏俱虛。陰陽氣並竭。無陽則陰獨復加燒鍼。因胸煩。面色青黃。膚瞤者。難治。今色微黃。手足溫者。易愈。

淺註照張錢塘本。醫發汗。遂發熱惡寒。謂發汗徒傷太陽之經。而虛其表。遂致發熱

惡寒比前較甚因復下之更傷太陰之藏而虛其裏故心下作痞責之表裏俱虛陰氣與陽氣並竭竭則不交而爲痞矣

愚按醫發汗遂發熱惡寒此遂字一若發熱惡寒由於發汗也者不知太陽病固是發熱惡寒矣非因發汗始然也脩園明知難解於是增多比前較甚字樣以免窒礙究不若柯本將遂字改作仍字之爲佳也陰陽氣並竭無陽則陰獨句脩園謂其理雖奧醫者不可以不明云云而其所以然處脩園實未說明無怪唐容川正之曰淺註云陰氣謂之爲陰亦可謂之爲陽則混淆矣陰陽氣並竭與無陽則陰獨句實爲難解云云而實不難解也陰陽氣並竭是申明表裏俱虛句來表氣爲陽氣裏氣爲陰氣泛言之血爲陰氣爲陽精言之則是表之氣爲陽裏之氣亦爲陽也表裏氣俱虛則是無表裏之陽而止留內陷之濁陰而已何等透亮而脩園則云自其淺者言之則氣陽也血者陰也自其深者言之陽有陽氣而陰亦有陰氣陰氣爲無形之氣隨陽氣循行於內外不同於有形之陰血獨行於經脈之中也陰血止謂之陰陰氣

可謂之爲陰。亦可謂之爲陽。如此說來。眞令解人難索矣。獨陰。彌漫之。痞證。大散陰。邪。則。痞解矣。桂枝。人參湯。是也。倘復加燒鍼傷其血脈之氣。故胸煩。土虛則木乘之。故面色青黃。膚瞤者脾。傷而失。其貞。靜之。體。其肌。膚。瞤。動。而。不。安。此爲難治也。今色微黃土氣。復。也。手足。溫。血。氣。和也。得此則易愈。

柯韻伯云。此因汗下後加燒鍼以致虛煩。亦半夏瀉心證。燒鍼傷肉。故面青膚瞤。色微黃。手足溫。是胃陽漸回。

按如此劇證。卽表裏雙補。尙須善法。漫云瀉心乎哉。

喩嘉言云。無陽則陰獨一語。正見所以成痞之故。此已括傷寒誤下成痞大義。

按此特痞證之一端。痞證源委。尙未之知。此可以括大義乎哉。

心下痞。按之濡。其脈關上浮者。大黃黃連瀉心湯主之。

陳脩園云。痞發於陰。實感少陰。君火之氣。而成。故其病心下不通而痞。以手按之而濡。此病。在無。形之氣。也其脈不同誤下入裏之緊。關上浮者。以關上爲寸。浮爲上升。

此少陰君火亢盛之象。以大黃黃連瀉心湯主之。瀉少陰亢盛之火。而交於下。則痞結解矣。

陳古愚云。心下痞。按之濡而不鞕。是陷內之邪。與無形之氣。搏聚而不散也。脈浮在關以上。其勢甚高。君火亢於上。不能下交於陰也。此感上焦君火之化而爲熱痞也。方用大黃黃連。大苦大寒以降之。火降而水自升。亦所以轉痞爲泰也。最妙在不用煮而用漬。僅得其無形之氣。不重其有形之味。使氣味俱薄。能降而即能升。所謂聖而不可知之謂神也。

來蘇集按之濡。下多大便鞕而不惡寒反惡熱句。謂當有此數證。故立此湯。觀諸瀉心湯治痞。俱攻補兼施。寒熱並用。此則盡去溫補。獨任苦寒下泄之品。且用麻沸湯漬絞濃汁而生用。利於急攻。如此而不言及熱結當攻諸證。謬矣。按之濡是無形之氣痞。不當下。小結胸按之痛者。尚不用大黃。此湯比陷胸湯更峻。是必有當急下處比結胸更甚者。故製此峻劑也。學者用古方治今病。如據此條脈病而用此方。下咽即死耳。勿以斷簡殘文。尊為聖經。以遺禍後人也。

愚按。痞結。感上焦。君火之化。本論有病發於陰。而反下之。則作痞。此痞之專證。故用。此方。至於各瀉心之寒熱並用。是因其兼證而用。神化莫測。更有用專補之桂枝人參湯。專用攻之瓜蒂散。十棗湯。五苓散。大柴胡之顧表裏。旋覆代赭湯之寓補養於鎮逆。種種離奇變化。皆以治心下之痞。而無非因兼證而施。非若此證之心下痞外。絕無他證。的是君火之化。此方漬汁取其輕清。柯公誤認為急下。故加多各證以完其說。而為是危悚之言耳。要之柯公絕大聰明。滿腔熱血。其論證治。字字從心坎中體認而出。從不人云亦云。如論桂枝二越婢一湯。麻黃升麻湯之痛詆。皆大有見地。麻杏甘石湯之改為無汗之類。皆善疑善悟。余初年習醫。深慕脩園本二張之旨。曾執筆批駁柯喻二家。及臨證三十餘年。始覺柯君所改之獨得真諦也。惟此條細繹之。當從張陳之論為是。況柯公加入大便鞕不惡寒反惡熱等。試問果多此等證。便可急下乎。陽明之三急下。少陰之三急下。俱非此等證。至謂小結胸之痛。尚不用大黃。不知。小陷。胸。湯較。此。方。更。猛。濃煎。與。漬。取。清。汁。功。力。之。輕。重。不。侔。也。下一條奧義更精細。

金鑑云。濡字上當有不字。若按之濡。乃虛痞也。補之不暇。豈有用大黃瀉之之理。

按此不識證不識方。

喻云。按之自濡。乃身中之陰氣上逆。而痞聚於心下也。陰氣上逆。惟苦寒可以瀉之。

按既認爲陰氣。亟宜薑附以消陰翳。豈有反用苦寒之理。

大黃黃連瀉心湯

大黃二兩　黃連一兩

以麻沸湯二升漬之。須臾絞去滓。分溫再服。

方解論註中已詳。

心下痞。而復惡寒。汗出者。附子瀉心湯主之。

陳脩園云。心下。痞爲。少陰。君。火內。結之。痞。乃得太陽本寒之氣。而復惡寒。且汗出者。

爲太陽本寒之甚而標陽又虛難以自守之象以附子瀉心湯主之蓋太陽少陰陰陽水火非深明乎陰陽水火之理者不足以語此

柯韻伯云心下痞下當有大便鞕心煩不得眠句故用此湯夫心下痞而惡寒者表未解也當先解表宜桂枝加附子而反用大黃謬矣既用附子復用芩連抑又何也若汗出是胃實則不當用附子若汗出爲亡陽又烏可用芩連乎許學士云但師仲景意不取仲景方蓋謂此耳

愚按惡寒汗出太陽證之病在肌腠者桂枝湯足矣無容加入附子此之加附子者蓋以痞爲少陰君火之病少陰篇背惡寒口中和者用附子湯少陰汗出則曰亡陽此方附子之加實恐其亡陽也瀉心以攻痞合附子以固其陽且分漬合服法外之法惡寒汗出張陳主張太陽本寒立論尙隔一層夫表未解因汗下心下痞而惡寒者其惡寒爲太陽之惡寒宜桂枝湯此惡寒爲少陰之惡寒此汗出爲少陰之汗出亡陽故加附子以固陽柯公改多大便鞕等證欲以完其說試問大便鞕此數證宜

用瀉心乎。抑宜加附子乎。胃實。亡陽。兩難取决。而柯公無說以處此。不得已引許氏言。許氏門外漢也。柯公長沙功臣。何必引爲同調。

唐容川云。此條火氣實。水氣虛。水中化氣。卽衛之陽氣也。故用附子補水中之陽氣。

按此不知所謂。

喻氏云。痞者當切陰盛陽微之慮。今惡寒汗出。其事已著。故於三黃中另煎附子汁和服。以各行其事。而成傾否之功。按此仍未說得透亮。

金鑑云。外寒內熱。合而治之。故用此方。浮泛。

附子瀉心湯

大黃二両　黃芩一両　黃連一両　附子一枚炮去皮破別煮爲汁

三味以麻沸湯二升漬之。須臾絞去滓。內附子汁。分溫再服。

方解論註已詳。

本以下之。故心下痞與瀉心湯。痞不解。其人渴而口燥煩。小便不利者。五苓散主之。

愚按因下之而中土内虛。故心下痞。醫者不識其痞之由。遂以瀉心湯與之。其痞之不解者。由其人之脾。不。轉。輸。故上則口渴。中則燥煩。下則小便不利。五苓散令。津液。四。布。脾氣。健。運。痞亦。解。矣。此條甚易明白。獨是劈頭着一句本以下之。脩園註爲太陽本寒之本。謂止見太陽之本寒。不見太陽之標熱。汗之尚宜慎。況下之乎。乃竟既汗而又下之。則汗傷中焦之汁。下傷中焦之氣云云。按此條未見發汗字樣。何必增多一汗字。且本字作太陽標本之本。未免牽強。唐容川謂本字下當有脫簡。亦疑所當疑也。張隱菴註以因也。本因下之。其本字訓本來之本。較爲直捷。脩園讀隱菴書。何必另尋枝葉

柯韻伯云。此必心下有水氣。故用五苓入心逐水。

按五苓運水而非逐水。果心下有水氣。小青龍已有成法。此之用五苓。非心下水氣也。

喻嘉言云。五苓功擅潤津、滋燥、導飲、蕩熱。所以能消痞滿。　此亦未中肯。

唐容川補脩園註云痞是水火虛氣然亦有單水痞之實證十棗湯是也又有單水痞之虛證五苓散是也又原文本字下當有脫簡。

按此註未悉痞結之原。

傷寒汗出解之後胃中不和心下痞鞕乾噫食臭脇下有水氣腹中雷鳴下利者生薑瀉心湯主之。

陳脩園云汗解後胃不和則氣滯而內結故心下痞胃不和則氣逆而上衝故乾噫胃之所司者水穀也胃和則穀消而水化茲則穀不消而作腐故食臭水不化而橫流故脇下有水氣水穀不消糟粕未成而遽下逆其勢則不平所謂物不平則鳴也

生薑瀉心湯主之。

柯本乾噫作乾嘔謂太陽寒水之邪侵於軀殼之表者已罷而入於軀殼之裏者未罷陽邪居胃上口故心下痞鞕乾嘔而食臭水邪居胃下口故腹中雷鳴而下利火用不宣故痞鞕水用不宣則乾嘔邪熱不殺穀則食臭土虛不制水故腸鳴

可與陳註互相發明。

喻嘉言云。津液因邪入而內結。因發汗而外亡。兩傷告匱。故其人心下必痞鞕。以伏飲搏聚。胃氣不足以開之也。胃病故有乾噫食臭等證。

按既云亡液。又云飲聚。總是眉目不清。自相矛盾。遜柯公遠甚。

生薑瀉心湯

生薑四兩 甘草三兩 人參三兩 乾薑一兩 黃芩三兩 半夏半升

大棗十二枚 黃連一兩

以水一斗。煮取六升。去滓。再煎取三升。溫服一升。日三服。

陳平伯曰。君生薑之辛溫善散者。宣洩水氣。復以乾薑參草之甘溫守中者。培養中州。然後以芩連之苦寒者。滌熱洩痞。名曰生薑瀉心。賴以瀉心下之痞。而兼擅補中散水之長也。倘無水氣。必不用半夏生薑之辛散。不涉中虛。亦無取乾薑參草之補中。要知仲景瀉心湯有五。然除大黃黃連瀉心湯正治之外。皆隨證加減之方也。

傷寒中風醫反下之其人下利日數十行穀不化腹中雷鳴心下痞鞕而滿乾嘔心煩不得安醫見心下痞謂病不盡復下之其痞益甚此非熱結但以胃中虛客氣上逆故使鞕也甘草瀉心湯主之

陳脩園云不應下而下虛其腸胃則水寒在下而不得上交故其人下利日數十行穀不化腹中雷鳴火熱在上而不得下濟故其人心下痞鞕而滿乾嘔心煩不得安此上下水火不交之理本甚精微醫者不知見心下痞謂病不盡復誤下之則下者益下上者益上其痞益甚此非熱結但以誤下以致胃中虛客氣乘虛上逆故使鞕也甘草瀉心湯主之此交上下者調其中之法也

柯韻伯云上條是汗解後水氣下攻證此條是誤下後客氣上逆證總是胃虛而稍有分別者上條腹鳴下利胃中猶寒熱相半故云不和此腹鳴而完穀不化日數十行則痞爲虛痞鞕爲虛鞕滿爲虛滿也明矣上條水氣下趨故不煩不滿此條虛邪上逆故心煩而滿

按痞爲虛痞。語尙欠圓。然則芩連無着矣。因虛致痞較安。

唐容川註上條脇下有水氣。腹中雷鳴。謂陳註以物不平則鳴。解腹中雷鳴爲牽强。水氣二字。仲景明言有水復有氣。若有水不有氣。則水停而氣不鼓之。不雷鳴矣。有氣不有水。則氣行而水不激之。亦不雷鳴。惟水與氣爭趨。是以雷鳴下利。

按唐氏以水氣爲雷鳴。何以此條雷鳴矣。而無水氣字樣。小青龍證心下有水氣。而竟無雷鳴字樣。少陰眞武證。此爲有水氣。又不有雷鳴字樣。則有水有氣。水氣爭趨。必致雷鳴之說不確矣。蓋水氣二字連讀爲宜。如熱氣燥氣濕氣之類。誠如水氣二字分讀。則各種病氣亦可分讀乎。

甘草瀉心湯

甘草四両　黃芩三両　乾薑三両　半夏半升　黃連一両　大棗十二枚

以水一斗。煮取六升。去滓。再煎取三升。溫服一升。日三服。

陳平伯云。虛者宜補。故用甘溫以補虛。客者宜除。必藉苦寒以泄熱。方中倍用甘草者。下利不止。完穀不化。此非禀九土之精者。不能和胃而緩中。方名甘草瀉心。見泄。熱之品。得補中之力。而其用始神也。

傷寒。吐下後。發汗。虛煩。脈甚微。八九日心下痞鞕。脇下痛。氣上衝咽喉。眩冒。經脈動惕者。久而成痿。

金鑑云。治之失宜。陽氣陰液兩虛也。陰液虛故虛煩。陽氣虛故脈微。陽氣虛而不升。故眩冒。陰液虛而不濡。故經脈動惕。氣液虧損。久之則百體失養。力乏筋軟而痿成矣。大補氣血。培養筋骨。尚需經年。始能愈也。

陳脩園云。吐下後。又發汗。以奪其經脈之血液。心主血。血虛故虛煩。心主脈。心血無以主脈。故脈甚微。八日値陽明主氣之期。九日値少陽主氣之期。不能樞轉。故心下痞鞕。而脇下亦痛。甚至陰虛陽亢。虛氣上衝咽喉。血不上榮頭目。故眩冒。經脈之血告竭。無以養筋。遂爲之動惕。久而不愈。將來肢體不爲我用。而成痿矣。

愚按。脩園專就血虛立論。說本張錢塘。但解脈微句實有得。脈細爲血虛。微爲陽虛。

屢言之矣。此忽言脈微爲血虛。不若。金。鑑。就。陽。虛。立。論。爲。當。也。金。鑑。氣。液。虧。損。當大。補。氣。血。自。是。此。條。治。法。炙甘草湯。新加湯。當歸四逆湯。眞武湯。附子湯。多服自效。

柯韻伯云。心下痞。脇下痛。氣上衝咽喉。眩冒等證。亦半夏瀉心湯證。吐下復汗。治之失宜。致經脈動惕。久而成痿。若用竹葉石膏大謬。以各證皆屬於虛也。

喻嘉言云。外邪痰飲。搏結有加。而脈反甚微。不與病情相協。日久則四肢失養。此後雖津液漸生。亦將與飲同事。故成痿也。

按凡眩冒及脇痛者。非無飲邪爲患。而此條經脈動惕。久而成痿。明明是氣血失養。則眩冒及虛煩脈微等。亦爲氣血兩虛也明矣。喻氏不計失治致虛。而以脈微爲與外邪痰飲不協。動惕成痿句。不得作痰飲論。則云元氣以動而漸消。津液以結而不布。故痿。如此強完其說。非一綫到底也。

後人治痿。獨取陽明。謂水穀之氣布化。則五臟有所禀。宗筋有所養。而不痿矣。宜虎潛丸。　按此亦不外滋其血液。若然。則。炙。甘。草。湯。更。爲。神。品。矣。後人板鈍之時方安可與經方同日而語哉。

傷寒。發汗。若吐。若下。解後。心下痞鞕。噫氣不除者。旋覆代赭石湯主之。

愚按此證爲病後所常有。凡汗吐下。邪雖解。而中氣。不。無損傷。不能下。降。故心。下。痞。鞕。下焦。不。能。承。領。歸。根。故上。逆。而。爲。噫。氣。下利愈後。此證尤多。然非大礙。二證外亦無他苦。故旋覆代赭石湯可了。

陳脩園云。此中氣傷而虛氣上逆也。

此條張隱菴集註不載。 按此條爲仲祖原文大有理。不可刪。

柯韻伯云。心氣虛不得降而上出於聲。君主出亡之象。噫者傷痛聲。不言聲而曰氣者。氣隨聲而見於外也。

按此條自有妙義。乃不究其所然而止辯噫之一字。而不知噫氣卽噯氣也。與呃逆相似。下後胃敗呃逆爲危證。此不過噫氣則輕甚。

羅東逸云。發汗吐下後。邪雖去而胃之虧損亦多。胃氣既虧。三焦亦因之失職。陽無所歸而不升。陰無所納而不降。是以濁邪留滯。伏飲爲逆。故心下痞鞕噫氣不除也。

旋覆代赭石湯

旋覆花三兩　代赭石一兩　人參二兩　甘草三兩炙　半夏半升　生薑五兩

大棗十二枚

以水一斗。煮取六升。去滓。再煎取三升。溫服一升。日三服。

羅東逸云方中以人參甘草養正補虛。薑棗和脾養胃。所以安定中州者至矣。更以赭石得土氣之甘而沉者。使之斂浮鎮逆。領人參以歸氣於下。旋覆之辛而潤者。用之開肺滌飲。佐半夏以蠲痰飲於上。苟非二物承領上下。則何能除噫氣而消心下之痞鞕乎。觀仲景治下焦水氣上逆。振振欲擗地者。用眞武湯鎮之。利在下焦。大腸滑脫者。用赤石脂禹餘糧固之。此胃虛於中。氣不及下。復用此法領之。而胸中轉否爲泰。其爲歸元固下之法。各極其妙如此。

太陽病。外證未除。而數下之。逆協熱而利。利下不止。心下痞鞕。表裏不解者。桂枝人參湯主之。

陳脩園云。外未除而數下。致胃氣虛。虛極。則寒中氣無權。既不能推邪托熱以解肌。遂協肌熱而利。利下不止。胃陽愈虛。而陰霾之氣愈逆。於上瀰漫。不開。故心下痞鞕。此爲表裏不解者。以桂枝人參湯主之。

桂枝人參湯以之醫太陽外熱未除而下利。使理中止利。桂枝後下越出以解外。極效。

程郊倩云。協熱而利。向來俱作陽邪陷於下焦。果爾則安得用理中乎。蓋利有寒熱二證也。

賓有按此協熱二字。與別不同。蓋由肌熱不從外解。故其方不離桂枝。

愚按此之痞爲虛痞。利爲虛利。協熱者協太陽之標熱。下利則從寒化。陰寒上逆。故心下痞。用理中以止利。即以開痞。妙在桂枝一味。後下取其力銳越出以解表。是表裏雙清也。若葛根芩連湯專主清涼。施之天地不交之證。則危乎其危。此節其義甚精。則彼節爲僞書何疑。

桂枝人參湯

桂枝四兩　人參三兩　白朮三兩　乾薑三兩　甘草四兩

以水九升。先煮四味。取五升。納桂更煮取三升。去滓。溫服一升。日再服。夜一服。

方解論註中已詳。

傷寒。大下後。復發汗。心下痞。惡寒者。表未解也。不可攻痞。當先解表。表解乃可攻痞。解表宜桂枝湯。攻痞宜大黃黃連瀉心湯。

陳脩園云。從外而內者。先治其外。後治其內。故先解表。而後攻痞。

愚按表裏先後治無定法。按證之緩急。最爲握要。如傷寒醫下之。續得下利清穀不止。則急當救裏。裏證重。急所當急也。此條無下利。則痞之裏證爲後。自當先從表解矣。上條下利而痞。桂枝人參湯可以表裏齊解。更妙。然此亦視其病機有可雙解耳。兩節合觀。表之邪熱雖同。而裏之變證各異。且表裏同治有用一方而爲雙解之法。

雙解中又有緩急之分或用兩方而審先後之宜兩方中又有合一之妙仲師心法活潑潑地

傷寒發熱汗出不解心中痞鞕嘔吐而下利者大柴胡湯主之

陳脩園云此之心中痞鞕邪雖已結聚而氣機仍欲上騰故嘔吐又欲下行故又下利者當因其勢以達之大柴胡從中而達太陽之氣於外可以主之治痞者不可謂瀉心外無方也

柯韻伯云痞鞕既在心下既非下後則吐利實認爲實證耳

金鑑云下利作不利謂豈有上吐下利而以大柴下之之理乎

按此猶是註十棗湯之徧見也

喻嘉言云攻之則碍表不攻則裏證已迫計惟大柴一湯表裏兩解耳

愚按未經數下而心下痞鞕下利即有吐嘔是其下利爲氣機欲下行故用大柴兒由發熱汗出而心下痞鞕爲實邪結聚是大柴之用當注意於發熱之實邪可與太

陽。陽明合病。下利。或嘔。之用葛根黃連黃芩湯同一例。此等吐利。當認。其實。邪。的確。否則少陰之吐利。毫釐千里。誤人不少。當認小柴胡證有喜嘔。間有熱迫津液而下利者。須認。定發。熱。口苦渴。余每以小柴胡去半夏加葛根。取陷。者。舉。之。之義。奇。效。亦由。葛。根。黃。芩。黃。連。湯。及。此。條。而。悟。出。者。也。

大柴胡湯

柴胡半斤　半夏半升　芍藥三兩　黃芩三兩　生薑五兩　枳實四枚炙　大棗十二枚

以水一斗二升。煮取六升。去滓。再煎。溫服一升。日三服。　一方用大黃二兩。若不加大黃。恐不爲大柴胡也。　按此方原有兩法。長沙並存其說而用之。

古愚云方用芍藥黃芩枳實大黃以病勢內入。必取苦泄之品。以解。在。內。之。煩。急。也。又用柴胡半夏以啓。一。陰。一。陽。之。氣。生。薑。大。棗。以。宣。發。中。焦。之。氣。蓋。病。勢。雖。已。內。入。而病。情。仍。欲。外。達。此。湯。還。藉。少。陽。之。樞。而。外。出。非若承氣之上承熱氣也。

汪訒菴謂加減小柴胡小承氣爲一方。未免以庸俗見測之也。

病如桂枝證。頭不痛。項不強。寸脈微浮。胸中痞鞕。氣上衝咽喉。不得息者。此爲胸有寒也。當吐之。宜瓜蒂散。

陳脩園云。頭項不強痛。病不在太陽之經脈。胸中。爲。太。陽。出。入。之。地。本。寒。之。氣。塞。其。道。路。故。胸。中。痞。鞕。且。氣。上。衝。咽。喉。喘。促。至。不。得。自。布。其。鼻。息。者。此。爲。寒。氣。結。於。胸。中。則。太。陽。之。氣。不。能。從。胸。以。出。宜。取。高。者。越。之。之。義。亟。以。瓜。蒂。散。吐。之。

倘論篇此條不列入六經內。而另爲痰證一類。謂此非外入之風。乃內蘊之痰耳。

按此條胸中痰結。乃太陽結胸之一。明明太陽結胸之一。何以不列入六經。況三陽三陰。傷寒論以六經鉗萬病。試問不入六經。豈六經外別有一經。空懸於形骸之外者乎。

愚按經脈動惕。久而成痿一條。亦有氣上衝咽喉一證。但彼爲虛證。此爲實邪。虛證有經脈動惕。此實邪上衝之極。至不得息。非高者越之。氣將絕矣。一息不。運。則。機。緘。

竅。此之謂也。

庚辰年四月余醫甘竹鄉胡芷軒之妻。發熱未解。旋而氣上衝咽喉不得息。不能言。辛苦萬分。余即以瓜蒂散吐之。即氣順能言。

瓜蒂散

瓜蒂一分熬黃　赤小豆一分

二味各別搗篩爲散。已合治之。取一錢匕。以香豉一合。用熱湯七合。煮作稀糜。去滓。取汁和散。溫頓服之。不吐者。少少加得快吐乃止。諸亡血虛家。不可與瓜蒂散。內臺方有昏憒者亦可吐句

古愚云。方取瓜蒂之苦湧。佐以赤小豆之色赤而性降。香豉之黑色而氣升。能使心腎相交。即大吐之頃。神志不潰。此所以爲吐法之神也。

藏結如結胸狀。飲食如故。時時下利。寸脈浮。關脈小細沉緊。名曰藏結。舌上白胎滑者。難治。

陳脩園云。藏結發於少陰。不如結胸之發於太陽也。陰邪逆於心下。故外如結胸。不涉於胸胃。故飲食如常。下於藏氣故時時下利。寸脈浮爲少陰之神氣浮於外也。關脈小細。爲少陰之藏氣虛於內也。沉緊爲少陰之藏氣結於內也。舌爲心之外候。白胎滑爲陰寒甚於下。而君火衰於上也。難治矣。

喻嘉言云。關脈居上下焦之界。外邪由此而下結。結氣由此而上干。舌胎白滑則所感深重。互結之勢愈熾。故難治。

柯韻伯云。藏結是結在藏。而不在府。非若陰結之不能食。大便硬也。只五藏不通。五藏以心爲主。舌胎白滑者。心火受水尅而幾熄。故難治。

按藏結之飲食如故。時時下利。此證常多。當以四逆理中等加赤石脂以填補中土。且此證成之以漸。下焦既滑脫。非需以時日。則陰寒未易猝除。

藏結無陽證。不往來寒熱。其人反靜。舌上白胎滑者。不可攻也。

陳脩園云。藏結發於少陰。少陰上火下水。本熱標寒。必得陽熱君火之化則無病。今不得其熱化。則爲藏結無陽證。少陰主樞。今病不見往來寒熱。是少陰之陽氣不能從樞以出也。陽動而陰靜。故其人反靜。舌上胎滑者。爲君火衰微。而陰寒氣盛。不得不切戒之曰。不可攻也。

喻嘉言本移在藏結死證下。合爲一節。謂舌上仍有胎滑者。丹田有熱。胸中有寒耳。則其病不在表裏而在上下。外感之陽熱。挾痞氣而反在下。不可攻之理。從來不講。想因藏結之人。腹必拒痛。攻之是速其痛引陰筋而死。不攻則病不除。故以攻爲戒。是在調其陰陽。使之相入。滑脈退而後攻之。則寒熱消散而愈矣。

按陰寒一證。絕不見陽。柯公所謂溫。以理中。四逆。或可望生。乃竟說成寒熱交錯。有待於攻耶。藏結感下焦陰寒而成。柯喻二家俱見不到。要之柯公就陰寒說。尚知治法。喻公寒熱交錯。更不知所謂。

柯韻伯云積漸凝結而爲陰。五藏之陽已竭。

按此終道不著少陰病。到底未識藏結一證。

病脇下素有痞。連在臍傍。痛引少腹入陰筋者。此名藏結、死。

張錢塘云。此證惟陰無陽。氣機不能從陰以出陽。是爲死證。以結藏結之義也。素見在也。謂脇下素有痞氣。夫脇下乃厥陰之位。臍旁乃太陰之位。少腹陰筋乃少陰之位。陰筋卽前陰腎藏所司也。痛引少腹入陰筋。乃三陰之氣交結於內。不得上乘少陰君火之陽。故爲不治之死證。

陳脩園云。此病總是爲腎陽衰敗。致胸中之陽不布。肝木之榮失養。三陰部分皆虛矣。又値寒邪內入。則藏眞之氣結而不通。其痛從臍傍引少腹入陰筋者。少腹陰筋皆厥陰、少陰之部。厥陰爲陰中之陰。不得中見之化。此名藏結。必死可知。結在少陰。無君火之化者。止曰難治。曰不可攻。以少陰上有君火。猶可冀其生也。結在厥陰。兩陰交盡。絕不見陽。必死無疑矣。

柯韻伯云。三陰肝腎脾之陰氣凝結於此不散。今人多有陰筋上衝小腹而痛死者。卽是此類。然痛定便蘇者。金匱所云入藏則死。入府則生也。治之以茴香吳萸等味而痊者。可以明藏結治法矣。

唐容川云。臟結臟字如金匱婦人臟燥之臟。指血室胞宮而言。凡男子女人皆有血室胞宮。乃下焦一大夾室也。上連脇下之板油。其下則有竅通於前陰。故痛引陰筋。蓋此臟結。即今人所謂縮陰證也。入陰筋者。將陰引入於內即縮陰證也。

按以藏結爲縮陰。何以章首所謂藏結者飲食如故。時時下利。而不以縮陰爲言。可知張陳之說爲是。此條。蓋藏。結。之極。點。三陰。陰。寒。全不。見。陽。也。唐君好西學。以形質言乃爾。

庚子年廣芝舘之伴梁麗泉素有疝病。余每以五苓加入茴香吳萸橘核荔核等而愈。五月五日因暑熱誤食魚羹。寒氣大作。痛引小腹入陰筋。伊服平日治疝之方不效。延余至診。其四肢厥逆。汗出面無人色。少腹入陰筋。痛不可忍。余即主以大劑白通加吳萸。日二服。越日即能行走不痛矣。

丁酉年正月接肇慶峽何翰臣君函。是索方治病者。何君曾患目疾。醫誤以苦寒藥多劑致虛。到省商醫於余而愈。旋梓後積飲成咳函商治法而愈。此次據云脇下結痛連臍傍上衝胸膈。痛不可耐。嘔逆不能食。其昆仲何瑞南君。主以眞武附子用至一兩。無效。迫得函商治法。余覆函云。據是脇下痛連臍傍。爲癥結之險證。但不引入陰筋。而上逆迫胸而嘔。此陰寒逆迫。非尋常藥劑可能爲力。遂訂大劑白通附子用至三兩。乾薑二兩。請其日服三劑。稍定則日二劑。大定則日一劑。愈後則以瑞南君之眞武善其後。如此覆去。七月時何君携乃弟到省錄遺。何君居然康健勝常。謂照函守服。今可無恙。可知經方之神效。亦必深知篤信。乃能收效若斯也。付記之以証此治效之難。余常有飛函治病。然必寫證清楚乃可。

傷寒病。若吐若下後。七八日不解。熱結在裏。表裏俱熱。時時惡風。大渴。舌上乾燥而煩。欲飲水數升者。白虎加人參湯主之。

陳脩園云。吐下後中氣受傷。七八日病不解。則太陽之標熱。與陽明之燥熱。合之爲熱結在裏。其表裏俱熱者。熱傷表。氣故時時惡風。熱傷裏。氣故大渴。感燥熱之化。故

舌上乾燥而煩其心欲飲水數升而後快者必以白虎加人參湯淸陽明之絡熱而主之此太陽之病在絡卽內合於陽明之燥化也

柯韻伯云裏熱結而不散急當救裏以滋津液裏和表亦解此七八日之不解其先當表不表吐則液亡於上下則液亡於下表雖不解熱已結於裏矣時時惡風則有時不惡表將解矣

喻嘉言云熱結在裏所以表熱不除況加大渴飲水安得不以淸裏爲急耶

金鑑傷寒病下有若汗二字汗較吐下傷液更多時時惡風作時汗惡風云時時惡風是表不解白虎湯在所禁觀發熱無汗表不解不可與白虎湯一節自知

張隱菴云邪之中人必先於皮毛次入於肌次入於絡肺主皮毛脾主肌陽明主絡然均謂之太陽病者以太陽爲諸陽主氣皮毛肌絡皆統屬於太陽也

唐容川云熱結在裏對皮毛之表而言非胃中也張陳註爲熱在陽明之絡然金匱云熱傷陰絡則下血熱傷陽絡則衂血此未言血且註中絡字又不指出何物安能

的確。又經絡二字混稱。後人遂以直脈爲經。橫脈爲絡。內經又言胃有大絡。脾有大絡。五臟又皆有絡。然則絡是何物哉。蓋人身內外之微絲血管也。西醫名管。凡通氣行血之竅道。皆油膜微絲血管。內經所謂脈絡。西醫皆名爲管也。是絡乃行氣行血之道路。在內通於腸胃。而在外則行於肌肉之中。此證熱在肌肉。肌者肥肉。肉者瘦肉。熱在此間。從絡通於腸胃。故口舌乾燥。瘦肉屬血分。肥肉屬氣分。皆脾與胃之所司。故能內合於胃也。

愚按唐君據西醫解絡爲通氣行血之管。在外行於肌肉之中。熱在肌肉。從絡通於腸胃。故口舌乾燥。是說移註下兩節。未經汗吐下而燥渴欲飲則精矣。此條曾經吐下。津液傷。而胃中乾渴。其表仍不解。則表有熱。燥渴是裏熱。表不解故惡風。飲水數升。乾燥若此。卽時時惡風。表未解。亦必以救裏爲急也。陳註中太陽之標陽與陽明之燥氣。相合而爲熱。就氣化言。吐下傷津。胃乾爲陽明。燥甚是於熱極傷絡之說。尙隔一層。唐君引金匱下血衄血之文。駁其未見血。而不知下血衄血是指督脈任脈言。非指肌肉之絡言也。熱傷絡之說。移註此節不的。至於金鑑增多若汗二字。謂汗傷津液較多。豈知吐下之傷津已不少矣。至謂時時惡風爲表不解。不可用白虎。引下節發熱無汗表不解不可與白虎爲例。而不知下節之不可與白虎者。無渴欲飲水之白虎證耳。

傷寒。無大熱。口燥渴。心煩。背微惡寒者。白虎加人參湯主之。

柯韻伯云。無大熱是表邪已輕。背微惡寒是惡寒將罷。燥渴。心煩。裏熱已甚。急宜清裏。裏和。而表自解矣。

陳脩園云。太陽標熱。合陽明燥氣。熱盛於內。而外反無大熱。陽明絡於口。屬於心。故口燥渴。而心煩。太陽循身之背。陽明循身之前。熱併陽明。則陽明實。而太陽虛。矣可於其背之微惡寒者。知爲陽明之燥。益盛。白虎加人參湯主之

傷寒。脈浮。發熱無汗。其表不解者。不可與白虎湯。渴欲飲水。無表證者。白虎加人參湯主之。

陳脩園云表不解者與絡熱無與不可與白虎湯若渴欲飲水爲熱極傷絡可斷其無表證故以白虎加人參湯主之

柯韻伯云發熱無汗麻黃證尚在更兼渴欲飲水此謂有表裏證當用五苓散若外熱已解是無表證但渴欲飲水是邪熱內攻故用白虎加參若表不解而用之熱熾寒起可立待矣

愚按陳註熱極傷絡的是太陽之熱由肌肉之微絲管入胃合陽明之燥氣故渴欲水唐君前條之註移此乃合爲其未經汗吐下津液未曾傷謂之熱由絡入胃灼傷津液所致亦一說然以氣化言則傳經之說太陽可傳陽明而爲煩渴也即太陽標熱合陽明燥熱之謂

太陽少陽併病心下鞕頸項強而眩者當刺大椎肺俞肝俞愼勿下之

陳脩園云太陽病歸併少陽少陽證汗下俱禁今在經而不在氣經則當刺以洩在經之邪愼勿下之小結胸篇戒勿汗者恐其譫語此戒勿下者恐其成眞結胸也

愚按此條成無已、程扶生、柯韻伯、喻嘉言、及金鑑、各家之註。俱無異議。但此條與結胸條。同是太陽少陽併病。彼證戒汗。恐其譫語。此證戒下。而無下後變何證。陳註恐成眞結胸。要之此條見證。與戒汗一條同。則亦在衍文之例也。

太陽與少陽合病。自下利者。與黃芩湯。若嘔者。黃芩加半夏生薑湯主之。

陳脩園云。太陽主開。少陽主樞。今少陽不能從樞以出。而反從樞以內陷。故自下利。與黃芩湯。以清陷裏之熱。而太陽之氣。達於外矣。若嘔者乃少陽之樞。欲從太陽之開以上達。宜順其勢而利導之。用黃芩加半夏生薑湯宣其逆氣而助其開以主之。汪氏云。太少合病而至下利。則在表之寒邪。悉入而爲裏熱。但熱而不實。故與黃芩湯。以淸裏熱。裏淸則表邪自和矣。故不但太陽桂枝在所當禁。併少陽柴胡亦不須用也。

愚按觀太陽與少陽合病下利用黃芩湯。乃可知太陽與陽明合病之下利之用葛根湯爲無當也。夫太陽爲巨陽之氣。陽明爲燥熱之氣。少陽爲相火之氣。陽明中有三急下證。而少陽中則無劇證。太陽合少陽。尚且止用淸裏。太陽合陽明。而乃用麻桂乎哉。

黃芩湯

黃芩三兩　甘草二兩炙　芍藥二兩　大棗十二枚

以水一斗。煮取三升。去滓。溫服一升。日再夜一服。

黃芩加半夏生薑湯

即黃芩湯加半夏半升　生薑三兩　煮服亦仝

古愚云。仲景凡下利證俱不用芍藥。惟此方權用之以泄陷裏之熱。非定法也。

按此對證的方。一定法也。

傷寒。胸中有熱胃中有邪氣。腹中痛。欲嘔者。黃連湯主之。

陳脩園云。少陽三焦之氣。游行於上中下。故逆於上焦則胸中有熱。逆於中焦故胃中有寒。邪之氣。逆於下焦。故腹中痛。其欲嘔者三焦之氣俱逆。故欲從樞而出也。治宜取小柴胡轉樞之意。而加減之。俾寒。熱。宣。補。內。外。上。下。絲。絲。入。叩。則。愈。以黃連湯主之。

柯韻伯云。此熱不發於表而在胸中。是未傷寒前所蓄之熱也。邪氣者。卽寒邪。夫陽受氣於胸中。胸中有熱。上形頭面。故寒邪從腸入胃。令胃。中。寒。邪。阻。隔。胸。中。之。熱。不。得。降。故上。炎。作。嘔。胃脘。之。陽。不。外。散。故腹。中。痛。也。熱不在表。故不發熱。寒不在表。故不惡寒。雖無。寒。熱。往。來。於。外。而有。寒。熱。往。來。於。中。仍不離少陽之治法耳。欲嘔而不得嘔。似乎今人所謂絞腸痧乾霍亂證。

喻嘉言云。胸中有熱。風邪在上也。胃中有邪。寒邪在中也。腹痛者陽邪欲下而不得下也。欲嘔者陰邪欲上而不得上也。陰陽不相入。失升降之恆。故用黃連湯以理其陰陽。又云因此法而推及藏結一證。舌上有胎者。又爲寒反在上。熱反在下。陰陽悖逆。既成危候。所謂不可妄攻者。非先之以和解。將立而視其死乎。學者請於此方着眼。

按喻君自以此方爲治藏結定傾扶危之要術而抑知不識藏結爲感下焦陰寒之氣。望得陽爲生路。更加舌上無黃黑芒刺之胎。止見白滑是君火且衰於上非濕家之舌上如胎者比。此際薑附猶恐不及。可用黃連乎哉。其以舌胎認爲上下寒熱。必因濕家之舌上如胎。丹田有熱。胸中有寒句而誤認於藏結也。不知濕家所云舌如胎。非眞胎也。且有渴不能飲等證。

汪氏云。尙論篇皆以風寒二邪分陰陽寒熱。殊不知風之初來。未必非寒。寒之既入。亦能。化熱。不可。拘也。

金鑑云。熱邪在胸寒邪在胃。陰陽之氣不和。失其升降之常。故以此湯調陰陽而和解之也。

黃連湯

黃連三兩　甘草二兩炙　乾薑三兩　人參二兩　桂枝三兩　半夏半升

大棗十二枚

以水一斗。煮取五升。去滓。溫服一升。日三夜一服。

王晉三云。此卽小柴胡湯變法。以桂枝易柴胡。以黃連易黃芩。以乾薑易生薑。胸中熱嘔吐。腹中痛者。全因胃中有邪氣。阻遏陰陽升降之機。故用人參大棗乾薑半夏甘草專和胃氣。使入胃之後。聽胃之氣上下敷布交通陰陽。再用桂枝宣發太陽之氣。載黃連從上焦陽分瀉熱。不使其深入太陰。有礙虛寒腹痛。

傷寒。八九日。風濕相搏。身體疼煩。不能自轉側。不嘔不渴。脈浮虛而濇者。桂枝附子湯主之。若其人大便鞕。小便自利者。去桂枝加白朮湯主之。

陳脩園云。八九日當陽明少陽主氣之期。宜從少陽之樞而外出矣。乃不解而復風濕相搏。寒邪拘束故身體疼。風邪煽火故心煩。濕邪沉着故不能自轉側。邪未入裏故不嘔不渴。脈浮虛而濇者。以浮虛爲風。濇則爲濕也。此風多於濕。而相搏於外。以桂枝附子湯主之。若其人脾受濕傷。不能爲胃行其津液。故大便鞕。愈鞕而小便愈覺其自利者。脾受傷。而津液不能還入胃中也。此爲濕多於風。而相搏於內。卽於前方去桂枝加白朮湯主之。濕若去。則風無所戀而自解矣。

唐容川云。仲景書凡風寒二字。有通稱不分別者。蓋外感或係寒隨風至。或係風挾寒來。故二字往往通用。此風濕是寒風。非熱風也。須玩此煩字。不是心煩。乃骨節煩疼。謂其發作煩頻也。風欲行而濕阻之。故煩疼。濕甚則脹。不能掉動。故不可轉側。蓋筋生於瘦肉兩端。而膜網則包着瘦肉。西醫以筋是連網所生也。連網者。中醫所謂膜肉也。膜油即脾之物。脾主濕。故濕能從膜油而犯其筋節。膜又是三焦所司。至行小便。故三焦陽虛。則能小便自利。脾之油受濕不運行。則大便反鞕。會得此理。乃與仲景方相合也。

桂枝附子湯

桂枝四兩　附子三枚炮　大棗十二枚劈　生薑三兩切　甘草二兩炙

以水六升。煮取二升。去滓。分溫三服。

此方藥品。與桂枝去芍加附子湯同。但分兩之輕重不同。其主治亦別。仲景方法之

嚴如此

桂枝附子去桂加白朮湯

白朮四兩　甘草二兩炙　附子三枚炮　大棗十二枚　生薑三兩切

以水七升。煮取三升。去滓。分溫三服。初服其人身如痺。半日許復服之。三服盡。其人如冒狀。勿怪。此以附子朮併走皮肉。逐水氣。未得除。故使之爾。法當加桂四兩。此本一方二法也。

方解論註已詳。

風濕相搏。骨節煩疼掣痛。不得屈伸。近之則痛劇。汗出。氣短。小便不利。惡風。不欲去衣。或身微腫者。甘草附子湯主之。

陳脩園云。風濕相搏。見證較劇者。則骨節煩疼掣痛。不得屈伸。近之則痛劇。此風。寒。濕。三。氣。之。邪。阻遏。正。氣。不。能。宣。通。之。象。其汗。出。氣。短。小便不利。惡風。不欲去衣。或身微腫者。衛氣營氣三焦之氣俱病。總。由。於。坎。中。元。陽。之。失。職。也。務。使。陽。回。氣。暖。而。經。

脈柔和。陰氣得煦而水泉流動矣。以甘草附子湯主之。

柯韻伯云。身腫痛劇。不得屈伸。濕盛於外也。惡風不欲去衣。風淫於外也。汗出氣短小便不利。化源不清也。

淺註此一節承上節言風濕相搏病尚淺者。利在速去。深入者妙在緩攻。恐前方三枚附子過多。其性猛急。筋節未必驟開。風濕未必遽走。徒使大汗出而邪不盡耳。故減去一枚。並去薑棗。而以甘草爲君者。欲其緩也。此方甘草止用二兩。而命方冠各藥之上。大有深義。余嘗對門人言。仲師不獨審病有法。處方有法。即方名中藥品之先後。亦寓以法。所以讀書當於無字處著神也。此方中桂枝視他藥而倍用之。取其入心也。蓋此證原因心陽不振。以致外邪不撤。是以甘草爲運籌之元帥。以桂枝爲應敵之先鋒也。

甘草附子湯

甘草二兩炙　白朮二兩　桂枝四兩　附子二枚

以水六升，煮取三升，去滓，溫服一升，日三服。初服得微汗則解，能食，汗止復煩者，服五合。恐一升多者，宜服六七合爲始。此言初服之始、

方解論註中極超。

傷寒，脈結代，心動悸，炙甘草湯主之。

陳脩園云：非洞悉乎造化陰陽之本者，不可與言醫。蓋脈始於足少陰腎，生於足陽明胃，主於手少陰心。少陰之氣不與陽明相合，陽明之氣不與少陰相合，上下不交，血液不生，經脈不通，是以心氣虛而常動悸。以炙甘草湯主之，補養陽明，從中宮以分布上下也。

陳師亮云：代爲難治之脈，而有治法者。凡病氣血驟脫者，可以驟復；若積久而虛脫者，不可復。蓋久病漸損於內，藏氣日虧，其脈代者，乃五藏無氣之候。亦有垂絕而亦可救者，此其代脈乃一時氣乏，然亦救於萬死一生之途，而未可必其生也。

按此結代爲最難治之脈，亦必根據心動悸，乃可定其爲經脈不通之證，非止結代。

之脈。便決其難治也。仲祖論脈。無一不根於證若此。

柯韻伯云。寒傷心主神明不安。故動悸。心不主脈。失其常度。故結代也。結與代皆爲陰脈。傷寒有此。所謂陽病見陰脈者死也。不忍坐視。姑製炙甘草湯。名復脈湯。以見仁人君子之用心。更欲挽回於天事已去之候耳。收合餘燼。背城借一。不猶勝束手待斃乎。

喻嘉言云。傷寒而至脈結代。心動悸。眞陰已亡。微邪搏聚者。欲散不散。故主炙甘草湯以復其後。俾內充胃氣。外達肌表。不驅邪而邪自無可容矣。

炙甘草湯

甘草四兩炙　桂枝三兩　生薑三兩　人參二兩　阿膠二兩　大棗三十枚

麻仁半升　麥冬半升　生地一斤

以清酒七升。水八升。先煮八味。取三升。去滓。內膠烊消盡。溫服一升。日三服。又名復脈湯。

周禹載云。本條不言外證。寒熱已罷可知。不言內證。二便自調可知。第以病久正氣太虧。無陽以宣其氣。更無陰以養其心。此脈結代心動悸所由來也。方中人參地黃阿膠麥冬大棗麻仁。皆柔潤之品。以養陰。必得桂枝生薑之辛。以行陽氣。而結代之脈乃復。尤重在炙草一味。主持胃氣。以資脈之本原。佐以清酒。使其捷行於脈道也。其煮法用酒七升。水八升。只取三升者。以煎良久。方得爐底變化之功。步步是法。要之師第言結代者用此方。以復之。非謂脈脫者以此方救之也。學者切不可泥其方名。致誤危證。推之孫眞人製生脈散。亦因其命名太誇。庸醫相沿。貽害豈淺鮮哉。

傷寒論崇正編

漢張仲景原文

順德黎天祐庇留編註

辯陽明病脈證

陽明之爲病。胃家實也。

柯韻伯云。陽明爲傳化之府。當更實更虛。食入胃實而腸虛。食下腸實而胃虛。若但實不虛。斯爲陽明之病根矣。胃實不是陽明病。而陽明之爲病。悉從胃實上得來。故以胃家實爲陽明一經之總綱也。然致實之由。最宜詳審。有實於未病之先者。有實於得病之後者。有風寒外束熱不得越而實者。有妄汗吐下重亡津液而實者。有從本經熱盛而實者。有從他經轉屬而實者。此只舉其病根在實。而勿得以胃實爲即可下之證。　又云。陽明提綱與內經熱論不同。熱論重經絡病爲在表。此以裏證爲主。裏不和即是陽明病也。他條或有表證。仲景意不在表。或兼經病。仲景意不在經。

陽明。爲。闔。凡裏證。之。不。和。者。又。以。闔。病。爲。主。不。大。便。固。闔。也。不。小。便。亦。闔。也。不。能。食。食難用飽。初欲食。反不能食。皆闔也。自汗出。盜汗出。表開而裏闔也。反無汗。內外皆闔也。種種闔病。或然或否。故提綱獨以胃實爲主。胃實不是竟指燥屎堅鞕。言只對下利言。下利是胃家不實矣。故汗出解後。胃中不和而下利者。便不稱陽明病。如胃中虛而不下利者。便屬陽明。即初鞕後溏者。總不失爲胃家實也。

沈堯封云。胃家實言以手按胃中實鞕也。如大陷胸證按之石鞕。即名實熱。梔子豉證按之心下濡。即名虛煩。夫心下俱以濡鞕分虛實。何獨胃中不以濡鞕分虛實乎。

此說可與柯公之論相表裏。

陳脩園云。燥氣。爲。陽。明。之。本。氣。燥。氣。太。盛。無。中。見。太。陰。濕。土。之。化。則。胃。家。實。於。內。故曰。胃。家。實。也。

太陽病。若發汗。若下。若利小便。此亡津液。胃中乾燥。因轉屬陽明。不更衣。內實。大便難者。此名陽明也。

柯韻伯云此條明陽明轉屬之病因有此亡津液之病機成此胃家實之病根也又按仲景陽明病機其原本經脈篇主津液所生病句來故總歸重在津液上如中風之口苦咽乾鼻乾不得汗身目黃小便難皆津液不足所致如腹滿小便不利水穀不別等亦津液不化使然故仲景諄諄以亡津液爲治陽明者告也

陳脩園云胃中無津液而乾燥其太陽未解之邪熱因轉屬於陽明不更衣爲腸內之實腸內實大便必難通此名太陽轉屬之陽明也

陽明病外證身熱汗自出不惡寒反惡熱也

柯韻伯云陽明主裏而亦有外證者有諸中而形諸外非另有外證也胃實之外見者其身則蒸蒸然裏熱熾而達於外與太陽表邪發熱者不同其汗則濈濈然從內溢而無止息與太陽風邪爲汗者不同表寒已散故不惡寒裏熱閉結故反惡熱只因有胃家實之病根即見身熱汗自出之外證不惡寒反惡熱之病情然此但言病機發見非即可下之證也宜輕劑以和之必譫語潮熱煩躁脹滿諸證兼見纔爲可

下。此四條是陽明外證之提綱。故胃中虛冷。亦得稱。陽明。病者。因其外證如此也。

喻嘉言云。以此辯陽明中風之外證。兼太陽也。

按太陽中風之汗出者。其汗爲風中肌腠。肌實則表虛不固。故汗出。若陽明。則。熱自內。迫。而。作汗。其汗不同太陽之汗。安得執汗出而認爲陽明之中風乎。陽明之中風。以能食爲據。至以發熱汗出爲兼太陽。更未識陽明之外證也。

本太陽病。初得病時。發其汗。汗先出不徹。因轉屬陽明也。傷寒。發熱。無汗。嘔不能食而反汗出。濈濈然者。是轉屬陽明也。照張錢塘本

來蘇集分爲兩節。徹字作止字解。汗出不徹。卽汗出多之互辭。下節由傷寒發熱無汗起。謂胃實之病。機在。汗。出。多。病。情。在。不。能食。初因。寒。邪。外束。故無汗。繼而。胃陽。遽。發。故。反。汗。多。卽嘔。不能。食時。可知其人胃家素實與乾。嘔。不同。而反汗出。則非太陽之中風。是。陽。明之病實矣。

陳脩園云。其太陽。標。熱。之。氣。不。能。隨。汗。而。泄。卽與。燥氣。混。爲。一。家。因此。而。轉。屬。陽。明。

也。更有發熱無汗。其時卽伏胃不和之病機。故嘔不能食。不因發汗。而反汗出濈濈然者。水液外泄。則陽明內乾。是轉屬外。又有一轉屬之陽明也。

張錢塘云。此言陽明有內外轉屬之不同。上截言轉屬陽明之在外者。下截言轉屬陽明之在內者。

傷寒三日。陽明脈大。

柯韻伯云。脈大者。兩陽合明。內外皆陽之象。陽明受病之初在表。脈但浮而不大。與太陽同。故亦有麻黃桂枝證。至二日惡寒自止而反惡熱。三日熱勢太盛。故脈亦洪大也。此爲胃家實之正脈。

張錢塘云。夫六經之傳。一日太陽。二日陽明。邪傳陽明便歸中土。無所復傳。故至三日而現脈大之陽明也。脩園註本此。

喻嘉言云。陽明氣血俱多。其脈必大。方氏沈氏亦云然。

金鑑云。邪熱入胃。而成內實之診。

傷寒。脈浮而緩。手足自溫者。是爲繫在太陰。太陰者。身當發黃。若小便自利者。不能發黃。至七八日。大便鞕者。爲陽明也。

柯韻伯云。太陽受病。轉屬陽明者。以陽明爲燥土。此病機在小便。小便不利。是津液不行。故濕土自病。病在肌肉。小便自利。是津液越出。故燥土受病。病在胃也。

客曰。病在太陰。同是小便自利。至七八日暴煩下利。仍爲太陰病。大便鞕者。轉爲陽明病。其始則同。其終則異者。何也、曰。陰陽異位。陽道實。陰道虛。故脾家實。則腐穢自去。而從太陰之開。胃家實。則地道不通。而成陽明之闔。此其別也。

陳脩園云。此言陽明。與太陰相表裏之義。陽明之發熱。是身全熱。今止手足自溫。是爲病。不在陽明。而繫在太陰。太陰濕土。濕熱相併。身當發黃。小便利。得以下泄。故不能發黃。至七八日。值陽明主氣之期。遂移其所繫。而繫陽明。胃燥。則腸乾。大便無不鞕。者此爲陽明也。

陽明中風。口苦咽乾。腹滿。微喘。發熱。惡寒。脈浮而緊。若下之。則腹滿。小便難也。

柯韻伯云。數證似太陽少陽太陰。但三經證俱未備。故名爲陽明中風耳。是知。口。爲。胃。竅。咽爲胃門。腹爲胃室。喘爲胃病矣。惡寒爲陽明初病之表證。浮緊爲潮熱有時之定脈。若以腹滿爲胃實而下之。津液既竭。腹更滿而小便難。必大便反易矣。此中。風。轉中寒。胃實轉胃虛。初能食而致反不能食之機也。傷寒中風。但見有柴胡一證便是。則口苦咽乾。當從少陽證治。脈浮而緊者。當曰弦矣。

按此註用小柴胡。較勝陳註之發汗。

陳脩園云。此條言陽明之氣。不特與太陰爲表裏。抑且與太陽少陽相合。涉於少陽之熱化。故口苦咽乾。涉於太陰之濕化。故腹滿微喘。涉於太陽之寒化。故發熱惡寒。陽明脈本浮大。以陽明協於太陽。故脈浮中不見大而見緊。浮緊之脈。宜從汗以解之。若誤下則陽邪內陷於中土。則中土不運。而腹增滿。少陽之三焦不能決瀆。復增出小便難之新證也。（註本張錢塘）

程郊倩云。此與太陽大青龍同。彼以風寒持其營衛。故有煩躁。而無腹滿。此以風寒持住陽明。故有腹滿。按大青龍是汗不出。鬱熱而煩躁。非風寒兩傷也。此明明陽明中風。何得言風寒。且腹滿之所以然亦未悉。

唐容川云。此只申明少陽陽明證。脉浮而緊。是弦脉也。發熱惡寒少陽證也。口苦咽乾。少陽證也。惟腹滿微喘。兼在陽明。當借少陽而達於表。不可下。腸胃而引入裏也。少陽三焦司決瀆。引入裏則小便難。淺註牽引太陰太陽。反生葛藤。

愚按陳註本之張錢塘。將口苦咽乾三證。分屬少陽太陰太陽。似爲現成。但全無陽明見證。則陽明中風句。反無着落。果爾當改爲少陽太陰太陽三經合病。不得爲陽明中風矣。唐氏謂爲少陽陽明發熱惡寒。亦屬少陽。按少陽實往來寒熱。發熱惡寒。則屬太陽。而陽明初病。亦有惡寒。則柯註爲是。且腹滿微喘。屬之陽明。確爲胃實可下之證。但初病陽明。則無此。亦是可疑處。若以本文論。則柯註引小柴作證爲是。

陽明病。若能食。名中風。不能食。名中寒。

陳脩園云。風能鼓陽明之氣。故能食。名中風。寒能閉拒陽明之氣。故不能食。名中寒。

然此特初病則然久之則爲實滿等證雖能食者亦歸於不能食矣要之以食而辨風寒之氣即以食而驗陽明之胃氣因正而辨邪因邪而識正善讀者能會心於文字之外則得矣

柯韻伯云此不特以能食不能食別風寒更以能食不能食審胃家虛實也要之風寒本一體隨人胃氣而別此條本爲陽明初受表邪先辨胃家虛實爲診家提綱使其着眼不是爲陽明分中風傷寒之法也

喻嘉言云本之張錢塘亦云風爲陽能消穀寒爲陰不能消穀以此辨風寒則有據

陽明病若中寒不能食小便不利手足濈然汗出此欲作固瘕必大便初鞕後溏所以然者以胃中冷水穀不別故也

陳脩園云陰寒過甚不得本氣燥熱之化則穀不消而不能食水不化而小便不利四肢爲諸陽之末胃陽虛而津液外泄故手足濈然汗出此欲大便固而仍不固欲作大瘕泄而仍不瘕燥氣用事必大便初鞕寒氣用事而後半即溏所以然者以胃

中冷。水穀。不能。泌別。故也。

柯韻伯云。胃實則中熱。故能消穀。胃虛則中寒。故不能食。陽明。以胃實爲病。根更當。以胃寒爲深慮耳。凡身熱汗出。不惡寒反惡熱。稱陽明病。今但手足汗出。則津液之洩於外者尚少。小便不利。則津液不泄於下。陽明所慮在亡津液。此更慮其不能化液矣。又云固瘕卽初鞕後溏之謂。肛門雖固結。而腸中不全乾也。溏卽水穀不別之象。以瘕瘕作解。謬矣。按大腸小腸俱屬於胃。欲知胃之虛實。必於二便驗之。小便利屎定鞕。小便不利。必大便初鞕後溏。今人但知大便鞕大便難不大便者。爲陽明病。亦知小便難。小便不利。小便數少。或不尿者。皆陽明病乎。

唐容川云。水穀不別。指出水從胃中卽散出而走膜膈也。西醫所謂胃之通體有微絲血管。將水散出。內經所謂上焦爲水之上源。卽指出水從胃中而散入膜膈也。胃中冷。卽總論所謂燥氣不足。合觀總論而水穀之治法明矣。

喻嘉言云。固瘕卽溏泄久而不止也。

陽明病。不能食。攻其熱。必噦。所以然者。胃中虛冷故也。以其人本虛。故攻其熱必噦。

柯本下節。卽接以若胃中虛冷。不能食者。飲水則噦。

陳脩園云。陽明病雖以胃家實爲大綱。而治者。當刻刻。於虛。寒。上着眼。陽明病。胃氣實則能食。今不能食。可知其胃虛矣。醫者誤攻其熱。則虛不受攻。寒復傷胃。其人必噦。以其胃中虛冷。故也。此胃氣。存亡之關頭。不得不再叮嚀曰。以其人胃氣本虛。故攻其熱必噦。

柯韻伯云。要知陽明病不能食者。雖身熱惡熱。而不可攻其熱。不能食。便是胃中虛冷。用寒。以徹表熱。便是攻。非指用承氣也。傷寒治陽明之法。利在攻。仲景治陽明之心。全在未可攻。故諄諄以胃家虛實相告耳。

張錢塘云。噦呃逆也。

高子曰。遍閱諸經。止有噦而無呃。以噦之爲呃也。確乎不易。詩云。鸞聲噦噦。謂呃之發聲有序。如車鑾聲之有節奏也。凡經論之言噦者。俱作呃解無疑。

唐容川云。此言胃氣虛冷無燥屎。雖有身熱之陽明證。亦不可誤攻。其胃非胃有燥屎。斷不可攻也。淺註必扯胃家實爲言。反添葛藤。

陽明病。脈遲。腹滿。食難用飽。飽則微煩頭眩。必小便難。此欲作穀疸。雖下之。腹滿如故。所以然者。脈遲故也。

柯本有腹滿二字。淺註照張本無腹滿二字。細按本文腹滿如故。可知其先已有腹滿矣。

柯韻伯云。陽明脈浮而大。爲中風。若脈遲。爲中寒。爲無陽矣。食難用飽。因於腹滿。腹滿。因於小便難。煩眩。又因於食飽耳。食入於胃。濁氣歸心。故煩。陽虛不能化液。則清中清者。不上升。故食穀則頭眩。濁中清者。不下輸。故腹滿而小便難。胃脘之陽。不達於寸口。故脈遲也。金匱曰。穀氣不消。胃中苦濁。濁氣下流。小便不通。身體盡黃。名曰穀疸。當用五苓散。調胃利水。而反用茵陳湯下之。腹滿不減。而除中發噦。所由來矣。所以然者。遲爲在藏。脾家實則腐穢自去。食難用飽者。脾不磨也。下之則。脾。家。愈。虛。

不化。不出。故腹滿如故也。

張錢塘、方中行、程郊倩、陳脩園、金鑑、註皆同。

喻嘉言云。得食微煩者。外邪助其內熱也。熱蒸食而上攻。故頭眩。小便難者。濕熱上攻水道必不通也。作穀疸者。水穀之濕。得熱蒸而遍身發黃也。下之腹滿如故者。病未除而脈愈遲也。

按此註虛證誤認為實證。不至病增劇烈不止。試問脈遲。食難用飽。不能食。何謂乎。

明陽病。法多汗。反無汗。其身如蟲行皮中狀者。此以久虛故也。

柯韻伯云。明陽氣血俱多。故多汗。其人久虛。故反無汗。此又當益津液和營衛使陰陽自和而汗出也。

陳脩園云。胃氣久虛。不能輸精於皮毛。故無汗。內經云。輸精皮毛。毛脈合精。行氣於府。可知內而經脈。外而皮毛。皆禀氣於胃。胃虛則皮毛經脈俱無所禀矣。

金鑑云。邪熱鬱太陽之表。陽明肌膚不能宣發作汗故也。宜葛根湯小劑微汗。

按葛根湯豈久虛者所宜。虛證認作實證。誤也。

喻嘉言云。此胃熱挾寒邪而鬱於肌膚也。久虛是不能透出肌膚之故。非謂當補也。

按末句欠妥。凡云虛則補法。卽在大宜研究。

此證常器之用桂枝加黃耆湯。郭雍用麻桂各半湯。汪氏謂陽明無汗宜葛根湯。

愚按黃。耆。建。中。較。妥。

陽明病。反無汗。而小便利。二三日。嘔而欬。手足厥者。必苦頭痛。若不欬不嘔。手足不厥者。頭不痛。

柯韻伯云。小便利則裏無瘀熱可知。二三日無身熱汗出惡熱之表。而卽見嘔欬之裏。更手足厥逆。此。胃。陽。不。敷。布。於。四。肢。故。厥。不。上。升。於。頭。顱。故。痛。緣邪中於膺。結在胸中。致嘔欬而傷陽也。當用瓜蒂散吐之。嘔欬止。厥痛自除矣。

按論證則是。擬方則非。此。胃。陽。虛。寒。上。逆。於。頭。不。能。灌。於。四。旁。當以眞武加乾薑細辛北味。去生薑加吳茱萸半夏最合法。若用瓜蒂再吐。必吐下不止。厥逆無脈。危乎其危。

張石頑云。邪不在內。而在外。不在下而在上。仍宜小靑龍湯。按手足厥而無發熱。則非在表。陽明。寒。氣。牽連。正氣。而上。逆。病非在上。小靑龍治外者也。此非所宜。

陽明病。但頭眩。不惡寒。故能食而欬。其人必咽痛。若不欬者。咽不痛。

陳脩園云。頭眩。有。陽。有。陰。有寒。有。熱。從。何。處。辨。起。惟不惡寒。知病。屬。陽。明。而不。屬。陰。經。矣。陽明病若能食名中風。故卽。其能食。而知。爲。陽。陽胃。熱。而非。陽。陽。胃。寒。矣。由是。熱。氣。上。攻。肺受。火。爍。而發。咳。咳極。其。人。必。咽。痛。若熱。不。上。干。於。肺。而。不。咳。者。咽亦不痛。

柯韻伯云。此邪結胸中。而胃家未實也。當從小柴胡加減法。

愚謂胃熱爍肺。竹葉石膏湯去半夏加桔梗更妥。無往來寒熱。小柴胡用不著。

喻嘉言云。此胃。熱。挾。風。邪。而。上。攻。也。

陽明病。無汗。小便不利。心中懊憹者。身必發黃。

柯韻伯云。陽明病。法多汗。反無汗。則熱不得越。小便不利。則熱不得降。心液不安。故雖未經汗下。而心中懊憹也。無汗。小便不利。是發黃之原。心中懊憹。是發黃之兆。然口不渴。腹不滿。非茵陳湯所宜。與梔子柏皮湯。黃自解矣。

按中土鬱熱。正合瘀熱在裏意。且有小便不利及無汗等。當以茵陳湯較勝。梔子柏皮湯。主治熱發於外之黃證。鬱於中者未合也。然此三方可擇用。

陳脩園云。陽明之氣。不能外達於皮毛。則無汗。不能下輸於膀胱。則小便不利。熱無可泄。鬱於中土。故心中懊憹。鬱於中者。必現於外。故身必發黃。（本張錢塘）

金鑑主麻黃連軺赤小豆湯。外發內利。

陽明病被火。額上微汗出。小便不利者。必發黃。

柯韻伯云。陽明無表證。不當發汗。況以火劫乎。額爲心部。額上微汗。心液竭矣。心虛腎亦虛。故小便不利。而發黃。非梔子柏皮湯。何以挽津液於涸竭之餘耶。

按此條比上條更重。茵陳湯。內有大黃。可泄內熱。金鑑亦主茵陳湯。

陳脩園云。熱鬱於中。醫者不知所以無汗之故。以火強迫其汗。熱邪被火。燥極而其熱不能外越。但上攻於額。而微汗出。又不得下行。則小便不利。濕熱相薰。亦必發黃。此借被火以言其更甚也。凡誤服羌、獨、荊、防、及薑、桂、烏、附之類。皆以被火概之。

喻嘉言云。誤火則熱邪愈熾。津液上奔。額雖微汗。而周身之汗。與小便。愈不可得矣。

陽明病。脈浮而緊者。必潮熱。發作有時。但浮者。必盜汗出。

柯韻伯云。陽明脈證。與太陽脈證不同。太陽脈浮緊者。必身疼痛。無汗。惡寒。發熱不休。此則潮熱有時。是惡寒將自罷。將發潮熱時之脈也。此緊反入裏之謂。不可拘緊則爲寒之說矣。太陽脈但浮者。無汗。今盜汗出。是因於內熱。且與本經初病但浮無汗而喘者不同。又不可拘浮爲在表之法矣。但浮而不合麻黃證。身熱汗出而不是桂枝證。麻桂下咽。陽盛則斃耳。此脈。從經異。非脈。從病反。要知仲景分經辨脈。勿專據脈。談證。故善診者。必據證辨脈。勿據脈。談證。

按此即據脈談證矣。兩必字恐未可必也。孰若見潮熱則醫潮熱。見盜汗則醫盜汗之爲得哉。

陳脩園云。陽明主裏。今仍見太陽表實無汗之脈。是陽明被太陽之寒邪外束。則陽氣不能宣發而爲熱。必乘申酉時而潮熱。如潮水之發作有時。若脈但浮而不緊。是見太陽表虛自汗之脈。陽明被太陽之風邪外泆。則陽氣盡浮於表。及臥而陰血歸肝。之頃。兩不相顧。必爲浮陽盜去而汗出。

喻嘉言云。脈緊與潮熱。脈浮與盜汗。非的對之證。不過藉以辨陽陽之八九。太陽之一二耳。　此不確切。

陽明病。口燥。但欲漱水。不欲嚥者。此必衄。

柯韻伯云。陽明經起於鼻。牽於口齒。陽明病則津液不足。故口鼻乾燥。陽盛則陽絡傷。故血上溢而爲衄也。口鼻之津液枯涸。故欲漱水不欲嚥者。熱在口鼻。未入裏也。能食者胃氣強也。以脈浮發熱之病證。而見口乾鼻燥之病機。知熱不在氣分而在血分矣。此問而知之。　此註合發熱口乾鼻燥節而解。

陳脩園云。陽明之脈。起於鼻交頞中。還出挾口。今陽明燥熱之病。其口無不乾燥。若熱。止在經。則但欲漱水以濟經熱。漱畢吐去而不欲嚥者。熱不在胃也。陽明氣血俱多。經中熱甚。則逼血妄行。因此必其發衂。

各家註同。

陽明病。本自汗出。醫更重發汗。病已差。尚微煩不了了者。此大便必鞕故也。以亡津液。胃中乾燥。故令大便鞕。當問其小便日幾行。若本小便日三四行。今日再行。故知大便不久出。今爲小便數少。以津液當還入胃中。故知不久必大便也。

柯韻伯云。治病必求其本。胃者津液之本也。汗與溲皆本於津液。本自汗。本小便利。其人胃家之津液本多。仲景提出亡津液句。爲世之不惜津液者告也。病差指身熱汗出言。煩即惡熱之謂。煩而微。知惡熱將自罷。以尚不了。故大便鞕耳。數少即再行之謂。大便鞕。小便少。皆因亡津液所致。不是陽盛於裏也。因胃中乾燥。則飲入於胃。

不能上輸於肺。通調水道。下輸膀胱。故小便反少。而游溢之氣。尙能輸精於脾。津液相成。還歸胃府。胃氣因和。則大便自出。更無用導法矣。以此見津液素盛者。雖亡津液。而津液終自還。正以見胃家實者。每躊躇顧慮。示人以勿妄下勿妄汗也。

各家註同。

傷寒。嘔多。雖有陽明證。不可攻之。

陳脩園云。嘔多爲陽明胃氣之虛。胃氣既虛。雖爲陽明燥熱之證。切不可攻之。

述陽明有胃氣。有悍氣。有燥氣。胃氣者柔和之氣也。悍氣者慓悍滑利。別走陽明者也。燥氣者燥金之氣也。病在悍氣者可攻。病在燥氣者可攻。病在胃氣者不可攻。病在燥氣而胃氣虛者。亦不可攻。然所謂不可攻者。非坐視而不救也。必有所以可者。在探源握要。皆可以悟其治法。全在隨機應變者矣。

柯韻伯云。嘔多是水氣在上焦。雖有胃實證。只宜小柴胡以通液。攻之恐有利遂不止之禍。　按水氣之嘔者。太陽中風。嘔逆加以下利。攻之者竟用十棗湯。不可謂水氣爲不可攻也。此嘔多非水氣。乃胃虛耳。胃虛不可攻。當以理中或生薑半夏湯。或吳萸湯。卽胃實不大便。亦上升不下降使然。必以止嘔爲法。

喻嘉言云。嘔多則太陽未除。縱有陽明諸證。在所不計。故戒攻下。

按太陽證之可下者甚多。如十棗陷胸抵當。獨非太陽經之病乎。況僅以嘔多認爲太陽證。更覺不是。

沈目南云。嘔多則氣已上逆。邪氣偏侵上脘。或帶少陽。故雖有陽明證。愼不可攻也。

按此註仍作實證看。差矣。

陽明病。面合赤色。不可攻之。攻之必發熱。色黃。小便不利也。

陳脩園云。面色正赤者。陽氣怫鬱在表。若妄攻之則胃氣徒虛。津液大耗。熱不得越。必復發熱。面色之赤者。亦變爲黃。內經云。三焦膀胱者。腠理毫毛其應。今鬱熱在表。三焦失其決瀆之官。膀胱失其氣化之職。小便之不利。實爲發黃之根也。

金鑑二程及方氏註同。

柯韻伯云此條先黃而小便不利總因津液枯涸不能通調水道而然須梔子柏皮滋化源而致津液非滲洩之劑所宜矣

陽明病不吐不下心煩者可與調胃承氣湯

柯韻伯云言陽明病則身熱汗出不惡寒反惡熱矣若吐下後而煩爲虛邪宜梔子豉湯未經吐下而煩是胃火乘心從前來者爲實邪調其胃而心自和

陳脩園云不吐不下可知其胃不虛胃脈上通於心陽明之燥火與少陰之君火相合故煩可與調胃承氣以和之

愚按合觀太陽汗吐下後虛煩用梔豉湯厥陰下後更煩亦主梔豉少陰病心中煩用黃連阿膠湯陽明煩而腹滿痛者宜大承氣此不吐不下心煩與調胃承氣在陽明燥氣無吐下之虛證故可攻且陽明燥火合少陰君火故也凡煩者俱少陰君火爲病但有虛實之分

陽明病脈遲雖汗出不惡寒者其身必重短氣腹滿而喘有潮熱者此外欲解可攻裏

也。手足濈然而汗出者。此大便已鞕也。大承氣湯主之。若汗多。微發熱惡寒者。外未解也。其熱不潮。未可與承氣湯。若腹大滿不通者。可與小承氣湯。微和胃氣。勿令大泄下。

陳脩園云。脈遲爲陽邪入於裏陰。然止言脈。猶不足憑也。必以汗出爲陽熱之內蒸。然汗亦不足憑也。必以不惡寒者。定其表證之已罷。然表證已罷。尤當驗其裏證。陽明主肌肉。邪在表陽。則身輕易以轉側。若入於裏。其身必重。邪結於中。必阻呼吸而短氣。腹滿難以下通。勢必逆上而喘。此已屬大承氣證矣。然猶必身熱。變爲潮熱。知其熱。邪盡入於胃。乃可實指之曰。有潮熱者。此外欲解。可攻裏也。又必通身熱蒸之汗。變爲手足濈然之汗。熱與汗俱斂。止露出胃所主之四肢爲本證。眞面目乃可指其實曰。手足濈然汗出者。大便已鞕也。大承氣湯主之。若其人汗出雖多。微發熱惡寒者。外未解也。不可攻裏。即不惡寒。而其熱不潮。爲胃未全實。未可與大承氣湯。若其人腹大滿。大便不通者。此不見潮熱之證。止可與小承氣。勿令大泄下。

柯韻伯云。胃實諸證。以手足汗出爲可據。而潮熱尤爲親切。以四肢爲諸陽之末。而日晡潮熱。爲陽明主時也。

各家註皆同。

愚按陽明病之虛者。亦脈遲。但彼有食難用飽。頭眩等證。此之脈遲。則大便鞕。可見。憑證以辨脈。斷無捨證而專談脈者。即此之謂也。

大承氣湯

大黃四兩酒洗　厚朴半斤炙去皮　枳實五枚炙　芒硝三合

以水一斗。先煎二物。取五升。去滓。內大黃。煮取二升。去滓。內芒硝。更上火微一兩沸。分溫再服。得下餘勿服。

古愚云。承氣湯有起死回生之功。惟善讀仲景書者方知其妙。俗醫以滋潤之脂麻油、當歸、火麻仁、郁李仁、肉蓯蓉代之。徒下其糞。而不能蕩滌其熱。則正氣不復。不能大瀉其火。則眞陰不復。往往死于糞出之後。于是咸相戒曰。潤腸之品。且能殺人。而大承氣湯。更無論矣。甚矣大承氣湯之功用。盡爲那庸耳俗目所掩也。

武陵陳氏云。方名承氣。殆卽亢則害。承乃制之義乎。亢極反兼勝巳之化。承者以下承上也。夫天地一理。萬物一氣。故寒極生熱。熱極生寒。物窮則變。未有亢極而不變者。傷寒邪熱入胃。津液耗。眞陰虛。陽勝陰病。所謂陽盛陰虛。汗之則死。下之則愈。急以苦寒勝熱之濟。救將絕之陰。瀉亢甚之陽。承氣所以有挽回造化之功也。然不言承亢而言承氣何哉。夫寒熱流轉。不過一氣之變遷而已。用藥制方。彼氣機之不可變者。力難矯之。亦第就其氣機之必變者。而一承之耳。設其氣有陽無陰。一亢而不可復。則爲脈澀直視。喘滿者死。何則。以其氣機已絕。更無可承之氣也。由是言之。聖人雖盡人工之妙。止合乎天運之常耳。不云承氣而云何。

小承氣湯

大黃四兩　厚朴二兩炙去皮　枳實三枚炙

以水四升。煮取一升二合。去滓。分溫二服。初服湯當更衣。不爾者。盡飲之。若更衣者。勿服之。

柯韻伯云。諸病皆因于氣。穢物之不去。由于氣之不順也。故攻積之劑。必用氣。分之。藥。因以。承氣。名湯。方分大小。有二義。尊厚朴。倍大黃。是氣。藥爲君。名大。承氣。大黃倍厚朴。是氣。藥。爲臣。名小。承氣。味多。性猛。制大。其服。欲令大泄下也。味寡。性緩。制小。其。服。欲微。和胃氣。也。大小之分似此。且煎法更有妙義。大承氣用水一斗。煮枳實取五升。內大黃再煮取二升。去滓。內芒硝。何哉。蓋生者。氣銳而先行。熟者。氣鈍而和緩。仲景。欲。使。芒硝。先化。燥屎。大黃。繼。通。地而後。枳朴。除其。痞滿。若小承氣以三味同煎。不分次第。同一大黃。而煎法。不同。此可。見微。和。之義。也。

陽明病。潮熱。大便微鞕者。可與大承氣湯。不鞕者不與之。若不大便六七日。恐有燥屎。欲知之法。少與小承氣湯。湯入腹中。轉失氣者。此有燥屎。乃可攻之。若不轉失氣者。此但初頭鞕。後必溏。不可攻之。攻之必脹滿。不能食也。欲飲水者。與水則噦。其後發熱者。必大便復鞕而少也。以小承氣湯和之。不轉失氣者。慎不可攻也。

陳脩園云。大便不鞕者。雖有潮熱。不可與大承氣。慎勿。概。以。潮熱。爲。可。攻也。有燥屎始可攻。初鞕後溏。攻之必脹滿不能食。飲水則噦。水且不宜。况攻下乎。若溏者既去。所留雖鞕而少。止可以小承氣和之。然亦必須轉失氣。乃可攻之。若仍不轉失氣。愼不可攻也。

唐容川補淺註云。失氣之失當作矢字。矢氣卽今之放屁也。古名便糞爲矢。今人名出弓。古名矢氣。今名出虛弓。卽俗所言放屁也。　按矢古作屎。則不應用屎字矣。何以有得屎則解。何不作得矢。

各家註同。

夫實則譫語。虛則鄭聲。鄭聲重語也。直視譫語。喘滿者死。下利者亦死。

陳脩園云。陽明譫語。其中有虛實生死之不同。如實證則語皆狂亂。名曰譫語。若虛證則聆其聲有不正之聲。輕微重復之語。名曰鄭聲。鄭聲卽重語也。蓋譫語原非死證。若譫語而直視者。是邪氣入藏。以致精氣不營於目則危矣。喘滿者。脾肺不交而氣脫於上。主死。下利者。脾腎不固而氣脫於下。亦主死。

張隱菴云凡譫語乃心主之神氣內虛言主於心非關於胃胃燥之用承氣乃胃絡不通於心下之則胃氣清而脈絡能通之義

來蘇集分爲兩節其上節註云同一譫語而有虛實之分邪氣盛則實言雖妄誕與發狂不同有莊嚴狀名曰譫語正氣奪則虛必目見鬼神故鄭重其語有求生求救之狀名曰鄭聲此卽從譫語中分出以明譫語有不因胃實而發者更釋以重語二字見鄭重之謂而非鄭重之音也若造字出於喉中與語多重復叮嚀不休者等義誰不知其虛仲景烏庸辨其註下截一節云譫語本胃實而不是死證若譫語而一見虛脈虛證則是死證而非胃家實矣藏府之精氣皆上注於目目不轉睛不識人藏府之氣絕矣喘滿見於未汗之前爲裏實見於譫語之時是肺氣已敗呼吸不利故喘而不休脾家大虛不能爲胃行其津液故滿而不運若下利不止是倉庫不藏門戶不固也與大便難而譫語者天淵矣　按藏、府之精氣皆上注於目知此則能治虛眼矣喻本亦分兩節。其下節註云。此當會意讀。謂譫語之人。直視等證。有一必死。蓋譫語則心火亢極。加以直視。則腎水絕。心火愈無制。故死。喘滿者邪聚位而上爭。正不勝邪。則上脫故死。下利者邪聚位而下奪。正不勝邪。氣從下脫故死。

唐容川補淺註云。聲音出於腎。成於肺。而其辨言語者則出於心。心欲言而舌動音出。遂成詞句。心氣實則神煩亂而言語多妄。故為譫語。心氣虛則顛倒而言語重複。故為鄭聲。譫語當攻。鄭聲不當攻。譫語多生。兼鄭聲則多死。故下文言譫語而直視喘滿者死。下利者死。則譫語而兼鄭聲亦在死之例矣。胃絡通心。燥火相併。而神明被其熒惑。故煩妄多言。至於見鬼則又心血結而為死魄。心肝之神魂。自見此死魄。故如鬼狀。血室中血結。亦能如鬼狀。腸胃中燥屎。亦死魄之類。故皆能如見鬼狀。

按唐氏註熱入血室。如見鬼狀。謂仲景陽明篇並無見鬼之文。今此則言腸胃中燥屎亦死魄之類。皆能如見鬼狀。是前後之說不符矣。

發汗多。若重發汗者。亡其陽。譫語。脈短者死。脈自和者不死。

陳脩園云。汗爲心液。心爲陽中之太陽。發汗多則心液虛矣。若重發汗者。心液。爲陰。陰虛。於內則心主之陽無所附。亦遂亡於外則神昏而譫語。脈爲血脈。其脈短者。心液亡。心氣絕。故主死。若不短而且自和者。病雖劇亦不死。

喻嘉言泛說亡陽。謂亡陽之人。所存者陰氣耳。故神魂無主而妄見妄聞。與熱邪乘心之候不同。門人問亡陽而譫語。四逆湯可用乎。答曰。仲景不言方。而子欲言之。曷不詳之仲景乎。蓋亡陽固必回其陽。然邪傳陽明。胃熱之熾否。津液之竭否。裏證之實否。俱不可知。設不辨悉。欲回其陽。先竭其陰。竟何益哉。此仲景不言藥乃所以爲聖也。

按此游移莫決。因不識心陽爲何物。擬四逆湯。大不對證。四逆者。亡腎陽所用。亡心陽。有救逆湯。在能會全書則頭頭是道。必不謂仲師不言藥乃爲聖也。

汪氏云。譫語者脈當大實或洪滑。爲自和。自和者脈與證不相背也。病雖甚不死。若陽證見陰脈。無法可施。

按此註錯認亡陽之譫語爲實證。故以脈洪大爲合。而不。知。心。液。亡。而。心。陽。無。所。附。亦。亡。是虛。證也。脈宜詳細。乃與證相和。洪大爲相背矣。

傷寒。若吐。若下後。不解。不大便五六日。上至十餘日。日晡所。發潮熱。不惡寒。獨語。如見鬼狀。若劇者發則不識人。循衣摸牀。惕而不安。微喘。直視。脈弦者生。濇者死。微者但發熱譫語者。大承氣湯主之。若一服利。止後服。

陳脩園云。吐下後陰液亡。故不大便至十餘日。邪氣隨申酉旺時而發潮熱。顯出本。來。燥氣。故不。惡寒。且熱甚神。昏無問答而獨語。無所見而如見鬼狀。劇則神不爲我用。而不識人。陽奔。於外而躁擾。故循衣摸牀。陰孤。於。內。而。無。所。依。故心惕而不安。陽脫。於上。故微。喘。精不。榮。於目。故直。視。此陽。熱。甚而。陰。液。亡。其生。死。在一。瞬。之間。須於脈候决之。弦爲陰脈。脈弦。則陰。氣。未絕。可生。濇則無血。脈濇。則。陰。血。已。竭。必。死。苟病勢尚微。無以上之劇證。但發熱譫語者。大承氣湯主之。一服利止後服。蓋以大承氣。用之。得。當。可以。養。陰。不。當。亦。所。以。亡。陰。可不。愼。歟。

柯韻伯云。壞病有微劇之分。微者是邪氣實。當以下解。劇者邪正交爭。當以脈斷其虛實。弦者是邪氣實。不失爲可下證。故生。濇者是正氣虛。不可更下。故死。如見鬼狀。獨語。與鄭聲譫語不同。潮熱不惡寒。不大便。是可下證。目直視。不識人。循衣摸牀等證。是日晡發潮熱。時事不發。時自安。故勿竟斷爲死證。還將脈推之。凡譫語脈短者死。濇者短也。短則氣病。弦者長也。長則氣治。凡直視譫語喘滿者死。此微喘而不滿。只是氣之不承。非氣之不治耳。

陽明病其人多汗。以津液外出。胃中燥。大便必鞕。鞕則譫語。小承氣湯主之。若一服譫語止。更莫復服。

柯韻伯云。陽明主津液所生病。故陽明病多汗。多汗是胃燥之因。便鞕是譫語之根。一服譫語止。大便雖未利。而胃濡可知矣。

喻嘉言、陳脩園、張石頑、金鑑各註皆同。

下利譫語者。有燥屎也。宜小承氣湯。(由厥陰篇移回)

陳脩園云。厥陰下利譫語者。中見火化。與陽明燥氣相合。胃氣不和。有燥屎也。厥陰忌下。有燥屎不得不下也。宜小承氣湯微和胃氣。

汪氏云。下利而竟譫語燥屎者。乃胃中糟粕爲邪所壅。留著於內。其未成鞕者。或時得下。其已成鞕者。終不得出。則燥屎爲下利之根。燥屎不得出。邪熱則上承於心。所以譫語。要之此證。須以手按臍腹。必有堅痛。方爲燥屎之徵。

金鑑云。其下之物。必稠粘臭穢。知熱與宿食合而爲之也。可決其燥屎可知燥屎不在鞕與不鞕。而在裏之急與不急。便之臭與不臭。

按此亦辯證之一法門。然必先洞悉乎陰陽寒熱之機。乃可。否則陰寒下利。何嘗其糞不臭者哉。

柯本移入陽明篇。註云、下利是大腸虛。譫語是胃家實。胃實腸虛。宜大黃以濡胃。無庸芒硝以潤腸也。

喻嘉言云。此與陽明經譫語胃中有燥屎正同。乃不用大承氣。而用小承氣者。以下利腸虛。兼以厥陰藏寒。所以但用小承氣。微攻其胃。全無大下之條。
按既說腸虛。又兼以藏寒。則較陽明之燥結。有天淵之隔。須知此之譫語。是合於陽明。燥化。不必言。厥陰。藏寒也。藏寒之下利。斷無譫語者。此是陽明證。編錯厥陰耳。
愚按下利四肢厥逆。亦有譫語者。其譫語之現象。必柔弱無力。是爲鄭聲。乃魂不守舍也。與此之譫語。有虛實生死之異。當細認。倘下利而鄭聲。則是魂不守舍。豈可用小承氣哉。
按陳註厥陰忌下。有燥屎不得不下。又云與陽明燥氣相合。胃氣不和。夫胃氣不和。卽陽明病也。小承氣湯。陽明方也。叔和編次錯亂。陳註不過因其在厥陰編而附會以解也。當移回陽明篇中。陽明病。其人多汗。以津液外出。胃中燥。大便必鞕。鞕則譫語節之下。乃合。
陽明病。譫語。發潮熱。脈滑而疾者。小承氣湯主之。因與承氣湯一升。腹中轉失氣者。更服一升。若不轉失氣。勿更與之。明日不大便。脈反微澁者。裏虛也。爲難治。不可更與承

氣湯也

柯韻伯云脈滑而疾者有宿食也譫語潮熱下證具矣與小承氣試之不轉失氣宜爲易動明日而仍不大便其胃家似實而脈反微濇微則無陽濇則少血此爲裏虛故陽證反見陰脈也然胃家未實陰脈尚多故脈遲脈弱者始可和而久可下陽脈而變爲陰脈者不惟不可下更不可和脈滑者生脈濇者死故爲難治然滑有不同又當詳辨夫脈弱而滑是有胃氣此脈來滑疾是失其常度重陽必陰仲景早有成見故少與小承氣試之若據譫語潮熱而與大承氣陰盛已亡矣此脈證之假有餘小試之而即見眞不足憑脈辨證可不愼哉

宜蜜煎導而通之虛甚者與四逆湯陰得陽則解矣

按微濇之脈邪盛者尚不可攻況邪不甚盛乎

喻嘉言、方中行、張石頑、金鑑、陳脩園、註皆同

凡救逆當審其臨時之所急不可預有成見

陽明病。譫語有潮熱。反不能食者。(胃中)必有燥屎五六枚也。宜大承氣湯下之。若能食者但鞕爾。

金鑑云大承氣湯下之句。當在有燥屎句之下。若但便鞕而用之。殊失仲師顧慮慎下之旨。　的當。

陳脩園云譫語潮熱。反不能食者。是胃滿而有燥屎。譫語潮熱。若能食者。是腸滿而胃無燥屎。但大便鞕耳。宜大承氣湯下之。　按便鞕用大承氣不合。

張石頑云不能食者。熱傷胃中津液。氣化不能下行。燥屎逆攻於胃之故。宜大承氣若能食。津液不致大傷。便雖鞕不久自行。無庸藥攻也。

喻嘉言云有燥屎則腸胃熱結。故不能食。若能食則腸胃未結。故但鞕耳。

柯韻伯云此以能食不能食。以驗譫語潮熱有燥屎便鞕之不同。而又以明腸胃更虛更實之義也。

胃主納穀。胃滿則不能容穀。故不能食。腸主變化。腸滿則難於變化。故但鞕。然腸雖滿而胃則虛。故又能食。

喻嘉言云。胃爲受納。大腸爲傳導之府。燥屎豈有在胃中哉。言胃中有燥屎五六枚者。非在胃中。通言陽明也。言胃是連及大腸也。以胃爲足經。從下而言。是在大腸也。

按燥屎在大腸不在胃。此節胃中二字。當是衍文。見得譫語潮熱不能食。爲有燥屎。若能食者。但鞕耳。有燥屎可用大承氣。但鞕則不可用。當遵金鑑爲是。

陽明病。下血譫語者。此爲熱入血室。但頭汗出者。刺期門。隨其實而瀉之。濈然汗出則愈。

柯韻伯云。陽明主血所生病。其經多血多氣。行身之前。隣於衝任。陽明熱盛。侵及血室。血室不藏。溢出前陰。故男女俱有是病。血病則魂無所歸。心神無主。譫語必發。要知此非胃實。因熱入血室。而肝實也。肝熱心亦熱。熱傷心氣。既不能主血。亦不能作汗。但頭有汗。而不能遍身。此非吐汗下法可愈矣。必刺肝之募。引血上歸經絡。推陳致新。使熱有所洩。則肝得所藏。心得所主。魂有所歸。神有所依。自然汗出週身。血不妄行。譫語自止矣。

陳修園云。有熱入血室而譫語者。以衝任二脈爲血室。皆起於胞中。與陽明合。故陽明病。熱迫於經。則必下血。血者。神也。下血而即譫語者。血脫而神昏也。此爲熱入血室。血室男女皆有。在男絡唇口而爲髭鬚。在女月事以時下是也。但頭汗出。而別處不到者。血下奪。則無汗。熱上擾。則汗蒸也。肝統諸經之血。刺肝之期門。隨其實而瀉之。俾熱隨血室而外出於皮膚。濈然汗出則愈也。

金鑑、程郊倩、註同。

喻嘉言止云熱入血室。婦人有其證。而男子亦有。至其中精義。置而不論。

汗出譫語者。以有燥屎(在胃中)此爲風也。須下之。(過經乃可下之、下之若早、語言必亂、以表虛裏實故也、下之則愈、)宜大承氣湯

陳修園云。汗多亡液。以致胃燥。譫語固也。今汗一出而不多。即見譫語者。此乃風木之邪。干於中土。風燥。而非熱燥也。燥實必須下之。然亦俟其過經。俾有餘不盡之風。

邪。悉歸胃中。併於燥屎。乃可下之。下之若早。風性渙動。善行數變。內傷神氣。其語言必亂。以風邪盡入於裏。邪盛則實。此爲表虛裏實。故也。治法當下之則愈。宜大承氣湯。

愚按此註順文釋註。非不言之成理。但其可疑者。汗不多。即譫語。是有燥屎。此風。躁非。熱燥。須下之。是也。不下安能止。譫語。而乃云過經始可下。俾風邪悉歸胃中。併於燥屎。是仍以燥屎斷爲可下。何以初之燥屎。尚待過經乃可下哉。更有奇者。下之若早。語言必亂。試問汗出譫語。其時語言已亂矣。下之則愈。豈有下之反語言必亂。然則不早下則不亂。又何解於汗出譫語乎。且表虛裏實證。大承氣施之裏實合矣。表虛而下。難解也。要之風燥譫語。下之則愈。宜大承氣湯。原文如是。過經乃可下數語。直衍文也。胃中字爲衍文。前已釋明。

柯韻伯云。七日來行經已盡。陽邪入陰。乃可下之。若不知此義而早下之。表以早下而虛熱不解。裏以早下而胃家不實。如過經下後而譫語。與下後不解。至十餘日潮熱。獨語如見鬼狀者是也。按此亦望文生義耳。

傷寒。四五日。脈沉而喘滿。沉爲在裏。而反發其汗。津液越出。大便爲難。表虛裏實。久則譫語。

柯韻伯云。喘而胸滿者。爲麻黃證。然必脈浮者。病在表。可發汗。今脈。沉爲。在裏。則喘。滿。屬於。裏矣。反攻其表。則表虛。故津液。大泄。喘而滿者。滿而實矣。因轉屬陽明。此譫。語。所由。來也。宜小與調胃。汗出爲表虛。然非陪話。歸重。只在裏實。

陳脩園、喻嘉言、註同。

三陽合病。腹滿。身重。難以轉側。口不仁而面垢。（譫語）遺尿。發汗則譫語。下之則額上生汗。手足逆冷。若自汗出者。白虎湯主之。

按發汗則譫語是矣。上之譫語當是衍文。

陳脩園云。此三陽合病而譫語者。陽明經熱合於前。故腹滿。太陽經熱合於後。故身重。少陽經熱合於側。故難以轉側。是一。身。之。前。後。左。右。俱。熱。氣。瀰。漫。矣。熱。合。少陽之府故口不仁而面垢。熱合陽明之府。故譫語。熱合太陽之府。故遺尿。是身之上中下。俱熱。氣充塞矣。大抵陽實於外。則陰虛於內。不可發汗。以耗欲竭之陰。若發汗。則譫語。陽浮於外。則陰孤於內。又不可下。奪以傷其欲脫之微陽。若下之則額上生汗。手足逆冷。醫者當審其未經汗下之誤。兼治太陽少陽。不如專治陽明。若自汗出者。從陽明而得太陽少陽之總歸。宜以白虎湯主之。若非自汗出。恐邪抑塞亦不可。鹵莽而輕用也。

柯韻伯本面垢之下無譫語二字云此本陽明病而畧兼太少也。胃氣不通故腹滿。陽明主肉。無氣以動故身重。難以轉側者。小陽行身之側也。口者胃之門戶。胃病則津液不能上行。故不仁。陽病則顏黑。少陽病面微有塵。陽氣不榮於面。故垢。膀胱不約。爲遺尿。遺尿者。太陽本病也。雖三陽合病而陽明證多則當獨取陽明矣。無表證則不宜汗。胃未實則不宜下。此裏熱。非裏實。故當用白虎而不當用承氣。若妄汗則津竭而譫語。誤下則亡陽而額汗出。手足冷。此之自汗出。爲內熱甚者言耳。接遺尿句來。若自汗。而。無。大。煩。大。渴。證。無。洪。大。浮。滑。脈。當從。虛。治。不。得。妄。用。白。虎。若額上汗出。手足冷者。見煩渴譫語等證。與洪滑之脈。亦可用白虎湯。

愚按治實證當刻刻防其虛證虛脈。是仲聖秘旨。不然者。遺尿有臂絕證。不仁面垢有陽虛證。身重難轉有陽氣不支證。腹滿有陰盛證。則治法天淵矣。柯公之謂自汗而無實證實脈。當從虛治。旨深哉。

二陽併病。太陽證罷。但發潮熱。手足漐漐汗出。大便難而譫語者。下之則愈。宜大承氣湯。

柯韻伯云。太陽證罷。是全屬陽明矣。先揭二陽併病者。見未罷時便有可下之證。今太陽一罷。則種種皆下證矣。

陳脩園云。太陽病氣。俱已歸併於陽明。無復頭痛惡寒之表證。止有潮熱。手足汗出。皆陽明邪結之裏證。其譫語為二陽併病。亦宜大承氣。

各家註同。

陽明病脈浮而緊咽燥口苦腹滿而喘發熱汗出不惡寒反惡熱身重若發汗則躁心憒憒反譫語若加燒鍼必怵惕煩躁不得眠若下之則胃中空虛客氣動膈心中懊憹舌上胎者宜梔子豉湯主之

柯韻伯云陽明主肌肉熱甚無津液以和之則肉不和而身重邪已入腹不在營衛之間脈雖浮不可爲在表而發汗脈雖緊不可爲在裏而加溫鍼胃家初實尚未燥鞕不可以喘滿惡熱而攻下若妄汗之則腎液虛故躁心液亡故昏昧而憒憒胃無津液故大便鞕而譫語也若謬加溫鍼是以火濟火故心恐懼而怵惕土水皆因火侮故煩躁不得眠也陽明中風病在氣分不可妄下此既見胃實之證下之亦不爲過但胃中以下而空虛喘滿汗出惡熱身重等證或罷而邪之客上焦者必不因下除故動膈而心中懊憹不安也病在陽明以妄汗爲重妄下爲輕舌上胎句頂上四段來不惡反惡皆由心主憒憒怵惕懊憹之象皆心病所致故當以舌驗之舌爲心之外候心熱之微甚與胎之厚薄色之淺深爲可徵也梔子豉湯主之是總結上四

叚證。諸證皆在半表裏之間。汗下溫鍼皆在所禁。惟有吐之一法。爲陽明表證之出路耳。

按此註義理甚精。但以梔豉湯爲吐劑則非也。既認爲陽明半表裏。半表裏證。豈不禁吐耶。且此證爲陽明之裏。非半表裏也。

各家註畧同。

若渴欲飲水。口乾舌燥者。白虎加人參湯主之。

陳脩園云。此爲陽明經氣之燥熱也。承梔子豉湯進一步言之。

柯本多陽明病三字。謂白虎所治皆陽明燥證。揭出爲陽明主方。信爲有見。

喻嘉言云。宜以此方解熱生津。

若脈浮發熱。渴欲飲水。小便不利者。猪苓湯主之。

陳脩園云。如前白虎證外。更加小便不利者。爲陽明。累及太陰脾氣不能散精歸肺。通調水道。下輸膀胱所致也。第運脾調肺。以導水。又必以清熱滋陰爲本。方不失爲陽明之治法。以豬苓湯主之。

愚按太陽之小便不利。微熱消渴。用五苓。此條因陽明病燥氣而渴。故同是小便不利。而治法不同也。

柯韻伯云。三節連用五若字。見說法禦病之詳。枝歧所不及者。白虎湯繼之。白虎所不及者。豬苓湯繼之。

按柯公以爲此三法俱爲胃家惜津液。既不肯令胃燥。亦不肯令水漬入胃。可謂密矣。詎知更有下一節合之爲連環妙法也。

喻氏止云宜此方導熱滋乾。則許多妙諦盡忽畧矣。

豬苓湯

豬苓去皮　茯苓　澤瀉　滑石碎　阿膠各一兩

以水四升。先煎四味。取二升。去滓。內阿膠烊消。溫服七合。日三服。

古愚云。此治陽明少陰結熱。二經兩關津液。惟取滋陰以行水。蓋傷寒表證最忌亡。

陽而裏證又患亡陰亡陰者亡腎中之陰與胃之津液也若過于滲泄則津液反致耗竭方中阿膠即從利水中育陰是滋養無形以行有形也

柯韻伯云此方二苓不根不苗成于太空元氣用之以交合心胃通虛無氤氳之氣阿膠味厚乃氣血之屬是精不足者補之以味也澤瀉氣味輕清能引水氣上升滑石體質重墜能引火氣下降水升火降得既濟之理矣且猪苓阿膠色黑通腎理少陰之本茯苓滑石色白通肺滋少陰之源澤瀉阿膠鹹先入腎培少陰之體二苓滑石淡滲膀胱利少陰之用五味皆甘淡得中土沖和之氣是水位之下土氣承之也五物皆降下皆滋益陰氣之品是君火之下陰精承之也以此滋陰利水而升津諸證自平矣

陽明病汗出多而渴者不可與猪苓湯以汗多胃中燥猪苓湯復利其小便故也

陳脩園云汗多爲津液外越以致中乾作渴非水津不布而渴也即小便不利不可與猪苓湯更走其津液也

柯韻伯云。不可與猪苓湯。卽屬府者。不令洩數之意。以此見陽明之用猪苓。亦仲師。不得已之意。言外有汗多渴者。用白虎。胃燥。宜承氣者矣。

金鑑四節合爲一節。

脈浮而遲。表熱裏寒。下利清穀者。四逆湯主之。

陳脩園云。此節言陽明下焦虛寒也。虛則脈浮。寒則脈遲。陽明戊土。不能下合少陰癸水。而獨主乎外。則表熱。少陰癸水。不能上合陽明戊土。而獨主乎內。則裏寒。戊癸不合。而下焦生陽之氣。不升。故下利清穀而不能止者。以四逆湯主之。

柯韻伯云。未經妄下而利清穀。是表爲虛熱。裏爲眞寒。脈浮爲表虛。而遲又爲藏寒。此卽世俗所謂漏底傷寒也。必其人胃氣本虛。寒邪得以直入脾胃。不犯太少二陽。然全賴此表熱。尚可急救其裏寒。

若胃中虛冷。不能食者。飲水則噦。

陳脩園云。此中焦虛冷。視下焦之生陽不啓者。彼爲火虛。此爲土虛。其土虛。亦本於火。虛。虛極則寒。寒則失其消穀之用。每由食少而至於不能食。若復令其飲水。則兩寒相得而爲噦。　按一切清潤之品。皆以飲水例之。

柯韻伯云。初受病便不能食。知其人本來胃虛。與中有燥屎而反不能食者有別也。故爲胃病。病深者其聲噦矣。

愚按柯本此節之上。爲陽明病。不能食。攻其熱必噦。以胃中虛冷。故攻其熱必噦。此承上節。見得用寒以徹其熱固噦。即不用寒而止飲水亦噦。蓋胃冷非大溫不可也。況敢妄施寒劑耶。對於上節攻其熱必噦。是進一層說法也。編次當照柯本爲是。喻本合於上節。止順文敘過。

脈浮。發熱。口乾。鼻燥。能食者則衄。

陳脩園云。熱在經絡。故脈浮發熱。熱循經脈而乘於上焦。故口乾鼻燥。其能食者。熱在經。脈不傷中焦之胃氣也。經脈熱甚則發衄。

柯韻伯云。口鼻乾燥。陽盛則陽絡傷。故血上溢而爲衄。能食者胃氣強也。以脈浮發熱之證。而見口乾鼻燥之病機。如病在陽明。更審其能食之病情。知熱。不在。氣分。而在。血。分矣。

喻嘉言云。能食爲風。既熱熾而風性上行故衂。　按此註說未中的。

陽明病。下之。其。外有熱。手足溫。不結胸。心中懊憹。饑不能食。但頭汗出者。梔子豉湯主之。

陳脩園云。陽明主闔。若終闔而無開機則死。所以言之不厭於複也。如陽明之外證未解。而遽下之。外有熱而手足溫。熱在外故不結胸。胃絡不上通於心。故心中懊憹。下後胃虛。故饑不能食。陽明之津液。主灌溉於上下。今陽明氣虛。其津液不能周流遍布。唯上蒸於頭。故但頭汗出。而餘處無汗者。宜交通。其上。下。以梔子。豉。湯。主之。述合下五節論陽明主闔。貴得樞轉以出。若闔於心胸腹胃之間。無開轉之機則死矣。

柯韻伯云。外有熱。是身熱未除。手足溫。尚未濈然汗出。此猶未下前證。見不當早下也。不結胸。是心下無水氣。知是陽明之燥化。心中懊憹。是上焦之熱不除。饑不能食。是邪熱不殺穀。但頭汗出而不發黃者。心火上炎。而皮膚無水氣也。此指下後變證。外證未除。下之太早。胃雖不傷。而上焦火鬱不達。宜梔子豉湯吐之。心淸而內外自和。

按柯註身熱未除。手足溫在未下前證。則本文爲倒裝句。本論不少此等文法。下後或成結胸。此則不結。而止懊憹。故以枝豉湯交通上下。而此閫證自開。柯公認作吐劑誤矣。

薛步雲云。枝豉湯。能。開。陽。明。之。閫。須。記。

喻嘉言云。此是膈熱上蒸所致。宜因其高而揚之。則陽得下通於陰矣。

金鑑云。此陽邪蒸鬱於胸膈間也。宜此湯涌之。

數說俱誤認枝豉湯爲吐劑。豈知此方。交。通。上。下。之。妙。哉。

陽明病。發潮熱。大便溏。小便自可。胸脇滿不去者。小柴胡湯主之。

陳脩園云。陽明病。有閫於胸脇間者。故胸脇滿不去。旣閫。於胸。脇。則與。大。小。便。無。涉。雖發。潮。熱。亦宜。從。樞。轉。以。達。於。外。以小柴胡主之。

柯韻伯云。潮熱已屬陽明。然大便溏而小便可。未爲胃實。胸脇苦滿。用小柴和之。邪已從少陽而解。不復入陽明矣。

按柯公講陽明閫病最詳。何以此證不言閫病哉。

喻嘉言云。胸脇滿不去。則證已傳入少陽矣。

按此正陽明之閫處。借小柴胡爲開通之路。

金鑑云。大便溏。小便可。非陽明入府之潮熱矣。況有胸脇之少陽證乎。

程郊倩云。非入府之熱。再以胸脇徵之。主以小柴胡無疑。

數家俱主少陽爲言。從不言及陽明之閫疏矣。

陽明病。脇下鞕滿。不大便而嘔。舌上白胎者。可與小柴胡湯。上焦得通。津液得下。胃氣因和。身濈然而汗出解也。

陳脩園云。陽明之氣。由下而上。由內而外。出入於心胸。游行於腹胃。靡不藉少陽之樞。今陽明病。脇下鞕滿者。不得由樞以出也。不得由樞出。遂致三焦相混。內外不通矣。下焦不通。津液不下。則為不大便。中焦不治。胃氣不和。則為嘔。上焦不通。火鬱於上。其舌上必現有白胎者。可與小柴胡湯。調和三焦之氣。俾上焦得通。而白胎去。津液得下。而大便調。胃氣因和。而嘔止。三焦通暢。氣相旋轉。身濈然而汗出解也。

按舌上白胎滑者。在藏結則為難治。在少陽則為火鬱。要之白同而少陽則乾。為半表裏之舌胎。不比藏結白而滑也。

柯韻伯云。舌胎者痰飲溢於上焦。得小柴湯則痰飲化為津液。而燥土和。上焦仍得汗出。而充身澤毛矣。

按此未的。痰飲之舌胎必滑。少陽之胎不滑。上焦通則胎除矣。

金鑑云。舌上黃胎濇者。為陽明之熱未盡。當用大柴。

按舌胎黃濇者。少陽證口乾舌燥。往往多有。宜小柴去半夏加瓜蔞根。

按小柴胡不特爲少陽之的方。且爲陽明之要方。

陽明中風。脈弦浮大而短氣。腹部滿。脇下及心痛。久按之氣不通。鼻乾。不得汗。嗜臥。一身及面目悉黃。小便難。有潮熱。時時噦。耳前後腫。刺之少差。(外不解、病過十日、脈續浮者、與小柴胡湯、脈但浮、無餘證者、與麻黃湯、)若不尿。腹滿加噦者不治。

陳脩園云。陽明兼見三脈。可以相藉而樞開矣。乃其氣主闔。又不能得樞開。而短氣。闔於腹。則腹滿。闔於脇。則脇下及心痛。以手按其心腹脇下。則其氣不通。以久按。則闔而復闔也。陽明之脈起於鼻。其津液則爲汗。氣闔於內。津液不得外達。故鼻乾。不得汗。陽明隨衛氣而行於陰。故嗜臥。土內鬱而色外呈。故一身及面目悉黃。脾不能爲胃行其津液。故小便難。陽明之氣旺於申酉。邪熱隨旺氣而發。故有潮熱。陽明氣逆於上。故時時噦。三陽之脈。循繞耳之前後。邪盛於經。故耳前後腫。醫者取足陽明之經。隨其實而瀉之。雖刺之少差。然樞不外轉。而病不解。病過十日。脈續浮者。與小柴胡湯。是當三陰受邪之期。不涉於陰。又從少陽之樞而出也。若脈但浮而無餘證。

是病機欲從太陽之樞而出。故與麻黃湯以助其開。若不尿腹滿加噦者。是不從太陽之開。少陽之樞。逆於三陰也。夫不尿則甚於十日前之小便難矣。腹滿加噦。則甚於十日前之腹部滿時時噦矣。樞轉不出。逆於三陰。謂非不治之證而何。

金鑑云。凡仲師立法無方之條。皆此等陰陽錯雜。表裏混淆之證。但教人俟其病勢所向。乘機而施治也。　按此條三陽脈俱見。三陽證皆有。而統觀全勢。節節俱是闔病。自短氣至耳前後腫。何一證非闔。上兩節或用枝豉從上下開其闔。或用小柴從樞以開其闔。施於此病重而藥輕矣。是當用茵陳湯。從小便以開之。則身黃諸證。霍然若俟於勢之所向。其勢已重。迫不及待。僅刺之而不立方。此必有脫文。過此以往。不尿等不治證全露。又何措手。十日後脈續浮。續柯本作弦。就是弦浮爲少陽脈。何以前之重者。小柴力所不足。此際病益重而方反輕乎。此不可解者一。脈但浮爲太陽脈。既無太陽見證。本文云無餘證。是無病也。重闔之久如此。鬱熱劇烈如此。乃僅據一浮脈而反與麻黃以發其表。汗出亡津。更速其不尿腹滿加噦。此更大不可解者也。要之此證早以茵陳湯自可了。而叙證偏說層折之多。乃必待病過十日。則專憑脈而不講證。至不治而後已。仲師有此心法乎。亦僞書也。外不解之下。當有闕文。宜茵陳蒿湯。

柯韻伯開口便云陽明以胃病爲主。乃此條竟不說出胃病。止刺刺於外不解句。謂中風二字。便藏表熱在內。又謂不尿等句。是接耳前後腫來。非刺後所致云。

喻嘉言開口即謂此爲陽明第一重證。聽此說莫不以爲有眞見解。深悉機緘之窮而莫轉也。不知止謂太陽證未罷。少陽證兼見。是陽明之位前後皆邪。瀰漫流連矣。於是以脇痛屬少陽。小便難屬太陽。其餘皆歸之陽明。言脈之未衰而易除。且云若脈證可從少陽太陽出者。則用小柴麻黃引之。若不尿等則眞氣垂盡。藥不爲力。此解仍順文敷衍耳。

唐容川謂弦爲少陽之眼目。浮爲太陽之眼目。而所解多就少陽三焦膜中膜油膈膜言之。止言氣結。亦由其夾入西醫而言。至於本證之眞面目。反置之不論。試問不尿等。若非。從闔。證之。一。息。不。運。則。機。鍼。窮。說。出。則此等險證。有何着落。唐氏竟置此不講也。

陽明病。自汗出。若發汗。小便自利者。此爲津液內竭。雖鞕不可攻之。當須自欲大便。宜蜜煎導而通之。若土瓜根及與大猪膽汁。皆可爲導。

陳脩園云。津液既竭。則大便鞕不待言矣。然雖鞕不可攻。當用導法。外無潮熱。內無譫語。與可攻之證不同。須待也。

柯韻伯云。連用三自字。當任其自然。不可妄治。更當探病情。欲大便時。因其勢而利導之。不欲。則宜靜。以俟之。

各家註俱同。

蜜煎導

蜜七合。一味內銅器中。微火煎之。稍凝似飴狀。攪之勿令焦著。欲可丸。併手捻作挺。令頭銳大如指。長二寸許。當熱時急作。冷則鞕。以內穀道中。以手急抱。欲大便時乃去之。

猪膽汁方

大猪膽一枚瀉汁。和醋少許。以灌穀道中。如一食頃。當大便出宿食惡物甚效。原本無宿食一句。近本增之。必有所據。

柯韻伯云。蜂蜜釀百花之英。所以佐太陰之開。膽汁聚苦寒之津。所以潤陽明之燥。雖用甘用苦之不同。而滑可去着之理則一也。惟求地道之通。不傷脾胃之氣。此爲小便自利。津液內竭者。設而老弱虛寒者。無內熱者。最忌之。

陽明病。脈遲。汗出多。微惡寒者。表未解也。可發汗。宜桂枝湯。

陳脩園云。邪干肌腠則肌腠實而膚表虛。故汗出。蓋陽明以肌腠爲表。在太陽謂之解肌。在陽明則謂之發汗也。

金鑑云。汗出多之下。當有發熱二字。若無則如此脈證。乃表陽虛。宜桂枝附子湯也。豈有更發汗之理乎。又云太陽表邪未解。故宜桂枝湯解肌以發其汗。

陽明病。脈浮。無汗而喘者。發汗則愈。宜麻黄湯。

陳脩園云。邪在表則表氣拒閉。而肺氣不和。故無汗而喘。發汗則愈。

柯韻伯云。此二節卽陽明之表證表脈也。二證全同太陽。而屬之陽明者。不頭項强痛。故也。要知二方專爲表邪而設。不爲太陽而設。見麻黄證卽用麻黄湯。見桂枝證卽用桂枝湯。不必問其爲太陽爲陽明也。若惡寒一罷。則二方所必禁矣。

喻嘉言云。外邪初入陽明。用桂枝解肌。則風邪從衞分出。用麻黄發汗。則寒邪從營分出。 按此不究其所以用麻桂之故。只以麻桂硬分風寒。

陽明病。發熱汗出。此爲熱越。不能發黄也。但頭汗出。身無汗。劑頸而還。小便不利。渴引水漿者。此爲瘀熱在裏。身必發黄。茵陳蒿湯主之。

陳脩園云。熱氣上蒸於頭。但頭汗出。津液不能下行。故小便不利。不能上行。故渴引水漿。瘀熱在裏。土鬱色現。身必發黄。用茵陳湯以攻氣分之鬱熱也。

柯本小便不利之上。多腹滿一證。謂頭有汗則身黄而面不黄。

各家註同。

茵陳蒿湯。

茵陳蒿六兩 梔子十四枚 大黃二兩去皮

以水一斗。先煮茵陳減六升。內二味。煮取三升。去滓。分溫三服。少便當利。尿如皂角汁狀色正赤。一宿腹減黃從小便去也。

柯韻伯云。仲景利小便必用氣化之品。通大便必用承氣之品。以小便由于氣化也。茲小便不利。不用二苓者何。本論云。陽明病汗出多而渴者。不可與猪苓湯。以汗多。胃中燥。猪苓湯復利。其小便故也。須知。陽明汗出。多而渴者不可用。則汗。不出。而渴。者。津液先虛。更不可用。明矣。此主以推陳出新之茵陳。佐以屈曲下行之梔子。不用枳朴以承氣與芒硝之峻利。則大黃但能潤腸泄熱。緩緩而行。故必一宿而腹始減。黃從小便去而不由大便去。仲景立方之奇。匪彝所思矣。

陽明證。其人喜忘者。必有蓄血。所以然者。本有久瘀血。故令喜忘。屎雖鞕。大便反易。其色必黑宜抵當湯下之。

陳脩園云人之所以喜忘者以血隨氣行俱併於下必有瘀血其蓄血停積於下心主血瘀血久停於下而不得上則心氣虛故喜忘也陽明主燥屎當鞕而血又主濡故屎雖鞕大便反易血久則黑火極反見水化故其色必黑宜抵當湯下之。

柯韻伯云此證不用桃仁承氣者因大便易不須芒硝無表證不用桂枝瘀血久無庸甘草非蝱蟲水蛭不勝其任也。

喻嘉言云本證之喜忘本差減於太陽證之如狂乃其藥反循發狂例者蓋太陽少血陽明多血陽明之血一結較太陽更難動故非峻攻不可耳。

按此停瘀已久非熱結膀胱之暴病能自下者比經云血在上喜忘在下如狂要之皆血證在上在下不必泥本證久瘀至化爲黑不峻攻不得非謂多血便宜峻攻也使謂多血則一結難動彼太陽之少血者可不用抵當湯乎哉。

陽明病下之心中懊憹而煩胃中有燥屎者可攻腹微滿初頭鞕後必溏不可攻之若

有燥屎者。宜大承氣湯。

柯韻伯云。下後心中懊憹而煩。梔子豉證。若腹大滿不通。是胃中燥屎上攻也。若微滿。猶是梔子厚朴湯證。

陳脩園云。大承氣爲陽明之攻藥。然胃實可攻。胃虛不可攻。陽明病既下之而熱邪乘虛內陷。則心中懊憹而煩。絕似梔豉湯證。而審其胃中有燥屎者可攻。若腹只微滿。爲中上內虛。初頭鞕。後必溏。可知胃無燥屎。不可攻之。是可攻不可攻。全憑燥屎之有無也。若有燥屎者。宜大承氣湯。

喩嘉言云。下後心中懊憹而煩。又爲熱重藥輕。當再進大承氣以協濟前藥。亟驅邪熱。則悶煩自解。

按本文重胃中有燥屎者可攻句。若僅懊憹。梔豉可矣。大承氣豈不害事。

各家註同。

賓有按。少腹按之實而不拒按者。無燥屎也。小腹鞕而拒按者。有燥屎也。亦辨燥屎之捷訣。

病人不大便五六日。繞臍痛。煩躁。發作有時者。此有燥屎。故使不大便也。

陳修園云。胃中何以知有燥屎。不大便五六日。則邪入下脘及腸中。環繞於臍而作痛。煩極而至於躁。隨所旺之日晡所而作者。此乃有燥屎。故使不大便也。

柯韻伯云。二陽附臍。故繞痛。通則不痛矣。

金鑑云。燥屎穢熱上攻則煩躁。不攻則不煩躁。故發作有時之。

按發作有時。陳註指爲日晡所時。確合陽明旺時也。上攻則煩躁。不攻不煩躁。則非也。痛則煩躁。不痛則不煩躁。以陽明旺時爲助病也。

病人煩熱。汗出則解。又如瘧狀。日晡所發熱者。屬陽明也。脈實者宜下之。(脈浮虛者宜發汗、下之)與大承氣湯。(發汗宜桂枝湯)

柯本無脈浮虛者宜發汗數句。謂煩熱自汗似桂枝證。寒熱如瘧似柴胡證。然日晡發熱。則屬陽明。而脈已沉實。確爲可下。是承氣主證主脈也。

陳脩園云。胃實之證。必以脈爲憑。病人陽氣盛而煩熱。陽若得陰。汗出則解。若不解。又若瘧狀日晡所發熱者。屬陽明也。然又有表裏之分。若脈實者爲病在裏。宜下之。若脈浮虛者爲病在表。宜發汗。下之宜大承氣。發汗宜桂枝湯。蓋以脈爲憑。不必以日晡所發熱而遽認爲裏實也。

愚按此條當從柯本。既日晡所發熱。本文明明有屬陽明三字。則此發熱是潮熱。其脈自當沉實。爲陽明當下之脈。此時不得認其熱爲表熱。又安有脈浮虛而當汗之理。各家俱遵張錢塘本順文敷衍。而不知此證安有脈浮可汗者。況曰浮虛。露一虛字。更與此潮熱之脈不合。柯公云此書須慧眼靜觀。逐句研求。誠哉是言也。不可人云亦云矣。

大下後。六七日不大便。煩不解。腹滿痛者。此有燥屎也。所以然者。本有宿食故也。宜大承氣湯。

陳脩園云。胃爲水穀之海。能納水穀三斗五升。六七日不大便。胃中本有宿食。故成燥屎。而腹滿痛煩。必推陳致新。宜大承氣湯。不獨能下胃熱。而亦能下宿食也。着眼在。六七日。所食之物。又爲宿食。所以用大承氣。

柯韻伯云。未病時本有宿食。故雖大下後。仍能大實痛也。

按六七日不大便。律以不更衣十日無所苦。則胃不爲實。此則煩而滿痛。其燥屎則因宿食所致。是宿食在六七日不大便中。非未病時已有宿食。如未病有宿食。豈有大下而宿食仍留者。陳註胃中能容水穀三斗五升。此據內經云爾。要之人量有大小。不可拘也。

病人小便不利。大便乍難乍易。時有微熱。喘冒不能臥者。有燥屎也。宜大承氣湯。

陳脩園云。下後有燥屎。既詳其驗法矣。而未下有燥屎。又有驗之之變法。病人小便之不利。若津液還入胃中。則大便下而愈矣。今邪熱耗灼。清道涸竭。大便不得。其灌溉。則結聚。不下。而乍難。結者自結於中。其未結者。自旁流而乍易。又於日晡之時。有微。熱。氣滿不得。下而。喘冒。胃氣。不和。而不。能臥者。皆爲有燥屎之徵也。宜大承氣湯。

金鑑云。此皆一派熱結便鞕之徵。神昏譫語之漸。下之自愈。

食穀欲嘔者。屬陽明也。吳茱萸湯主之。得湯反劇者。屬上焦也。

柯韻伯云。胃熱則消穀善饑。胃寒則水穀不納。食穀欲嘔。固是胃寒。服湯反劇者。以痰飲在上焦爲患。嘔盡自愈。非謂不宜服也。此與陽明不大便而嘔。服柴胡湯胃氣因和者不同。

陳脩園云。食穀欲嘔者。屬胃氣虛寒也。吳茱萸湯主之。服湯而反劇者。人必疑此湯之誤。而不知陽明與太陰相表裏。其食穀欲嘔者。是陽明虛甚。中見太陰。爲中焦之胃氣虛寒也。服吳茱萸湯之後反劇者。是太陰虛回。中見陽明。爲上焦之胃口轉熱也。此爲從陰出陽。寒去熱生之吉兆。可以析其疑曰。太陰濕土。喜得陽明之燥氣。其病機屬上焦。而向愈也。書曰。若藥不瞑眩。厥疾不瘳。其斯之謂歟。

按瞑眩指證之大者而言。輕證則無此狀。

張錢塘云。胃中有柔和之氣。有燥熱之氣。食穀欲嘔者。屬陽明中胃之虛。故主吳茱萸湯。溫補其中土。得湯反劇者。非中胃虛寒。乃屬上焦火熱。夫火熱在上。必水氣承之。而病可愈。雖不主方。可會意矣。

喻嘉言云。嘔固有太陽。若食穀欲嘔。則屬胃寒。然服吳茱萸湯轉劇者。仍屬太陽熱邪。而非胃寒明矣。

金鑑云。若得湯反劇者。必非中焦陽明之裏寒。乃上焦太陽之表熱也。故熱藥反劇。法當太陽陽明合病不下利但嘔之例治之。宜葛根加半夏湯。

方中行云。食穀欲嘔者。胃寒也。故曰屬陽明。與惡寒嘔逆不同也。上焦以膈言也。

唐容川云。淺註解吳茱萸湯是治太陰。以囘中焦之胃寒。解得湯反劇。是從陰生陽。而移居上焦之胃口。非也。同是一胃。安有胃氣胃口之分。不知胃是食管。上焦是膈膜。食管中寒。不任水穀而欲嘔。故以吳茱萸湯溫之。使寒散而水穀得下也。若得湯反劇。則非中胃之寒。乃上焦膈膜之熱也。膈中得湯。反助其熱。熱薰入胃。則更加嘔矣。一曰屬陽明。一曰屬上焦。正欲人分別層折。而淺註強扭之。至於仲景文法治法。

皆不可通。

愚按此條文義。俱不難明。何以各家聚訟不已。唐容川動講文法。曷不將此文法細玩乎。夫曰吳茱萸湯主之。主之云者。一定不易之謂。與宜某湯可與某湯尚有磋商之不同。曰反劇。是不當劇而反劇之謂。諸家解屬陽明。俱就胃寒說。是也。解屬上焦則不同。除陳柯二說外。俱以熱氣解屬上焦句。果爾則本文宜改爲食穀欲嘔者屬陽明也。服吳茱萸湯劇者屬上焦也。如此則陽明句可就熱言。服吳茱萸以熱增熱。故劇。今本文如此。文義顯然矣。本義當是胃中寒飲致嘔。吳萸攻寒則更驅其寒邪。仍從上部而出。使其凝結之陰邪。盡出不留。如堅冰之得煖。則化仍以上焦爲去路。故曰屬上焦也。柯陳二註最精當。胃口字不過少有語病致爲唐氏所駁。

吳茱萸湯

吳茱萸一升洗　人參三兩　生薑六兩　大棗十二枚

以水七升。煮取二升。去滓。溫服七合。日三服。

太陽病。寸緩。關浮。尺弱。其人發熱汗出。復惡寒。不嘔。但心下痞者。此以醫下之也。如其不下者。病人不惡寒而渴者。此轉屬陽明也。小便數者。大便必鞕。不更衣十日。無所苦也。渴欲飲水。少少與之。(但以法救之)若小便不利渴者。宜五苓散。

金鑑云。但以法救之五字。當是若小便不利。方與上文小便數下文渴者之義相合。此條。病勢不急。救之之文。殊覺無謂。必有遺誤。王三陽亦云此處五苓散難用。不然。經文渴者之下。必有闕文也。

陳脩園云。寸緩爲陽氣虛。關浮爲中虛氣。尺弱爲陰氣虛。發熱汗出惡寒。爲太陽桂枝證。裏氣和則不嘔。其心下不當痞。以醫下之故痞也。假令不因誤下者。是邪熱入裏。罷太陽之本寒。從陽明之燥化也。故不惡寒而渴。此由太陽而轉屬陽明也。其小便數者。津液下滲。大便必鞕。是鞕爲津液之不足。非胃家之有餘。即不更衣十日亦無痞滿鞕痛之苦也。若津液不足而渴欲飲水。宜少少與之。以潤其燥。然此但因其渴而以通權之法救之。審其實係水津不布而渴者。又宜五苓散助脾氣之轉輸。而使水津之散布。矣曰十日無所苦。承氣湯旣不可用飲水不至數升白虎加人參湯又非所宜。唯藉脾氣以轉輸。多飲煖水以出汗。則內外俱鬆。須知病從太陽而入者。仍從太陽而出也此散不能養液但以陽。明。病。與轉。屬。陽。明。者。或異。或同。可分。可合。亦視。治。者。之。活。法耳。

柯本無渴者二字。云不用猪苓湯而用五苓散者以表熱未除故耳。二湯皆散飲之劑。太陽轉屬陽明者。其渴在上焦。故仍用五苓入心而生津液。陽明自病者。其渴本於中焦。故又藉猪苓入胃而通津液。　按此解仍未妥。既屬陽明則爲陽明病。但按其大煩大渴引飲。則爲白虎證渴而小便不利。在太陽則用五苓以運水。在陽明則用猪苓湯育陰之中寓利水意。微矣哉。

愚按此條細玩不少闕文。太陽病發熱汗出惡寒。是桂枝湯的證。原無嘔也何必下不嘔二字。病發於陰。而反下之。則作痞。太陽誤下亦有痞。前已言之甚詳。此何必贅。不因誤下而轉屬陽明。其人自不惡寒而渴。所必然也。大便雖鞕而小便仍數。非津液不足可知。無所苦。則十日不更衣。亦津液不足所致耳。津液不足。則渴欲飲水也。固宜少與。即可止渴。無容如救焚之救。得脾氣之轉輸。水津之布散。而始愈也。當從金鑑改作若。小便不利。渴者。宜五苓散。如此劃分兩截。上截是小便數之渴。爲津液不足。潤其燥則得矣。如輕劑之白虎加參可矣。下截小便不利而渴。用五苓以運津。乃有着落。且本條渴字三提。第一個渴字太陽轉屬也。第二個渴字欲飲而少少與之。證非危急。不必下一救字。渴者二字與渴欲飲水。有何分別。此等文法。斷非仲聖書。必有闕文也。

喩嘉言云。胃中邪熱。隨小水而滲下。則利其小便而邪熱自消。邪熱消則津回渴止。而大便自行矣。按此條非言胃熱。果胃熱則白虎承氣。自有明訓。此不過胃中乾燥。津液不還入胃中。故便鞕。倘小便愈利。則津液愈滲下。而胃愈乾。要知五苓非專利水。本文權取五苓者。更非爲利水也。

脈陽微而汗出少者。爲自和也。汗出多者爲太過。陽脈實。因發其汗。出多者亦爲太過。

太過爲陽(絕)實於裏。亡津液。大便因鞕也。

陳脩園云。津液根於身中之眞陰。寸脈緩爲陽微。汗少則陰陽同等。爲自和也。汗多則陰液亡而陽反盛。是爲太過。此皆自出之汗。若陽脈不微而實。發汗多亦爲太過。太過爲陽亢。與陰隔絕。而不相和於裏。發汗則亡其津液。而大便因鞕也。

柯本陽絕於裏、作陽實於裏。謂陽明主津液所生病者也。因妄汗而傷津液。致胃家實耳。

按此。改爲陽實於裏更直捷。原文陽絕陳註解爲陽亢。與陰隔絕。則牽強矣。

張錢塘云。陽絕於裏者。以陰液外亡。表陽內陷。如絕於裏而不行於外者然。

按此解絕字作如絕於裏下一如字其牽強實開陳註之先。究不若柯本之直捷也。

喻嘉言云。陽微者中風之脈。陽微緩也。陽實者傷寒之脈。陽緊實也。陽絕卽亡津液之互辭。仲景每於亡津液者悉名無陽。本文陽絕於裏。亡津液。大便因鞕甚明。註家認作汗多而亡陽於外。大謬。

按脈之微實。以見邪之輕重耳。陽脈主表。當發汗。然亦要恰可。多則太過。而陽氣反亢。本文如是如是。非以脈明風與寒也。況陽明風寒。明明以能食不能食判之。何得僅泥一脈哉。至云陽絕卽亡津液之互辭。則本文既言亡津液。何又先言陽絕乎。又云仲景每於亡津液者悉名亡陽。則無據。本經亡陽有二。一亡心陽。驚狂。臥起不安是也。一亡腎陽。則四肢厥逆。大汗出也。若亡津液。是爲亡陰。不得相混。

太陽病。三日。發汗不解。烝烝發熱者。屬胃也。調胃承氣湯主之。

陳脩園云。發汗不解。熱從內出。如甑釜之烝烝發熱者。乃熱邪內陷。與陽明。水穀之氣。合併。而爲熱。屬於胃也。必釜底。抽薪。而熱自愈。調胃承氣湯主之。

柯本發汗不解下。多頭不痛項不強不惡寒反惡熱句。云熱已入胃。便和其胃。調胃之名以此。　按此亦一法。但本文已無此數證。當細玩陳註可也。

金鑑云。陣陣發熱。太陽表證未罷也。烝烝發熱。陽明裏熱不和也。

程郊倩云。此卽大便已鞕之徵。故曰屬胃。

傷寒。吐後。腹脹滿者。與調胃承氣湯。

柯韻伯云。妄吐。而亡。津液。以致。胃實。而腹脹。吐後。上焦。虛。可知。腹雖。脹滿。病在。胃。而。不。在。胸。當和胃氣。而枳朴非其任矣。

陳脩園云。有形之邪在於胃之上脘。宜吐而越之。今傷寒吐後則上脘之邪已去。而腹仍脹滿者。乃中下之邪未解也。宜與調胃承氣湯。

按此條腹脹滿是因吐後亡津胃實所致。非未吐前已脹滿。陳註仍脹滿則是說成前已脹滿。吐後上焦邪去。而中下仍未去矣。不若柯註之的也。

唐容川云。上節從肌肉烝熱而入胃。此節從吐傷胃陰而入胃。胃連及小腸。皆在腹間。故曰腹滿。二證有表裏之異。而邪皆已入胃。故用調胃承氣湯。

太陽病。若吐。若下。若發汗。微煩。小便數。大便因鞕者。與小承氣湯和之愈。

陳脩園云。吐汗下則津液亡矣。津液亡於外。則燥熱甚於內。故微煩。又走其津液。而小。便數。大便。因。小。便之數。而。致。鞕。者。與小承氣湯和之愈。

柯韻伯云。此亦太陽之壞病。轉屬陽明者也。微煩。小便數。大便尚不當鞕。因妄治亡津液而硬也。用小承氣湯和之。潤其燥也。此見小承氣亦是和劑。不是下劑。

喻嘉言云。此是邪漸入裏之機。故用小承氣以和之。

按六便鞕不得爲漸入裏也。

得病二三日。脈弱。無太陽柴胡證。煩躁。心下鞕。至四五日。雖能食。以小承氣湯少少與微和之。令小安。至六日。與承氣湯一升。若不大便六七日。小便少者。雖不能食。但初頭鞕。後必溏。未定成鞕。攻之必溏。須小便利。屎定鞕。乃可攻之。宜大承氣湯。

柯韻伯云。得病二三日。尚在三陽之界。其脈弱。恐爲無陽之徵。無太陽桂枝證。無少陽柴胡證。則病不在表。煩躁。心下鞕。是病在陽明之裏矣。辯陽明之虛實。在能食不能食。若病至四五日。尚能食。則胃中無寒。而便鞕可知。少與小承氣。微和其胃。令煩躁小安。不竟除之者。以其人脈弱。恐大便之易動。故也。猶太陰脈弱。當行大黃芍藥。者。減之之意。至六日。復與小承氣一升者。六日仍不大便。胃家實也。欲知大便之躁鞕。既審其能食不能食。又當問其小便之利不利。而能食必大便鞕。後不能食。是有躁屎。小便少者。恐津液還入胃中。故雖不能食。初頭鞕。後必溏。小便利者。胃必實。屎定鞕。乃可攻之。

陳脩園云。二日至三日。始滿二日陽明主氣之期。陽明爲氣血之主。邪傷不能自振。故脈弱。自得之病。不關轉屬。故無太陽柴胡症。胃熱上乘于心則煩。煩極而臥不安則躁。胃居於心下。邪實於胃。故心下鞕。胃氣未虛。則能食。病至四五日。雖能食。亦不可遽以爲能食而大下之。宜以小承氣湯。不及一升而少少與微和之。令煩躁小安。至六日仍不大便。仍與小承氣湯加至一升。使得大便而止。甚矣。小承。氣湯之不。可。多。用。也。如。此。若煩躁。心下鞕。不大便至六七日。似可以大下無疑矣。而祇因其小便少者。津液尚還入胃中。雖不能食而與譫語潮熱燥屎之不能。食者不。同。但初頭鞕後必溏。須待小便利。屎定成鞕。乃可以大承氣攻之。甚矣大。承。氣。之。不。可。驟。用。也。如。此。

唐容川正之曰。須是須辯別。不是須等待。安有病淺而待其病深之理。且使待之久而小便仍少。豈遂別無治法哉。一字之差。所誤不少。

愚按此條疑義甚多。得病二三日。而無太陽柴胡證。則其證非太陽證也。煩躁心下鞕。柯氏謂病入陽明之裏。陳氏謂胃熱乘心。邪實於胃。皆以爲實證也。乃其脈則弱。柯氏恐爲無陽。其說甚是。陳註謂邪傷不能自振。則非也。若邪盛至於大傷不能自振。則脈必洪大。證必燥屎譫語。其煩燥爲大實之證據。如太陽經大青龍之煩燥。則有寒熱疼痛之大苦。陽明經大承氣之煩燥。則有繞臍痛之大苦。此則無所謂苦。止心下鞕一證。竟至於煩燥耶。考陽明病心下鞕滿者。不可攻之。彼非脈弱。尚不可攻。此而脈弱。乃可任小承氣耶。況柯公有云。證有餘而脈不足。當捨證而從脈。此條脈則顯然不足。證亦非眞有餘。心下鞕滿有虛鞕虛滿。則煩燥亦有陽不遇陰。陰不遇陽者。如茯苓四逆湯之煩燥證。乾薑付子湯之晝日煩燥證。曷嘗必爲胃實哉。至於以能食不能食辯陽明之虛實。是必有陽明發熱不惡寒反惡熱而燥渴等。此其能食乃爲胃實。非然者下利裏寒。反能食之除中證。亦可據其能食認爲胃實乎。其煩。燥非有胃實眞憑據。乃欲以小承氣令煩燥得小安。吾恐心下鞕爲虛鞕。脈弱爲胃陽不支。其弊有不堪設想者矣。至六日與承氣湯一升。此句更無着落。柯陳二註俱增多仍不大便四字。似能完其說。實則加字固不可以註經。就令不大便六日而無譫語潮熱等實證。雖不更衣十日。無所苦也。而可妄攻乎。况止曰與承氣湯一升。而不言小承氣大承氣。尚可云承上而省文。至云不大便六七日。小便少。爲津液還入胃府。而不知腎司二便。往往有陽虛陰結。二便俱少。其脈弱便然者。總之此條開口止曰得病。而無陽明胃實證。僅有心下鞕煩燥實曚混也

傷寒六七日。目中不了了。睛不和。無表裏證。大便難。身微熱者。此爲實也。急下之宜大承氣湯。

陳脩園云。陽明有悍熱之氣。爲害最速。不可不知。靈樞動輪篇云。胃氣上注於肺。其悍氣上衝頭者。循咽。上走空竅。循眼系。入絡腦。出顑。下客主人。循牙車。合陽明。併下

人迎。此衛氣別走於陽明。故陰陽上下。其動若一。傷寒六七日爲一經已週。其悍熱之氣。上走空竅。而循目系。故目中不了了。睛不和。其悍熱之氣別走陽明。上循空竅。不在表。亦不在裏。故無表裏證。惟其無裏證。故大便不鞕而只覺其難。惟其無表證。故身不大熱而止微熱者。此悍氣之病。而爲實也。宜大承氣湯。急下之。以救其陰。稍緩則無及矣。　不了了者。病人之目視物不明了也。睛不和者。醫者視病人之睛光。或昏暗或散亂也。此病初看似不甚重。至八九日必死。若遇讀薛立齋張景岳書。及老秀才多閱八家書慣走富貴門者。從中作主。其死定矣。余所以不肯爲無益之談。止合拂衣而去矣。

柯韻伯云。七日不愈。陽邪入陰矣。目中不了了。睛不和。何以故。身微熱是表證已罷。不煩躁是裏證未見。無表裏證也。惟不大便爲內實。斯必濁陰上升。陽氣閉塞。下之而濁陰出下竅。清陽走上竅矣。

按此不指出目中不了了睛不和之故。惟以不大便爲當急下。何以不更衣十日亦喻嘉言云。陽明脈絡於目。絡中邪盛。故惟有急下。

按熱極傷絡。用白虎矣。絡中受邪。殊未危險。觀熱併血室。峻攻者尚不言急。豈邪盛於絡。非生死之迫不及待者。而反獨言急下哉。細心者當於內經求之也。

方中行云。此胃實也。急下者諸脈皆屬於目。而人之精神注焉。

魏念庭云。內熱盛而爲實。加以大便難等。則胃實已眞。故急下。

金鑑云。腎水爲胃陽所竭。不制火則火上薰於目。此熱結神昏之漸。危候也。

按數說俱非急下之的解。

目中不了了。睛不和之悍氣證。壬午年右灘黃菊舫君之郎。端陽節病後因食飯過多。是夜腹痛極。次日邀余診。見其手足躁擾。循衣摸牀。閉其目。摸得大錢可咬斷。禁之則自咬。囑其開目。則黑睛盡縮於上。白眼相看。其母駭問故。余即斷曰悍氣上走空竅。循目系速下之乃有生理。即擬大承氣方。伊懼而留醫。時三打鐘。服劑不動。四無所苦。且本文大便難。猶未至不大便。以此認爲急下。則凡陽明證。幾盡宜急下矣。

打鐘診。復與之。又不動。五時六時加重其劑。七時腹中雷鳴失氣。有下之勢。而未也。於是合藥渣熱以敷之。八時下溏便滿木盤。而手足始不躁擾。是夕能寐。次早白眼依然。余謂熱極傷絡。清熱以養陰足矣。由是日以竹葉石膏湯加減。芍藥甘草湯加參。服至七八日。目睛漸露。至十日則黑睛盡下能轉矣。此卽目不了了睛不和之最劇者。讀仲聖書貴善悟。不然者遇此駭異。幾無所措手足。而病人之生命休矣。

陽明病。發熱。汗多者。急下之。宜大承氣湯。

陳脩園云。此悍熱之氣內出。迫其津液外亡者之宜急下也。陽明之悍氣。發熱。其汗。爲熱勢。炎炎。津液。多。出而盡。亢陽。無陰。緩則。無及。急下。之宜大承氣湯。

魏千子云。止發熱汗多。無燥渴鞕實之證。而亦急下者。病在。悍氣。愈明矣。

柯韻伯云。烝烝發熱。汗多。亡陽者。當急下以存津液。而勿以潮熱爲拘也。

按存津液本篇許多用大承氣救陰。何皆不言急下也。不講悍氣。到底不悉此中奧義。

程郊倩云。此等下法。皆在救陰。而不在奪實。奪實之下法可緩。救陰下法不可緩。

按奪實卽以救陰。凡大承氣之奪無非救其眞陰。而未嘗言急下者。無悍氣之劇烈也。

喻嘉言云。胃中止一津液。多汗則津液外滲。加以發熱。則津液盡隨勢騰達於外。更無他法以止其汗。惟有急下一法。引熱從下出。庶液不至盡越耳。

按此註止爲救液而設。本文無大渴譫語等。止恐液竭。則白虎加參足矣。如恐汗不止。豈有以下止汗之法。謂無他法可止其汗。亦未究此爲何證耳。試看凡大承氣證。尙未有一急下字。豈反以急下爲止汗法哉。

丁酉年羅德田之郎。年十六歲。發熱三日。其早渴而衄血。譚星緣君與小柴胡去半夏加花粉竹茹犀角。發熱不減。傍晚邀余同商。見其大汗出。舌不能轉動。四肢疲輭。卽斷曰此陽明悍氣也。稍遲則牙關閉矣。亟與大承氣湯。甫訂方星翁曰有煎成之犀角一両在。余囑其卽服之。以俟大承氣湯成。服湯不下再劑二鼓時始下。舌可出。

手足始能運動。而其劇稍減。次日連服小柴加減數劑全愈。此卽悍熱之迫其津液外出。爲急下證也。

發汗不解。腹滿痛者。急下之。宜大承氣湯。

陳脩園云。悍熱之氣。不上走空竅。而下循於臍腹者。亦宜急下也。悍熱爲病。陽氣盛也。陽盛則陰虛。復發汗以傷陰液。其病不解。悍熱之氣。反留於腹。其腹滿痛與燥屎之可以。緩下。不同。須急下之。宜大承氣湯。

柯韻伯云。表雖不解。邪甚於裏。急當救裏。裏和而表自和矣。

按此條倘僅甚於裏。卽如繞臍痛。煩躁。不大便五六日。尙不言急下。可知苟非悍氣。何必急下哉。

喻嘉言云。此邪不在表而在裏。亦惟急下一法。

按大小承氣證。何嘗非邪在裏。何以不盡云急下哉。

金鑑合兩節爲一。謂此實滿證。裏急故先攻裏。後和表也。

按此更不識悍氣爲何物。

腹滿不減。減不足言。當下之。宜大承氣湯。

陳脩園云。腹滿固宜急下。若不痛而滿云云。雖不甚急。而病在悍氣。非下不足以濟之也。其腹雖不痛。而常滿不減。即減一二分。亦不足言。雖不甚危。亦當下之。以其病在陽明無形之悍氣。從肓膜而聚有形之胸腹。又與陽明之本氣不同。必以大承氣湯。方足以濟之也。

柯韻伯云。腹滿不減者。下之未盡耳。當再下之。

喻嘉言云。減不足言四字。形容腹滿如繪。所以縱有外邪。其未減者亦下之而已。

按二註皆未悉不減之故。

問曰。三急下證。本經並不說出悍氣。茲何以知其爲悍氣也。答曰。陽明有胃氣。有燥氣。有悍氣。悍氣者別走陽明。而下循於臍腹。素問痺論云。衛氣者水穀之悍氣也。其氣悍疾滑利。不入於脈。循皮膚之中。分肉之間。熏於肓膜。散於胸腹。目中不了了睛不和者。上走空竅也。發熱汗多者。循皮膚分肉之間也。腹滿痛者。熏肓膜而散胸腹。也。慓悍之氣。傷人甚捷。非若陽明燥實之證。內歸中土。無所復傳。可以緩治也。故下一急字。有急不及待之意。焉所謂意不盡言也。學者得其意而通之。則緩急攸分。輕重立見。庶不臨時舛錯也。

陳按仲師自序云。撰用素問九卷。可知傷寒論全書。皆素問九卷之菁華也。錢塘張氏註中補出悍氣二字。可謂讀書得間。然長沙何以不明提此二字乎。不知傷寒論字字皆經。却無一字引經。撰用之所以入神也。

唐容川云。內經所謂悍氣。是申明胃氣之意。言營者水穀之精氣。而衛者水穀之悍氣。非言陽明之外。另有一悍氣也。悍氣者衛氣之行。慓悍有力。故能衛外。仍只是言衛氣之行。而何嘗是言陽明胃別有悍氣哉。故此四節。只是燥熱相合。太重且急。故當急下。並非言胃氣另有一種悍氣也。註家於內經悍氣二字。扯入陽明。既與經旨有乖。而於陽明篇反添蛇足。不亦謬乎。陽明只一燥氣。合於邪熱。輕者可以緩調。重者必須急下。方能挽亢陽而存孤陰。爲燥熱正治之大法。非謂陽明燥熱之外。別有所謂悍熱也。

按唐君謂張註爲謬。而不自知其謬。夫陽明有燥氣者。陽明之上。燥氣主之是矣。然亦有胃氣何以不講也。胃氣者柔和之氣。又有悍氣所謂衛氣之行。慓悍有力。胃氣。悍氣。一以納。穀一以。衛。外無病也。若病在燥氣。而胃氣虛者不可。攻然則病。在悍氣。而助其。燥熱。之氣。安得。不急。下乎。悍氣行。於。衛外慓悍。有力。猶胃。氣行。於胃中。柔和。化氣。唐君謂以悍氣二字扯入陽明。爲乖經旨。然則胃氣二字。亦謂之扯入陽明有乖經旨乎。至云陽明止一燥氣。合於邪熱。更爲難解。夫陽明有胃氣虛者不可攻。何謂止一燥熱乎。

傷寒。發汗已。身目爲黃。所以然者。以寒濕在裏不解故也。以爲不可下也。於寒濕中求之。

陳脩園云。傷寒。法應發汗。所以使熱從汗越也。乃發汗已。而通身與目爲黃。蓋暴感之寒邪。鬱於表者已解。而本有之寒濕在裏者未解故也。濕熱之黃可下。而此爲寒濕之黃不可下也。當於寒濕中求其法而治之（五苓眞武加入茵陳亦妙）

柯韻伯云。寒濕在裏。與瘀熱在裏不同。是非汗下清三法所可治矣。傷寒固宜發汗。發之而身目反黃者。非熱不得越。是發汗不如法。熱解而寒濕不解也。太陰之上濕氣主之。則身目黃而面不黃。以此知緊在太陰。而非陽明病矣。當溫中散寒而除濕。於眞武五苓輩求之。

喻嘉言云。在裏者非深入在裏。乃寒濕在身目之軀殼。與藏府無關。於寒濕中求之。謂卽下文三法。按下三方俱苦寒清熱者。用於此是如水益深矣。本文明明有不可下句。如當頭一棒。

傷寒。七八日身黃如橘子色。小便不利。腹微滿者。茵陳蒿湯主之。

柯韻伯云。傷寒七八日。陽氣重也。黃色鮮明者。汗在肌肉而不達也。小便不利。內無津。液。也腹滿者。胃家實也。調和二便。此茵陳湯之職。

陳脩園云。濕熱現於外。故身黃如橘子色。濕熱鬱於裏。故小便不利。其腹滿者。小便利所致也。以茵陳蒿湯主之。

喻嘉言云。小便不利。腹微滿。是濕家本病。非傷寒裏證也。

按此濕家本病。非表安不言裏。

傷寒。身黃。發熱者。（梔子蘗皮）麻黃連軺赤小豆湯主之。

柯韻伯云。黃爲土色。胃火內熾。津液枯涸。故黃現於肌肉之間。必須苦甘之劑以調之。梔蘗甘草皆色黃而質潤。形色之病。仍假形色以通之。神乎神乎。

陳。脩園云。濕熱已發於外而不鬱於裏。故只身黃發熱而無別證者。以梔子蘗皮湯主之。

喻嘉言云。此發熱而反不用麻黃者。蓋寒濕之證。勢難得熱。熱則其勢外出而不內入矣。所謂於寒濕中求之。

按喻氏於數節俱作寒濕看。何不將此三方細看。豈有以寒治寒者哉。

金鑑以此方中甘草作茵陳蒿。

麻黃連軺赤小豆湯

麻黃二兩去節　連軺二兩　赤小豆一升　甘草二兩炙　生梓白皮一升

杏仁四十枚去皮尖　大棗十二枚　生薑二兩

以潦水一斗。先煎麻黃再沸。去上沫。內諸藥。煮取三升。去滓。分溫三服。半日服盡。

古愚云。麻黃能通洩陽氣。于至陰之下。以發之。加連軺梓皮之苦寒。以清火。赤豆利水。以導濕。杏仁利肺氣。而達諸藥之氣。于皮毛。姜棗調營衛。以行諸藥之氣。于肌腠。甘草奠安太陰。俾病氣合于太陰。而爲黃者。仍助太陰之氣。使其外出。下出。而悉去也。潦水者。雨後水行洿地。取其同氣相求。地氣升而爲雨。亦取其從下而上之義也。

傷寒。瘀熱在裏。身必發黃。(麻黃連軺赤小豆)梔子蘗皮湯主之。

陳脩園云。表證未解而瘀熱在裏。與太陰之濕氣混合。身必發黃。以麻黃連軺赤小豆湯主之。

述太陽之發黃。乃太陽之標熱。下合太陰之濕氣。陽明之發黃。亦陽明之燥熱。內合太陰之濕化。若止病本氣。而不合太陰。俱不發黃。故曰太陰者。當發身黃。若小便自利者。不能發黃也。

柯韻伯云。熱反入裏。不得外越。謂之瘀熱。非發汗以逐其邪。濕氣不散。然仍用麻黃桂枝。是抱薪救火矣。於麻黃湯去桂枝之辛甘。加連軺梓皮之苦寒。以解表清火而利水。一劑而三善備。且以見太陽發熱之治。與陽明迥別也。移入太陽篇。

喻嘉言云。傷寒之邪。得濕而不行。所以熱瘀身中而發黃。故用外解之法。設泥裏字。豈有邪在裏而反發表之理哉。

愚按前節有發熱證。而止用梔子蘗皮之裏藥。此節瘀熱在裏。外無發熱之證。而用麻黃生薑。脩園註謂表證未解。而本文無表證實據。亦不過因其方有麻黃發表。故强完其說耳。究竟兩節之方。互易之乃合。上節得麻黃連軺赤小豆湯。則發熱身黃可解。此節得枝子蘗皮湯。則瘀熱發黃亦可解矣。不必發表也。

枝子蘗皮湯

枝子十五枚擘　甘草一兩炙　黃蘗皮二兩

以水四升。煮取一升半。去滓。分溫再服。

方解論註已詳。兩節方宜互易更。

傷寒論崇正編

漢張仲景原文　　順德黎天祐庇留編註

辯少陽病脈證篇

少陽之爲病。口苦。咽乾。目眩也。

柯韻伯云。太陽主表。頭項强痛爲提綱。陽明主裏。胃家實爲提綱。少陽主半表半裏之位。仲景特揭口苦咽乾目眩爲提綱。奇而至當也。蓋口。咽。目。三者不可。謂之表。亦不可。謂之裏。是表。之入裏。裏之出。表處。所謂。半表裏也。三者。能開能闔。恰合。樞機之象。苦乾眩者。皆相。火上。走空。竅爲。病。也。此病自內之外。人所不知。惟病人自知。診家。所以。不。可。無。問法。　三證爲少陽病機。兼風寒雜病而言。

陳脩園云。內經云。少陽之上。相火主之。苦從。火化。火勝則乾。故口。苦。咽。乾。又云。少陽爲甲木。風虛動眩。皆屬於木。故目眩也。少陽氣化之病。如此。

少陽中風。兩耳無所聞。目赤。胸中滿而煩者。不可吐下。吐下則悸而驚。

陳脩園云。少陽之脈。從耳後入耳中。出走耳前。中風則風擾其竅道。故兩耳無所聞。少陽之脈起目銳眥。風火交攻。故目赤。少陽之樞機不運。故胸中滿。少陽相火之氣。內合於君火。火盛而生煩者。爲少陽自受之風邪。不可吐下。以傷上下二焦之氣。若吐下以傷之。則因吐而傷少陽三焦之氣。上合厥陰之心包而悸。因下而傷少陽膽木之氣。內合厥陰之肝而驚。上節總綱。就氣化言此節補出經脈證治。就經脈而言也。

柯韻伯云。風中其經。則風動火炎。是以耳聾目赤。胸滿而煩也。耳目爲表之裏。胸中爲裏之表。當用小柴胡雙解法。少陽主膽。膽無出入。妄行吐下。津液重亡。膽虛則心亦虛。所生者受病。故悸也。膽虛則肝亦虛。腑病及臟。故驚也。

汪氏云。驚悸皆主於心。吐下則津液衰耗。神志虛怯故也。

沈目南云。吐之徒傷胸中之氣。使邪內併。逼迫神明。則悸而驚也。

按諸家不及陳註之清楚

喻嘉言云風熱與痰飲搏結則胸滿而煩

按此說痰飲不過見其胸滿也而不知少陽之胸脇滿爲應有之證

傷寒脈弦細頭痛發熱者屬少陽少陽不可發汗發汗則譫語此屬胃胃和則愈胃不和則煩而悸

陳脩園云少陽傷寒其脈現出本象之弦並現出寒傷經氣之細少陽之脈上頭角故頭痛少陽之上相火主之其發熱者相火之本象此屬少陽自受之邪也少陽主樞非主表不可發汗唯小柴胡湯加減爲對證若發汗竭其津液以致胃乾則發譫語夫樞者少陽也而所以運此樞者不屬少陽而屬胃胃之關係綦重也胃和則能轉樞而病愈胃不和則少陽三焦之氣內合厥陰心包而煩少陽膽氣失其決斷之職而悸推而言之胃爲五臟六腑之本皆可以少陽屬胃之一語悟之也

柯韻伯云少陽少血雖有表證不可發汗發汗則津液越出相火燥必胃實而譫語

當與小柴胡以和之。若加煩躁則爲承氣證矣。　煩而悸柯本改煩而躁。

喻嘉言云。脈弦細者。邪欲入裏。其在胃之津液。必爲熱耗。

按此是少陽病寒之脈。並未說到津液上。至於發其汗則亡津液而譫語。此始說到津液耳。少陽所以禁汗者。病非在表也。汗則徒竭其液耳。非脈細時其液已耗之謂。至云胃不和則津枯而飲結故煩而悸。夫既津枯。何以便得飲結。且煩悸字又非必以飲結爲註脚。

傷寒。二三日。心中悸而煩者。小建中湯主之。

愚按此條照柯本當移回少陽篇此處最合。上節胃不和則煩而悸。則此條治悸治煩。合之則二節如一節也。此少陽不從樞外出而從樞內入之證治也。心胞主血。血虛。神無附麗。而自悸。是悸爲虛悸而煩亦爲虛煩也。小建中養其心血而悸煩自止。

陳脩園照張錢塘舊本編入太陽。則上下節次不貫。然其註可取。云此條淺言之不過補虛二字。而言外含一樞字之義。見少陽三焦。內合厥陰。心包而主血。故亦可隨。

隨。樞。而。內。入。也。

柯韻伯云。此是少陽中樞受寒。而木邪挾相火爲患。相火旺則君火虛。離中。君。火。不。藏。故。悸。離中。眞。水。不。足。故。煩。非辛。甘。以。助陽苦甘以維。陰。則中。氣。亡。矣。編入少陽。故制小建中以理少陽。佐小柴胡之不及。少陽妄汗後。胃不和因煩而致躁。宜小柴胡清之。未發汗。心已虛。因悸而煩。宜小建中和之。

按此註非是。小建中是補虛之劑。非少陽證之方。因少陽壞證而設耳。謂佐小柴之不及則非也。

金鑑云。未經汗下而悸煩。必其中氣素虛。心悸陽已虛。心煩陰已虛。故先建其中。兼調營衛也。

小建中湯

芍藥六兩　桂枝三兩　甘草二兩　生薑三兩　大棗十二枚　膠飴一升

以水七升。煮取三升。去滓內膠飴更上微火消解。溫服一升日三服。嘔家不可用建中。以甘故也。

方解論註已透。

傷寒。五六日。中風。往來寒熱。胸脇苦滿。默默不欲飲食。心煩喜嘔。或胸中煩而不嘔。或渴。或腹中痛。或脇下痞鞕。或心下悸。小便不利。或不渴身有微熱。或咳者。與小柴胡湯主之。

柯韻伯云。往來寒熱有三義。少陽自受寒邪。陽氣衰少。既不能退寒。又不能發熱。至五六日鬱熱內發。始得與寒氣相爭。而往來寒熱。此其一。太陽受寒。過五六日。陽氣始衰。餘邪未盡。轉屬少陽。此往來寒熱。此其二。風爲陽邪。少陽爲風臟。一中於風便往來寒熱。此其三。少陽脈循胸脇。邪入其經。故苦滿。膽氣不舒。故默默。木邪犯土。故不欲飲食。相火內熾。故心煩。邪正相爭。故嘔。蓋少陽爲樞。不全主表。不全主裏。故六證皆在表裏之間。 寒熱往來。病情見於外。苦喜不欲。病情得於內。看喜苦欲等字。非真嘔。真滿。真不能飲食也。或然七證。皆偏於裏。惟微熱爲在表。皆屬無形。惟心下悸爲有形。皆風寒通證。惟脇下痞鞕屬少陽。總是氣分爲病。非有實可據。故皆從半表裏之治矣。

陳脩園云。少陽之氣。游行三焦。在臟府之外。十一臟皆取决之。故有或然七證。或涉於心。而不涉於胃。則胸中煩而不嘔。或涉於陽明之燥氣。則渴。涉於太陰之脾氣。則腹中痛。或涉於厥陰之肝氣。則脇下痞鞕。或涉於少陰之腎氣。則心下悸。而小便不利。或太陽藉少陽之樞轉。已有向外之勢。則不渴身有微熱。或涉於太陰之肺氣則咳。今太陽之氣逆於胸而不能外出。雖不干動在內有形之藏眞。而亦干動在外無形之藏氣。現出各藏之證。非得少陽樞轉之力。不能使干犯之邪向外而出。必與小柴胡湯助樞以主之。

按此註俱就少陽言。何以竟謂小柴胡湯非少陽經之方乎。

張錢塘云。小柴胡湯乃達太陽之氣。從少陽之樞以外出。非解少陽也。

按小柴胡湯非解少陽而何。

愚按小柴胡湯是轉少陽之樞。太陽之轉屬少陽者可用。必以往。來。寒。熱。口苦。咽。乾。胸脇。滿。爲的。證。王叔和將此數節書編入太陽篇。誤矣。平心而論此或然之七證。亦猶太陽經小青龍或然之五證也。

小柴胡湯

柴胡半斤　黄芩三兩　人參三兩　甘草三兩炙　生薑三兩　半夏半升洗　大棗十二枚

以水一斗二升。煮取六升。去滓。再煎取三升。溫服一升。日三服。若胸中煩而不嘔去半夏人參。加括蔞實一枚。若渴者去半夏。如人參合前成四兩半。括蔞根四兩。若腹中痛者。去黄芩加芍藥三兩。若脇下痞鞕。去大棗加牡蠣四兩。若心下悸小便不利者。去黄芩加茯苓四兩。若不渴外有微熱者去人參加桂枝三兩。溫覆取微汗愈。若咳者去人參大棗生薑。加五味子半升。乾薑二兩。

張令韶曰。柴胡二月生苗。感一陽初生之氣。香氣直達雲霄。又稟太陽之氣。故能從少。陽。之樞。以達。太。陽。之氣。半夏生當夏半。感一。陰。之氣。而生。啓陰。氣。之上。升。者。也。黄芩氣味苦寒。外實而內空腐。能解形身之外熱。甘草、人參、大棗、助中焦之脾土。由中而達外。生薑所以發散宣通者也。此從內達外之方也。往來寒熱。爲少陽之樞象。此能達太陽之氣。從樞以外出。非解少陽也。

按此方達太陽之氣。從樞以外出。是矣。至謂非解少陽則非也。看論註中自然明白。

小柴胡加減註

張令韶云。胸中煩者。邪氣內侵君主。故去半夏之燥。不嘔者。中胃和而不虛。故去人參之補。加栝蔞實之苦寒。導火熱以下降也。渴者。陽明燥金氣盛。故去半夏之辛。倍人參以生津。加栝蔞根引陰液以上升也。腹中痛者。邪干中土。故去黃芩之苦寒。加芍藥以通脾絡也。脇下痞鞕者。厥陰肝氣不舒。故加牡蠣之純牡能破肝之牡臟。其味鹹能軟堅。兼除脇下之痞。去大棗之甘緩。欲其行之捷也。心下悸小便不利者。腎氣上乘而積水在下。故去黃芩。恐苦寒以傷君火。加茯苓保心氣以制水邪也。不渴外有微熱者。其病仍在太陽。故不必生液之人參。宜加解外之桂枝。覆取微汗也。咳者形寒傷肺肺氣上逆故加乾薑之熱以溫肺五味之斂以降逆凡咳皆去人參長沙之秘旨既有乾薑之溫不用生薑之散既用五味之斂不用大棗之緩也

傷寒中風有柴胡證但見一證便是不必悉具

周宗超云以傷寒言之轉少陽之樞外出太陽也以中風言之厥陰不從標本從中見少陽之治也

柯韻伯云柴胡湯爲樞機之劑凡風寒不全在表不全入裏者皆宜服之不必悉具故方亦無定品

傷寒四五日身熱惡風頸項强脇下滿手足溫而渴者小柴胡主之

愚按此條身熱惡風頸項强爲太陽病手足溫者是繫在太陰獨胸脇滿而渴得少陽之樞象審其未經誤下裏氣未虛仍當以小柴胡湯主之亦所謂柴胡證但見一證便是也要之少陽證以往來寒熱胸脇滿口苦渴爲的證此之身熱惡風卽往來寒熱之屬其胸脇滿爲少陽樞病渴者少陽相火火熱灼津故以小柴去半夏加括

蔞根則愈。提綱只口苦咽乾目眩。當活看。口苦。口渴。所必有。目眩。不盡。然。惟往來寒熱。是少陽必有者。猶之發熱。惡寒。爲太陽證也。讀仲祖書。當識孰者當加意體認。孰者當活看。乃可悟此活潑潑之書。否則誤人不鮮。

得病六七日。脈遲浮弱。惡風寒。手足溫。醫二三下之。不能食。而脇下滿痛。面目及身黃。頸項強。小便難者。與柴胡湯後必下重。本渴而飲水嘔者。柴胡湯不中與也。食穀者噦。

柯韻伯云。浮弱爲桂枝脈。惡寒爲桂枝證。然手足溫而身不熱。脈遲爲寒。爲無陽。爲在藏。是表裏虛寒也。法當溫中散寒。而反二三下之。胃陽喪亡。不能食矣。食穀則噦。飲水則嘔。虛陽外走。故一身面目悉黃。肺氣不化。故小便難而渴。營血不足。故頸項強。少陽之樞機無主。故脇下滿痛。此太陰誤下之壞證。非柴胡證矣。柴胡證不欲食。非不能食。小便不利。非小便難。脇下痞鞕。不是滿痛。或渴。不是不能飲水。喜嘔。不是飲水而嘔。與小柴胡湯後必下重。雖有薑甘。不禁柴芩括蔞之寒也。此條似少陽而實太陰壞證。得一證相似處。大宜着眼。

食穀者噦句。柯本移在柴胡湯不中與也之上。

陳脩園云。脈遲爲氣虛。浮弱爲血虛。惡風寒爲太陽見證。獨手足溫。繫在太陰。此氣血兩虛。反二三下之。虛其中氣。以致不能食。脇下爲少陽部位。其樞壞而不轉。故滿而痛。太陰土氣虛而現眞色。故面目及身黃。雖頸項强爲太陽之經氣不利。而脾不轉輸。則小便難。是中氣。虛之大關鍵。柴胡湯乃從內達外之品。裏氣虛者。忌用。若與之則裏氣。虛陷。後必下重。夫嘔爲柴胡湯之見證本渴而飲水嘔者中胃寒也。柴胡湯非中寒之藥。不中與也。與之。而中氣。愈虛。食穀者噦。此因二三下之。既誤不可以柴胡湯而再誤也。

各家註同。

凡柴胡湯病證而下之。若柴胡證不罷者。復與柴胡湯。必蒸蒸而振。却發熱汗出而解。

愚按少陽柴胡證無可下之法。醫者誤下。如不乘虛入裏。柴胡之證不罷者。當復與柴胡湯以轉其樞。但下後傷其中焦津液。其解時必有一番轉動。必蒸蒸而振。其熱。

欲。退。必。復。發。熱、汗。出。而。解。凡虛家大抵類然。

柯韻伯云。與下後復用桂枝湯同一手法。因其人不虛。故不爲壞病。

喻嘉言云。證雖未虛。然正氣先虛。故服湯必蒸蒸而振。乃得發汗而解。

太陽病。過經十餘日。反二三下之。後四五日。柴胡證仍在者。先與小柴胡湯。嘔不止。心下急。鬱鬱微煩者。爲未解也。與大柴胡湯下之則愈。

愚按嘔不止者。是少陽不從樞外出。而從樞內入。干於。心。主。之。分。外。有。心。下。滿。急。之。病。象。內。有。鬱。鬱。微。煩。之。病。情。者。爲未解也。與大柴胡湯。下。其。邪。氣。而。不。攻。其。大。便。則。愈。

柯韻伯云。屢經妄下。半月餘而柴胡證仍在。因其人。不。虛。故。樞。機。有。主。而。不。爲。壞。病。與小柴胡和之。表雖除。內尚不解。以前此妄下之藥。但去腸胃有形之物。而未洩胸脇氣分之結熱也。

傷寒。八九日。下之。胸滿。煩驚。小便不利。譫語。一身盡重。不可轉側者。柴胡加龍骨牡蠣湯主之。

愚按到九日少陽主氣之期。誤下之則傷少陽之氣。不能樞轉而胸滿。其煩驚者。以三焦。內。合。心。包。也。小便。不。利。者。三焦。決。瀆。失。職。也。譫語者。胃不。和。也。身重不能轉側者。少陽。循。身。之。側。樞。機。不。利。故。也。以小柴胡加龍骨牡蠣湯主之。

柯韻伯云。下後熱邪內攻。煩驚譫語者。君主不明。而神明內亂也。小便不利者。火盛而水虧也。一身盡重者。陽內而陰反外也。難以轉側者。少陽之樞機不利也。此爲下後亡陰證。

按分疏處尙能自完其說。至解方內之桂枝。謂是甘草之誤。身無熱無表證。不得用桂枝。去甘草則不成和劑云云。此又非也。桂枝通心氣。救逆湯之治驚狂者。必伏桂枝。柯氏以此證爲亡陰。則不是。陳註本之張錢塘。爲三陽壞病。少陽樞析於內。不能出入。須啓生陽之氣以達之。

喻嘉言主張太甚。支離已極。據謂此伏飮素積。爲變之最鉅者。八九日下之。外邪未盡。乘虛而陷。積飲挾之。塡滿胸中云云。

按本文並無積飲字樣。即煩驚等亦非積飲的證。言水飲者論中小靑龍證。十棗證。眞武證。試問本文有合否。只憑胸滿字。遂埋積飲一案。則凡論中所有胸滿證。亦可盡作積飲乎。又謂胸滿則膻中之氣不能四布。而使道絕。使道絕而君主孤危。故心神驚亂也云云。　按驚自有所以驚處。如因胸滿所致。何以論中言胸滿者不並言驚。且結胸拒痛等。更非僅滿可比。其使道當無不絕。何以君主不孤危而驚亂也。又謂煩與譫語本屬胃。此則兼屬心。小便不利本津液內竭。此亦兼小腸云云。夫煩驚本心。譫語本胃。小便本膀胱。固矣。譫語本胃胃脈絡心。小便本膀胱而足太陽經也。手太陽爲小腸。爲與小便無涉。又謂火燔則一身盡重。不可轉側。亦神明內亂。百骸無主之明徵也云云。夫既云積飲。又忽揷火燔字樣。未知何據。既云伏飲鉅患。是宜滌飲爲先務。又云患及神明。故方中五味用入心者五種。不以爲復用入陽明者三。不以爲猛。至於痰飲止半夏一味。表邪首發難端。用柴胡桂枝陽邪入陰。最宜急驅者。但大黃一味。是則傷寒喫緊處。咸落第二義。止從治心後一案共結其局云云。此第臆見求深反晦。總未悉此中奧義也。

以上數條。淺註照張錢塘本編入太陽篇。今再三研究。各條照來蘇集編回少陽乃合。

柴胡加龍骨牡蠣湯

柴胡　龍骨　黃芩　生薑　人參　茯苓　鉛丹

牡蠣　桂枝　半夏各一兩半　大棗六枚　大黃二兩

以水八升。煮取四升。內大黃。更煮一二沸。去滓。溫服一升。

內臺方議云。此方用柴胡爲君。以通表裏之邪而除胸脇滿。以人參半夏爲臣輔之。加生薑大棗。而通其津液。加龍骨牡蠣鉛丹。收歛神氣而鎭驚。爲佐。加茯苓以利小便。而行津液。加大黃以逐胃熱。止譫語。加桂枝以行陽氣。而解身重。錯雜之邪。共爲使。以此劑共救傷寒壞逆之法也。

本太陽病。不解。轉入陽少者。脇下鞕滿。乾嘔。不能食。往來寒熱。尚未吐下。脈沉緊者。與小柴胡湯。

陳脩園云。太陽標陽之病不解。與少陽相火爲一。而轉入少陽者。少陽不得樞轉。則脇。下。鞕。滿。樞。機。逆。則。胃。氣。不。和。而。乾。嘔。不。能。食。不。能。由。樞。開。闔。故。往。來。寒。熱。然尚未吐下。中氣猶未傷也。其脈沉緊者。樞逆於內。不能外達也。與小柴胡湯達少陽之氣。使之從樞以外出則愈。

柯本脈沉緊。作脈弦細。更合少陽脈。

金鑑脈沉緊作脈沉弦。謂若沉緊。是寒實在胸。當吐之診也。惟沉弦始與少陽之義相屬。

若已吐下。發汗。溫鍼。譫語。柴胡湯證罷。此爲壞病。知犯何逆。以法治之。

陳脩園云。前證若經吐汗下三法之外。又加溫鍼。助火兼傷經脈。四者犯。一。則發。譫。語。以譫語。爲。此。證。關。鍵。柴胡證不見而罷。此爲少陽樞壞之病。審其於吐汗下溫鍼之逆。所犯何逆。隨所犯而以法治之。溫鍼雖不常用。而其爲禍更烈。時醫輒用火灸。更以人命爲戲矣。

柯本合二節爲一節。云少陽爲樞。太陽外證不解。風寒從樞而入少陽矣。若見脇下鞕滿。乾嘔不能食。往來寒熱之一。便是柴胡證未罷。卽誤於吐下發汗溫鍼。尚可用柴胡治之。若誤治後。不見半表裏證。而發譫語。是將轉屬陽明。而不屬少陽矣。柴胡湯不中與之。亦不得以譫語卽爲胃實也。知犯何逆。治病必求其本也。與桂枝不中與同義。

喻本亦合爲一節。與太陽經桂枝不中與之壞證。另列於六經之外。

愚按此二節不過泛言壞證。見非桂枝證。則不當與桂枝湯。非柴胡湯證。則不當與柴胡湯。是掉轉託醒之筆。非論壞證也。壞證則散見於各經各章之內。此止言非其證則不當用其方。乃竟另列爲壞證。何以不實從各經之壞證。盡搜出以另爲一部耶。且壞證亦不能出六經之外。則當還於各經可矣。卽另列爲一部。豈此等壞證不是六經證哉。至獨列此二節則怪甚。

三陽合病。脈浮大上關上。但欲眠睡。合目則汗。

陳脩園云。太陽主開。陽明主闔。少陽主樞。三陽合病。則開闔樞俱病矣。關上爲少陽之部位。今則太陽之浮脈。陽明之大脈。俱上於少陽之關上。是二陽開闔之機俱逆於少陽樞內。而不能出也。入而不出。內而不外。則三陽之氣。俱行於陰。故但欲眠睡。開目爲陽。闔目爲陰。今衞外之陽氣。乘目闔之頃。內行於陰。則外失所衞而自汗矣。

柯本編入陽明篇。與白虎之三陽合病並提。謂彼條言病狀及治方。此條詳病脈。探病情。究病機。必兩條合參。而合病之大要始得。脈大爲陽。關上陽所治也。是爲重陽矣。但欲眠睡。是陽入於陰矣。合目則衞氣行陰。而兼汗出。熱淫於內矣。與上文自汗同。比少陰之脈微細。但欲寐不同。

愚按此條合病。而不言三陽何證。究不若柯本之承上條言證而來。實較清楚。柯註解上條。若無大煩大渴之證。無洪大浮滑之脈。即自汗亦不得用白虎。若額上汗。手足冷者見煩渴譫語等證與洪滑之脈亦用白虎湯則是此條之但欲眠睡而無煩渴往來寒熱胸脇滿等合目之汗即少陰之亡陽汗也其欲睡即少陰之但欲寐也毫釐千里可不慎哉

柯韻伯云肝火旺上走空竅亦不得眠心主血肝藏血臥則血歸於肝合目即汗者肝有相火竅閉則火無從泄血不歸肝心不得主血故發爲汗非由心作主故名盜汗耳擬主竹葉石膏湯謂此方正宜此病取竹葉色青入肝瀉火半夏行陰餘品回津以止盜汗

傷寒六七日無大熱其人煩躁者此爲陽去入陰故也

陳脩園云六七日陰陽六氣相傳一周已過又當來復於太陽之期若得少陽之樞轉正可從太陽之開而出矣今其人身無大熱而煩躁者此太陽之表證已去故身無大熱邪入少陰故煩躁也可見樞有權則轉外樞失職則內入當於少陽一經三致意也推而言之太陽與少陰一表一裏雌雄相應之道也若當太陽主氣之期不

從表而出於陽，卽從裏而入於陰矣。而少陽之直入於厥陰者亦然。今醫者止守日傳一經之說，必以太陽傳入陽明，陽明傳入少陽，少陽傳入太陰等經矣。豈知經氣之傳有定，至於病氣或隨經氣而傳，或不隨經氣而傳，變動不居，有如是哉。

柯韻伯標本中氣不講，故此條入陰作入裏解。六經各有其裏，如太陽之本爲膀胱，陽明爲胃，少陽爲脇下之類，皆錯解本字。

喻嘉言云：入陰則邪熱得以留連，轉致危困者多矣。

按此入陰不指某經，徒言其危，亦空言矣。

傷寒三日，三陽爲盡，三陰當受邪，其人反能食而不嘔，此爲三陰不受邪也。

陳脩園云：以次相傳者，三日爲少陽主氣之期，亦陰陽交換之時也。若病氣隨經而行，則三陽爲盡，三陰當以次受邪。邪入太陰，則不能食而嘔矣。乃其人反能食而不嘔，其病邪不隨經而入於太陰。太陰爲三陰之首，既不受邪如此，卽可知爲三陰不受邪也。

喻嘉言云。能食不嘔。即胃和則愈。胃和亦是。但本旨就傳經說傷寒。

三日少陽脈小者。欲已也。

陳脩園云。三日乃少陽主氣之期。若脈弦大爲病進。今少陽本弦之脈。轉而爲小者。不惟不入於陰。即少陽之病。亦欲已也。經曰。大爲病進。小爲病退者此也。

程郊倩云。脈小則陽得陰以和。是邪盡退而正來復矣。

王叔和編次傷寒論。其間脫落錯簡衍文。不一而足。甚者以自作之書羼入。僞足亂眞。自成無已認爲原文而作註。後此張隱菴、張令韶、註皆本此。致有三百九十七法之目。喻嘉言、柯韻伯、輩見其編次不合。是以聚訟紛紛。自行編次。而不知成無已所註。確是原文。但不免有脫落錯簡衍文之弊。最弊者王叔和羼入己書。迷亂耳目。且將與人以口實。余嘗將各註家殫心研究。加以五十餘年臨證。時時對勘。始悉其脫落錯簡衍文之處。從而爲之編正。叔和手筆則删去之。其脫落錯簡衍文處。於太陽少陽篇尤甚。太陽主表。表實則主麻黃湯。表虛則主桂枝湯。固爲無上上之治法。即宋元後之用薄荷、蘇葉、荊防羌獨。亦可取汗。獨少陽主樞轉。舍柴胡無以代之。小柴胡湯爲少陽之的方。病太陽表證。而有樞可轉者。固可借少陽之樞。以達太陽之表。即陽明闔病。有樞可轉。亦可借小柴胡湯以開陽明之闔。即陰經之有樞可轉者。亦可借之以爲出路。謂小柴胡湯非治少陽專方則可。謂非治少陽的方則不可。少陽病脈證并治法。張錢塘本僅有十條。諸家疑其散失不全。或疑爲王叔和編入他經。陳脩園謂爲原本。余始亦信爲然。自己卯庚辰臨證以來。至今五十餘年。殫精研究。乃悟其編入太陽經者。有八九條。確爲少陽半表裏之病。今按編回少陽經。庶讀者有所適從。柯韻伯以大小柴胡二方。爲少陽半表之方。半夏瀉心等爲少陽半裏之方。陳平伯云。惟小柴胡和解一法。爲少陽的對之方。病機有偏表偏裏之殊。治法有從陰從陽之異。二說俱欠圓。少陽爲半表裏。非表故禁汗。非裏故禁吐下。惟小柴胡從樞以轉爲最的。最易曉者。半表裏即中間之謂。半表即是半裏。半裏即是半表。柯韻伯硬分爲半表。又硬分爲半裏。若兩途者然。其半夏瀉心等實裏藥也。安得謂之半裏。陳平伯偏表偏裏之說。亦非半表裏也。以小柴胡爲和解。則不識轉樞之精義矣。陳脩園謂小柴胡證不是少陽證。然則麻黃證桂枝證亦不是太陽證耶。白虎承氣。亦不是陽明證乎哉。謂小柴胡可轉太陽之樞則可。謂小柴胡專屬太陽證則不可也。入仲聖堂室者自知之。

傷寒論崇正編

漢張仲景原文

順德黎天祐庇留編註

辨太陰病脈證篇

太陰之為病。腹滿而吐。食不下。自利益甚。時腹自痛。若下之。（必胸下結鞕）利不止。

柯韻伯云。陽明為三陽之裏。故提綱屬裏之陽證。太陰為三陰之裏。故提綱皆裏之陰證。太陰之上。濕氣主之。腹痛吐利。從濕化也。脾為濕土。故傷於濕。脾先受之。然寒濕傷人。入於陰經。不能動藏。則還於府。府者胃也。太陰脈布胃中。又發於胃。胃中寒濕。故食不納。而吐利交作也。太陰脈從足入腹。寒氣時上。故腹時自痛。法宜溫中散寒。若以腹滿為實而誤下。胃口受寒。故胸下結鞕。

愚按此條陰寒為病。其自利益甚。即是自利不渴。以藏有寒。藏有寒三字。為此證之神龍點睛。柯公主溫中散寒。深得仲聖宜四逆輩之秘旨。夫藏有寒。誤下必利不止。

不堪設想矣。乃云下之則胸下結鞕已也。此必傳抄之誤。觀厥陰經之上熱下寒。而云下之利不止。則此之有寒無熱。其利不止更甚矣。又陽明篇心下䩕鞕虛滿。尚不可攻。攻之利遂不止者死。則此藏寒證。下之更可知矣。本論脫落錯簡之文。不一而足。當凝神細勘。乃得仲聖之眞諦。

淺註本張錢塘亦就寒濕發議。下之則胸下結鞕句。謂若下之則更傷陽明胃土之氣。而胸下結鞕。亦未悉此中要害。止望文生義而已。

太陰中風。四肢煩疼。陽微陰澁而長者爲欲愈。

柯韻伯云。風爲陽邪。四肢爲諸陽之本。脾主四肢。陰氣衰少。則兩陽兩搏。故煩疼。脈濇與長。不是並見。濇本病脈。濇而轉長。病始愈耳。風脈本浮。今而微。知風邪當去。濇則少氣少血。今而長。則氣治故愈。四肢煩疼。是中風未愈前證。微濇而長。是中風將愈之脈。宜作兩截看。(脈澁作脈濇)

太陽以惡風惡寒別風寒。陽明以能食不能食別風寒。太陰。以四。肢。煩。疼。別。風。寒。是。

最宜着眼。

陳脩園云。太陰腹滿之內證。轉而爲四肢煩疼之外證。微濇之陰脈。轉而爲長之陽脈。由內而外。從陰而陽。故爲欲愈之脈候也。

自利不渴者屬太陰。以其藏有寒故也。當溫之。宜服四逆輩。

愚按太陰之上濕氣主之。又陰中之至陰。不得中見之燥化。則自利益甚。必無燥渴。以其藏有寒故也。藏有寒。是此篇之神龍點睛。四逆輩爲此證之惟一無二之的方矣。

陳脩園云。自利者不因下而利也。凡利則津液下注。多見口渴。惟太陰濕土爲病則不渴。

喻嘉言云。太陰屬濕土。熱邪入而蒸動其濕。則顯有餘。故不渴而多發黃。少陰屬腎水。熱邪入而消耗其水。則顯不足。故渴而多煩躁。是仲景以自利不渴者爲太陰。自利而渴者屬少陰。分經辨證。所關甚鉅。若不全篇體會。徒博註釋之名。僅知用四逆輩以燠土燥濕。此老生腐談。非切要也。

按此註自以爲切要。實則語多窒碍。此條是辨自利之渴不渴。不是止辨渴不渴也。據云少陰屬腎水。太陰屬濕土。夫水如江河。尙爲熱所消耗。至乾而竭。濕土者不過如滂下之泥滓耳。稍蒸卽乾。何以反不消耗乎。要知兩經之渴不渴。固自有在。此條下利。全是陰寒。不得中見之燥化。故不渴。非謂有熱以蒸也。設得中見氣化卽渴矣。少陰之渴者。蓋水不上交。則君火上者自上。故渴。火不下交。則下者自下。故利亦與熱邪無涉。

程郊倩云。少陰屬腎水。熱入而耗其水。故自利而渴。太陰屬脾土。寒入而從其濕。則不渴而利。 按此註少陰未的。

程又云。三陰同屬藏寒。少陰厥陰有渴證。太陰獨無渴證者。以其寒布中焦。總與龍雷之火無涉。少陰中有龍火。水底寒甚則龍升。故自利而渴。厥陰中有雷火。故有消渴。太陽一照。雷雨收聲。故發熱則利止。見厥復利也。

陳脩園云。脾不輸津於上。亦有渴證。然却不在太陰提綱之內。郊倩立言欠圓。然亦不可少此一說。爲中人以下開互證之法。

傷寒。脈浮而緩。手足自溫者。繫在太陰。太陰當發身黃。若小便自利者。不能發黃。至七八日雖暴煩。下利日十餘行。必自止。以脾家實。腐穢當去故也。

柯韻伯云。太陰爲陰中之至陰。雖傷寒得太陽桂枝證之浮緩脈。亦無熱可發。第手。足。爲諸。陽之本。尚自溫。不可謂脾主四肢故當溫也。此是太陰。得中見。之熱。化濕與。熱。傷於肌。肉。而不。得越。于皮膚。故身。當發。黃。若水。道。通。調。下輸。膀胱。便不。發黃矣。然濕熱之傷於表者。可從小便出。濕熱之蓄於裏者。必從大便而出。至七八日陽氣來。復。因而暴煩。下利雖日十餘行。不須治之。以脾家積穢。臭塞。於中。下盡。自止矣。

陳脩園註同。

成無已云。下利煩躁者死。謂先利而後煩。是正氣脫而邪氣擾也。茲則先煩後利。是脾家之正氣實。故不受邪而與之爭。因暴發煩熱也。

按下利煩躁者死一句。義理未圓。少陰篇吐利四肢厥逆。甚者煩躁。乃爲死證。非下利見煩躁卽死也。有吳萸湯可救。成氏何太疏也。

本太陽病。醫反下之。因而腹滿時痛者。屬太陰也。桂枝加芍藥湯主之。大實痛者。桂枝加大黃湯主之。

陳脩園云。誤下則太陽之氣陷於太陰。因而腹滿時痛者。乃太陽轉屬太陰也。宜啓。下陷之陽。以和不通之絡。以桂枝加芍藥湯主之。若滿甚爲大實痛者。此脾胃相連。不爲太陰之開。便爲陽明之闔。以桂枝加大黃湯主之。權開陽明之捷徑。以去脾家之腐穢也。

柯本意同。但移入太陽篇中。不篇入本經。

喻本桂枝加芍藥湯主之之上。作一節。謂此方仍用桂枝解肌之法。以升舉陽邪。但倍芍藥以收太陰之逆氣耳。

按此證已陷入太陰。而腹滿時痛。此際表邪盡入。宜獨和其裏。故倍芍藥。領桂枝入。

裏也。猶認作解肌耶。試問有何肌邪。不過見有全方桂枝湯而亦曰解肌耳。

大實痛下。喻本自爲一節。謂陽分之邪。初陷太陰。雖大實大痛。未可峻攻。但於桂枝湯中少加大黃。七表三裏。分殺其勢可也。

按此證已無表邪。分殺果何據乎。

汪小山云。太陽標熱誤下之。不特轉屬於太陰。亦可轉屬於陽明也。腹滿時痛。脾氣不濡也。宜桂枝湯加芍藥。入太陰。出太陽也。大實痛者。轉屬陽明也。桂枝湯加大黃者。入陽明。出太陽也。

桂枝加芍藥湯

桂枝三両　芍藥六両　生薑三両　甘草二両　大棗十二枚

以水七升。煮取三升。去滓。分溫三服。

桂枝加大黃湯

即前方加大黃二両

古愚述桂枝加芍藥湯。倍用芍藥之苦降。能令。桂。枝。深。入。於。至。陰。之。分。舉。誤。陷。之。邪。而腹。痛。自。止。桂枝加大黃者。以薑桂升邪。倍芍藥引入太陰。以鼓其陷邪。加大黃運。其。中。樞。通地。道。去實。滿。棗草。助。轉。輸。使其邪。悉。從。外。解。下。行。各不。相。背。

傷寒論崇正編

漢張仲景原文　順德黎天祐庇留編註

辨少陰病脈證篇

少陰之爲病。脈微細。但欲寐也。

陳脩園云。內經云。少陰之上。君火主之。又云。陰中之陰腎也。是少陰本熱而標寒。上火而下水。其病不可捉摸。故欲知少陰之爲病。必先知少陰之脈象。其脈薄而不厚爲微。窄而不寬爲細。又須知少陰之病情。其病似睡。非睡。似醒。非醒。神志昏憒。但見其欲。寐。而已。少陰。主。樞。轉。出。入。於。內。外。今則入而不出。內而不外故也。

柯註云。仲景以微細之病脈。欲寐之病情爲提綱。立法。於象外。使人。求。法。於。象。中。凡證。之。寒。熱。與。寒。熱。之。眞。假。倣。此。義。以。推。之。眞。陰。之。虛。實。見。矣。

陳古愚云。心病於神則脈微。腎病於精則脈細。欲寐病於陰。不得寐病於陽。今欲寐而不寐。故曰但欲寐。

唐容川正之曰。心病於神則脈微。腎病於精則脈細。其說非也。微是腎之精氣虛。細是心之血虛。脈管是血之路道。血少故脈細。微屬氣分。氣旺則鼓動而不微。今將微屬心血。細屬腎氣。眞大誤也。

愚按微屬氣虛。細屬血虛。陽爲氣。陰爲血。微細卽陰陽俱虛也。少陰上心下腎。心腎要相交。不交則有陽不遇陰而煩。陰不遇陽而躁之證。此陽字指心言。陰字指腎言。卽上下火水之謂。作陰病之脈微細。實指陰陽水火心腎而言。陳氏之說。未爲不是。唐氏據西醫心專屬血分。腎專屬氣分。未免就一偏立論。獨不思心有心陰。亦有君火之心陽。如脈結代。心動悸。是心陰不足。故主以炙甘草湯。如心下悸。欲得按。是心陽不足。故主以桂枝甘草湯專補心陽。是不得謂心專屬血分也。腎有腎火。又有腎水。如四逆白通。救腎陽也。猪苓湯養腎陰也。是不得謂腎專屬氣分也。且此條之握要處不在辨微細之脈。而在認難認之眞諦。他經提綱皆是邪氣盛則實。少陰提綱獨指正氣奪則虛以少陰爲人身之根本也六經除少陰外其餘五經皆有外證可認少陰提綱最難認以不必有外證止此微細之脈欲寐之病情臨證時當細心體認在微茫處方不至誤

唐容川正淺註云樞轉出入四字用解少陰之病不確內經用一樞字取譬少陰之陰陽相生循環如樞而已非言其出入旋轉也且就註所謂入而不出內不外者問是何物不將此物指明但言不出不外眞恍惚語也須知此分血氣言血屬心所生而流行於脈中心病則陰血少而脈細氣屬腎所生而發出則爲衛陽衛陽出則醒入則寐所以有晝夜也今腎病則困於內而衛陽不出故但欲寐只此四字已將心腎水火血氣之理全盤托出仲景提綱語眞包括無餘義

愚按上下心腎相交則能寐心腎病不能交則不寐是以本經有躁不得寐爲獨陰無陽之死證今但欲寐者是少陰之精氣神不足疲倦已極欲寐而不欲動又非眞寐、故以欲寐二字形容其困憊也陽邪入陰之不寐是實證即三陽合病之但欲眠睡。非少陰之但欲寐也。唐君謂陳君不將不出不外之物指出。而自以腎所生爲衛陽。困於內而不出。解但欲寐。亦不外陳君之說。且不若陳君神志昏憒之醒也。況但欲寐。專就腎言。更不若陳註指少陰之樞。則無所不包括也。

少陰病。欲吐不吐。心煩但欲寐。五六日自利而渴者。屬少陰也。虛故引水自救。若小便色白者。少陰病形悉具。小便白者。以下焦虛有寒。不能制水。故令色白也。

柯韻伯云。欲吐不吐者。樞病而開闔不利也。與喜嘔同。少陽脈下胸中。故胸煩。是病在表之裏也。少陰經出絡心。故心煩。是病裏之裏也。欲吐不得吐。欲寐不得寐。少陰樞機之象也。五六日正少陰發病之期。太陰從濕化。故自利不渴。少陰從火化。故自利而渴。少陰主下焦。輸津液。司閉藏者也。下焦虛則坎中之陽。引水上交於離。而未能。故心煩而渴。關門不閉。故自利。不能制火。由於不能制水。故耳然必驗小便者。以少陰主。小便熱則黃。赤寒則清白也。不於此詳察之。則心煩而渴。但治上焦之實熱。而不顧下焦之虛寒。則熱病未除。下利不止矣。

陳脩園云。少陰上火而下水。水火濟則陰陽交而樞機轉矣。少陰經其脈從肺出心。注胸中。病則胸中不爽。故欲吐而不吐。心中熱煩。不能寐而但欲寐。此水火不濟陰陽不交機樞不轉之象也。五六日少陰主氣之期。其數已足。火不下交而自利。水不上交而作渴者。此屬少陰之水火虛也。水虛無以沃焚。火虛以無致水。故引水以自救。此少陰病寒熱俱有之證也。若從熱化。則小便必赤。若小便色白者。白爲陰寒。少陰陰寒之病形悉具。此確切不移之診法也。然其小便之所以白者。以下焦虛而有寒。至失上焦君火之熱化。不能制水。故色白也。

程郊倩云。上虛而無陰以濟。總由下虛而無陽以溫也。二虛字皆由寒字得來。

林瀾云陰盛格陽。　按此說得太重。

方氏、汪氏、沈氏、金鑑、俱主虛寒說。

病人脈陰陽俱緊。反汗出者。亡陽也。此屬少陰。法當咽痛。而復吐利。

陳脩園云。少陰原有寒。復受外寒。故脈陰陽俱緊也。陰不得有汗。今反汗出者。陰盛。

於內而陽亡於外也此屬少陰陰陽不交之故不交則陽自陽而格絕於外反有假熱之象法當咽痛不交則陰自陰而獨行於內必有眞寒之證而復上吐下利也

按陳註最精其咽痛者非陰虛生內熱亦非上焦從火化乃陰陽不交上則假熱下實眞寒矣陰盛格陽亦近

程扶生云汗出爲少陰亡陽證少陰之寒上逼則咽痛而吐下逼則下利

柯韻伯云陰虛生內熱故身無熱而汗反出亡陽者虛陽不歸皆因少陰不藏所致

故上焦從火化下焦從陰寒宜八味腎氣丸

按此說成陰盛格陽則白通湯爲宜若服腎氣丸反增陰氣危極

少陰病欬而下利譫語者被火氣刼故也小便必難以強責少陰汗也

陳脩園云少陰病金水不能相滋而爲欬少陰失閉藏之職而爲下利二者爲少陰常有之證若欬利而復譫語者知足少陰之精氣妄泄手少陰之神氣浮越心被火刼故也然不特譫語且小便必難以汗與小便皆身中之津液因強責少陰之汗以

竭其津液之源也。此言少陰病不可發汗。以火刦汗之禍更烈也。少陰原有灸法。而少陰之熱證。又以火爲讎。

陳靈石按少陰欬而下利。治有兩法。寒劑猪苓湯。熱劑眞武湯之類。皆可按脈證而神明之。

柯韻伯云。腎主五液。入心爲汗。少陰受病。液不上升。所以陰不得有汗也。少陰發熱。不已。得用蔴黃發汗。卽用附子以固裏。豈有火刦强汗之理哉。少陰脈入肺出絡心。火氣迫心肺。故欬而譫語也。腎主二便。濟泌別汁。滲入膀胱。今少陰受邪復受火侮。樞機無主。大腸淸濁不分。膀胱水道不利。故下利而小便難也。

唐容川云。此言少陰熱證者非也。欬而兼下利。惟寒水乃有此證。寒水之證。自無譫語。此之譫語者。被火氣刦發其汗。心神飛越。故發譫語也。何以知其被火刦。察其小便必見艱難。以强責少陰之汗。汗出則膀胱之水升溢。故小便難。是小便難本非熱證。而譫語亦非熱證。皆刦汗。必神飛越之所致。勿誤認爲陽明熱證之譫語也。

按此註甚超。則金鑑之用白虎爲無當也。金鑑謂欲救其陰。白虎猪苓二方。擇用可矣。

方氏、喻氏、金鑑、註俱同。　各家俱就熱言。不及唐註之的。

少陰病。脈細沉數。病爲在裏。不可發汗。

陳脩園云。少陰病。腎水之氣少則脈細。君火之氣不升則脈沉數。此病爲在少陰之裏。不可發汗以傷其裏氣。

柯韻伯云。少陰脈沉當溫。然數則爲熱。又不可溫。而數爲在藏。是爲在裏。更不可汗。

此註置脈細而不講。非是。

唐容川正淺註曰。腎水氣小則脈細。非也。細是脈管之血少。屬心經也。君火之氣不升。則脈沉。亦非也。沉是氣不上升。則脈管落下。氣不上升者。屬腎經。氣生於腎也。數則兼沉細二者言之。數脈不忌發汗。見於沉細之中。則爲少陰在裏之病。故不可發汗。

愚按少陰病脈沉者急溫之宜四逆湯。則此之沉而兼細數。其細爲少陰病本有之脈。即數亦屬虛數。不得謂爲熱也。若溫。以固。根本。斤斤辨其脈之何以沉。何以細。抑末也。總之。沉。則生。氣。衰。微。爲。大。關。鍵。

少陰病。脈緊。至七八日。自下利。脈暴微。手足反溫。脈緊反去者。爲欲解也。雖煩下利。必自愈。

陳脩園云。少陰病陰寒盛則脈緊。至七八日乃陽明主氣之期。忽然自下利。脈變緊而暴微。手足亦反溫。蓋脈緊反去者。爲少陰得陽明之氣。少陰病爲欲解也。凡陽氣。暴回。則煩。堅冰。得煖。則下。今雖發煩與下利。乃戊。癸。合。化。生。陽。漸。復。必自愈。

柯韻伯云。反溫則。前。此已。冷可。知。微本少陰脈。煩利本少陰證。至七八日陰盡陽復之時。緊去微見。所謂。穀氣。之來。也。徐而和矣。煩則。陽已。反於。中宮。溫則。陽已。敷於。四。末。陰平。陽秘。故煩。利。自止。

方氏、程氏、金鑑、註同。

喻嘉言云。此是邪解陽囘。可勿藥自愈之候。

按此註不逐層說出所以然。終是浮泛。不過見有自愈字樣。故云然耳。

陳脩園云。余自行醫以來。每遇將死證。必以大藥救之。忽而發煩下利。病家怨而更醫。醫家亦詆前醫之誤。以搔不著癢之藥居功。余反因熱腸受謗。甚矣名醫之不可爲也。附筆於此。以爲知者道。

愚謂行道亦行其心之所安而已。世間名醫如鳳毛麟角。庸醫則舉目皆是。夫其口衆我寡。又況平日浸灌於庸醫之論說者已深。一旦以少見多怪之方治。擊刺其眼簾。安有不駭怪者。且中於腐敗之藥已深。斷不易驟而收效。則若輩羣起而議其後在所不免。所望政府知醫。提倡聖學。所有庸醫惑衆者。罷斥一切。庶幾聖學昌明。挽囘國命。不然陳脩園之拂袖而去。雖有激而言之。究何補於事乎。

少陰病。下利。若利自止。惡寒而踡臥。手足溫者可治。

陳脩園云。少陰水勝土虛。則下利。若利自止。土氣復也。雖見惡寒之甚。其身屈曲向前而踡臥。然身雖惡寒而手足爲諸陽之本稟於胃氣若手足溫者中土之氣和也。有胃氣則生故可治。

唐容川補之曰。少陰腎中之陽下根於足上達於手而充塞於膏膜之中膏卽脾所司也。脾膏陽足。則薰吸水穀。不致水穀從腸中直瀉而出若腎陽不充於脾。而脾土所司之膏油失職。水穀不分。氣陷而崩注。是爲下利其腸中水穀泄盡。利止後惡寒踡臥若生陽已竭者。則手足厥冷而死。設手足溫者是腎中生陽尚在故爲可治白通等方是矣。　按此註迂曲反不若陳註之直捷。

少陰病。惡寒而踡。時自煩欲去衣被者可治。

陳脩園云惡寒而踡。寒氣甚矣然時或自煩而絕無躁象煩時自覺其熱欲去衣被者。君火在上也。陰寒之氣。見火而消。故爲可治。

柯韻伯云時自煩是陽漸回。　按此不指出君火未免泛。

喻嘉言云眞陽擾亂不寧然尚未至亡陽。故可用溫。

按此註以自煩去衣被爲内擾。更不合。

金鑑云。陽回陰退之徵。故曰可治。亦柯氏之見也。

少陰病。吐利。手足不逆冷。反發熱者不死。脈不至者。灸少陰七壯。

陳脩園云。反發熱者。少陰得太陽之標陽也。陰病得陽。故爲不死。若不得太陽之標陽。則少陰之氣反陷於下。而脈不至者。灸少陰之太谿二穴七壯。以啓在下之陽。

太谿二穴在足内踝後五分跟骨上動脈陷中。

柯韻伯云。上吐下利。胃脘之陽將脱。手足不逆冷。諸陽之本猶在。反發熱。衛外之陽尙存。急灸少陰。則脈可復。而吐利可止也。若吐利而兼煩躁。四肢俱冷。絶陰無陽。不可復生矣。

喻嘉言云。反發熱則陽氣似非衰憊。然正恐眞陽越出軀殻之外。故反發熱耳。設脈不至。則當急溫無疑。但溫藥必至傷陰。故於少陰本穴用灸法以引其陽内返。斯脈至而吐利亦將自止矣。　按此之發熱。正所以不死處。乃恐孤陽外越。而不知孤陽外越者。吐利四逆。而身反發熱者。其反字對於四逆。不應發熱。其發熱爲孤陽外越。此反字對於吐利。難得發熱。其發熱爲少陰得中見太陽衛外之熱。爲吉兆。大劑四逆白通。便可囘生。至云溫藥傷陰。豈灸不傷陰乎。灸之得宜。可以復脈。若灸之不當。而有火邪諸證。則火氣雖微。內攻有力。焦骨傷筋。何嘗非傷陰也。

少陰病。八九日一身手足盡熱者。以熱在膀胱。必便血也。

柯韻伯云。此藏病傳府。陰乘陽也。氣病而傷血。陽乘陰也。到八日以上。反大發熱者。腎移熱於膀胱。膀胱熱。則太陽經皆熱。太陽主一身之表。爲諸陽主氣。手足者。諸陽之本。故一身手足盡熱。太陽經多血。血得熱則行。陽病者上行極而下。故尿血也。此裏傳表證。是自陰轉陽。則易解。故身熱雖甚不死。輕則猪苓湯。重則黃連阿膠湯可治。與太陽熱結膀胱。血自下者證同。而來因則異。

少陰傳陽證者有二。六七日腹脹不大便者。是傳陽明。八九日一身手足盡熱者。是傳太陽。

陳脩園云。膀胱爲胞之室。膀胱熱故得外發於肢體而爲熱。必內動其胞中之血。而爲便血也。

愚按與太陽證熱結膀胱血自下者同。彼證認在如狂。此證認在一身手足盡熱。柯註下利便膿血指大便言。熱在膀胱而便血。是指小便言。汪註腎主二便。從前後便而出皆是。

張石頑、喻嘉言、金鑑、俱同。

少陰病。但厥無汗。而强發之。必動其血。未知從何道出。或從口鼻。或從目出。是名下厥上竭。爲難治。

柯韻伯云。陽氣不達於四肢。故厥。厥爲無陽。不能作汗。而强發之。血之與汗。異名同類。不奪其汗。必動其血矣。峻劑發汗。傷經動血。若陰絡傷而下行。猶或可救。若陽絡傷而上溢。不可復生矣。妄汗之害如此。

陳脩園云。少陰熱化太過。內行於裏。熱深者厥亦深。故少陰病但厥無汗。本無發汗之理。醫者不知。而強發之。不但不能作汗。反增內熱。必動少陰之血。逆行上竅。未知從何竅而出。少陰之脈循喉嚨。挾舌本。繫目系。故可從口鼻及目而出。因無汗而鼓激熱化之邪。自下而逆上。上因失血而竭。少陰原少血之經。下厥而上竭。爲難治也。

喻嘉言、張石頑、魏念廷、金鑑、各註皆同。

沉目南云。當以四逆散和陰散邪。其病自退。而厥自愈。豈可強汗哉。

唐容川正之曰。脩園解但厥無汗爲裏熱。非也。使果是裏熱。而又動血。是上下皆熱。施治不難措手。此難治者。以下厥是陽虛於下。陽下陷而不升。則衛氣不能達於肌腠。故無汗。明言衛陽不外達。則無津氣。不得有汗也。而醫者乃強發之。則肌腠間既無津氣。只有營血。獨被其劫。必動而上出。是爲陰血竭於上也。下厥當用熱藥。上竭又當用涼藥。相反相妨。故爲難治。

愚按柯註厥爲無陽。唐註厥爲陽虛於下。則衛氣不能達於肌腠。故無汗。兩註極精。陽虛而強發其汗。在少陰。必至亡陽。陽亡不能統陰。致血上溢。名下厥上竭者。陽既厥於下。則上溢者。有不竭不止之勢。故爲難治。然非不治也。柯註云陰絡傷下行猶可救。陽絡傷上逆爲必死。又非也。夫傷陽絡傷陰絡者。指熱證言。熱極傷絡之謂。輕劑犀角地黃湯。重劑三黃瀉心。無論上溢下行。皆可奏效。此條爲陽虛亡血。唐註謂下厥當用熱藥。上竭當用涼藥。此亦騎墻之見。余每遇陽虛之血。用柏葉湯。立止。此湯爲溫劑。而柏葉何嘗不涼。更有亡陽吐血。手足厥。頭眩。竟用四逆加艾葉而收奇效者。此書外之書。法外之法也。余於癸巳年治上陳塘成德新衣店東。吐血成盤。頭眩。稍動血即出。四肢厥逆。余以四逆加艾葉而定。後以大劑柏葉湯合四逆湯而愈。所謂難治者。即引而不發之旨。仲聖之秘奧。非入其堂室。未易悟出也。附筆於此。以爲舉一反三之助。　再按此條止言但厥無汗。無發熱煩躁等證。醫强發其汗。可謂鹵莽之極。不知其何所見而云然也。

少陰病。惡寒。身踡而利。手足逆冷者。不治。

柯韻伯云。傷寒以陽爲主。不特陰證見陽脈者生。又陰病見陽證者可治。背爲陽。腹爲陰陽盛則作痙陰盛則踡臥若利而手足仍溫是陽回故可治若利不止而手足逆冷是純陰無陽所謂六府氣絕於外者手足寒五藏氣絕於內者下利不禁矣

陳脩園云惡寒之甚其身必踡若少陰標寒內陷不止惡寒而且自利此內外皆寒不得君火之本熱病之至危者也然猶幸其手足之溫足見陽氣之未絕若手足逆冷者爲眞陽已敗則不治矣

喻嘉言云陰盛無陽即用四逆等法回陽氣於無何有之鄉其不能回者多矣故曰不治

少陰陰寒爲病得太陽之標陽可治得君火之本熱可治下焦之生氣上升可治中焦之土氣自和可治四者全無故爲難治

袁君道生之小孩下利一日次早手足逆冷即不治夫少陰下利四肢厥逆常有可治此孩必如此證之陰盛極而陽氣衰微故不治也若此孩早一日即以大劑四逆白通不令其四肢厥逆何至是

少陰病。吐利躁煩四逆者死。

陳脩園云。上吐下利。恐陰陽水火之氣頃刻離決。全藉中土之氣以交合。若中土氣敗。則陰不交於陽而躁。陽不交於陰而煩。且土氣既敗。不能旁達而爲四肢厥逆者死。此胃氣絕則陰陽離而主死也。

喻嘉言云。吐利因至煩躁。則陰陽擾亂而竭絕可虞。加以四肢逆冷。中土先敗。上下交征。中氣立斷。故主死也。若早用大溫之劑。豈至此乎。

按此爲探本窮源。喻註最精。此兩節。

程郊倩同。

金鑑云。此與煩躁欲死吳茱萸湯證同。而分治不治者。少陰多躁少煩。躁陰也。厥陰多煩少躁。煩陽也。厥陰厥冷。微陽未絕。可治。少陰四逆。獨陰不化。故死。

愚按從指冷至腕爲厥。從指冷至肘爲逆。足之冷亦然。吳茱萸湯證。同是吐利煩躁。但彼厥而未至於逆。尚可用藥。此冷至肘。故主死。非有少陰厥陰之分。況彼證亦在少陰篇中乎。金鑑註未妥。

張石頑云。此之所以異於吳茱萸證者。必已先用溫中不愈。轉加煩躁故主死耳。

按此註亦非。

少陰病。下利止。而頭眩。時時自冒者死。

陳脩園云。下利不止。則陰竭於下矣。若下利既止。其人似可得生。乃利雖止。而所下既多。陰竭於下。則孤陽無依。遂上脫而爲眩冒之死證。可知陽回利止則生。陰盡利止則死。人身陰陽相爲依倚。可見利止而眩冒爲死證。利不止而眩冒更爲死證矣。

柯韻伯云。清陽之氣已脫。故時時自冒頭眩也。利止者水穀已竭。無物更行也。

各家註俱同。

愚按此爲孤陽上脫之死證。然偶有可治者。暴病。元氣。未盡。且未經。誤藥。也。猶記二十年前。與譚君星緣同醫鄧氏老翁。年已七十餘矣。下利不止。初病卽服星公之四逆白通等方。利未止。而頭眩冒。臥不能起。星公與余明知其死證。但一息尚存不容少懈。遂勸其多服。四逆。白通。每日夜。服至四五劑。到底日有起色。服至十餘日竟愈。此所謂精誠。感格。絕處。逢生。而其。握要處。固由其。未誤。一點。藥。且大劑頻服。步步。爲營。乃有此。奇。效。是以爲人治病。苟有一。綫希。望者。亦當。勉盡。心。力也。

少陰病。四逆。惡寒而身蹤。脈不至。不煩而躁者死。

此無下利。但見惡寒身蹤。脈不至者。卽當用大劑四逆。勿待其躁擾無及也。厥陰下利後。脈不還者死。

陳脩園云。陽氣。不。行。於。四。肢。故四。肢。厥。逆。陽氣。不。布。於。周。身。故。惡。寒。身。蹤。陽氣。不。通。於。經。脈。故脈。不。至。且不見心煩而惟。見。躁。擾。者。純陰。無陽。之。中。忽。呈。陰。證。似。陽。爲火。將。絕。而。暴。張。之。狀。非死證而何。

喻嘉言云。四逆、惡寒、身蹤。更加脈不至。陽已。去。矣。陽去故不煩。然尙。可。用。種。種。回。陽。之。法。若其。人。復。加。躁。擾。則。陰。亦。垂。絕。卽。欲。回。陽。而。基。址。已。壞。不。能。回。也。

此註甚精。

柯韻伯云。陽盛則煩。陰極則躁。煩屬氣。躁屬形。時自煩。是陽漸回。不煩而躁。是氣已先亡。惟形獨存耳。

金鑑同。

少陰病。六七日。息高者死。

柯韻伯云。氣息者、乃腎間動氣。藏府之本。經脈之根。呼吸之蒂。三焦生氣之原也。息高者但出心與肺。不能入肝與腎。生氣已絕於內也。六經中獨少陰言死證。他經無死證。但曰難治耳。知少陰病是生死關。

陳脩園云。生氣脫於上者死也。

厥陰下利。手足不溫。脈不還。微喘者死。生氣不歸元而上脫也。

太陽陽明證有喘。少陰息高則死。厥陰微喘亦死。少陰為性命之根。息高卽腎氣上逆。生氣上脫也。總之兩經乙癸同源。生氣為性命所關。必不能浮上奔也。久病得此。亦必死。

程郊倩云肺主氣而腎爲生氣之源系於生死息高者生氣絶於下而不復納故游息僅有呼而無吸也

魏念廷云此與時時自冒同一上脱證一眩冒而陽升不返一息高而氣根已剷均爲死候

喻嘉言云眞氣上逆於胸中不能復歸氣海故主死

金鑑云凡病臥而息高氣促者多死

少陰病脈微細沉但欲寐汗出不煩自欲吐至五六日自利復煩躁不得臥寐者死

愚按數證皆少陰陰寒之現象不必下利當以大劑四逆救其元陽勿待五六日始發手也

陳脩園云但欲臥者陽虛不能外達唯行於內也汗出者陽氣不能外達外失所衞而不固也不煩自欲吐者不得上焦君火之化也此少陰陰寒之本病尚非必死之候亦非必不死之候也唯於五日爲少陰主氣之期至六日而足其數視其陰陽勝

復何如耳如五六日間眞陽自復或因藥力而復陽復則寒解否則陰勝而危故少陰病以五六日爲生死之關如至五六日其病不解上言汗出爲陽亡於表今則自利爲陽絕於裏裏寒甚於表寒也上言不煩欲吐爲裏本無熱今則復煩躁爲寒邪逼藏眞寒反爲假熱也上言但欲臥是陽氣受困今則不得臥寐者是眞陽被逼無所歸而飛越也此皆陽氣外脫故主死

柯韻伯云不煩欲吐而反汗出亡陽已兆於始得之日自利煩躁不得寐微陽將絕無生理矣

程郊倩云今之論治者不至於惡寒蹉臥四逆等證疊見仍不敢溫不知證已到此溫之何及况諸證有至死不一見者如此脈證果於五六日前卽用眞武四逆不啻三年之艾矣乃不預爲綢繆故有此不治證也

方氏、喻氏、註同

金鑑云眞陽擾亂外越欲絕之死證此時溫之亦無益也

少陰病。始得之。反發熱。脈沉者。麻黃附子細辛湯主之。

陳脩園云。少陰始得病。當不發熱。今反發熱。是少陰而得太陽標熱之化也。既得太陽標熱。脈當浮。今其脈沉者。是雖得太陽之標。而仍陷少陰之裏也。以麻黃附子細辛湯主之。使少陰太陽交和於內外則愈。

陳古香云。反發熱。爲太陽標陽外呈。脈沉。爲少陰之生氣不升。恐陰陽內外。不相接。故以附子。助太陽之標陽。而內合於少陰。麻黃細辛。啓少陰之水陰。而外合於太陽。須知此湯非發汗法。乃交陰陽法。

唐容川補之曰。此兩節總言少陰之表。卽是太陽。若始得病。邪從表出合於太陽經。而惡寒發熱。且並無煩躁下利諸裏證者。仍當從表以汗解之。使隨太陽之衛氣。而從衛以解。故用麻黃以解外也。再用附子。以振腎中之陽。內陽既振。乃能外達也。若但取甘草益中氣。以宣達之。如桂枝湯之用甘棗。究惟脈沉爲陽陷不升。則用細辛一莖直上者。以升之也。蓋發汗欲其橫行。故用補。舉陽欲其直上。故用升。附子本溫腎中之陽。而陳註曰溫表陽。麻黃本散在表之寒。而陳註曰啓少陰。顚倒其詞於生陽之根。與衛陽之出入。蓋未明也。

唐註邪從表入此入字當是出字之誤的是。凡錯處惟精心者乃能勘出。

柯韻伯引內經曰。逆冬氣則少陰不藏。腎氣獨沉。故反熱而脈則沉也。一陰不藏。則一陽無蔽。陰邪始得而內侵。孤陽因得以外散耳。病在表。脈沉者亦不可不汗。然沉爲在裏。反發其汗。津液越出。亡陽則陰獨矣。故用麻黃開腠理。細辛散浮熱。更以附子固元陽也。　按此註以反熱爲孤陽外散。則其表病乃坎中一陽越出於表。非表邪矣。正當使其還之於內。無論脈沉。豈有以麻黃更驅之出外哉。

方中行云。少陰居裏。邪在表而發熱。故曰反。邪在表故用麻黃。本陰而標寒。故溫以附子。細辛專經爲向導。

程扶生云。三陰表法。與三陽不同。三陰必以溫經爲表。少陰尤要。

愚按諸註皆能自完其說。但各說俱不能無弊。陳註附子助表陽。麻黃啓少陰。甚是。

唐註從表以解。是發汗也。不主交陰陽之說。何以少陰病脈沉不可發汗。亡陽故也。太陽發熱頭痛脈反沉。當救其裏。宜四逆湯。少陰病脈沉者。急溫之。宜四逆湯。此條明明脈沉。則宜四逆矣。卽發熱爲得中氣太陽之標。然太陽發熱脈沉。尚以四逆急救。豈少陰得太陽。而竟從汗解者乎。要之此證此方爲的當不易之方。而各家未免誤解也。記二十年前醫一粱星南者。厚豐絲店之買辦也。晨早忽神氣昏昧。沉倦異常。卽少陰之但欲寐也。其脈微而且細。惟發熱而無頭項强痛。卽以此方與之。服後乃能行動。卽此證也。不用發汗。則此方爲從內達外耳。交陰陽是也。發太陽之汗則非。下節謂之發汗。無細辛。何以有細辛反謂非發汗乎。則陳註不合。脈沉宜急溫。唐註當從表以解。於少陰脈微尚不可汗。況脈沉乎。要之麻黃細辛之加以附子。亦猶之瀉心湯加附子之義而已。

麻黃附子細辛湯

麻黃二兩去節　附子一枚炮　細辛二兩

以水一斗。先煮麻黃減二升。去上沫。內諸藥煮取三升。去滓。溫服一升。日三服。

方解已詳辨於論註中。

少陰病。得之二三日。麻黃附子甘草湯微發汗。以二三日無裏證。故微發汗也。

陳脩園云。反發熱。自始得之以及二三日。值少陽主氣之期。陰樞藉陽樞以轉也。宜麻黃附子甘草湯。微發其汗。夫太陽主表。而內合少陰。少陰主裏。而外合太陽。今以二三日無少陰之裏證。止見發熱。得太陽之表證。故微發汗也。

柯韻伯云。言無裏證。則有表證可知。以甘草易細辛。故曰微發汗。要知此條是微惡寒。微發熱。故微發汗也。

按柯陳二註俱主發熱言。惟細玩本文並無發熱字樣。柯云無裏證則有表證可知。此亦不過因其有微發汗而言耳。究竟此節不無可議。不同上節之有發熱也。

程郊倩云。此與太陽之發熱頭痛脈沉用四逆同。彼以不差過三日。病已入裏。直以少陰律之。此二三日雖無頭痛。不容竟以少陰治之。故仍兼太陽之法以律之。

麻黄附子甘草湯

麻黄二兩　附子一枚炮　甘草二兩炙

以水七升。先煮麻黄一兩沸。去上沫。內諸藥煮取三升。去滓。溫服一升。日三服。

諸家註俱未的。

少陰病。得之二三日以上。心中煩。不得臥。黄連阿膠湯主之。

陳脩園云。自二日以及三日。各隨三陽主氣之期。以助上焦君火之熱化也。下焦水陰之氣。不能上交於君火。故心中煩。上焦君火之氣。不能下入於水陰。故不得臥。法宜。壯。水。之。主。以。制。陽。光。以黄連阿膠湯主之。

唐容川補之曰。此節言少陰。心。之。陰。血。病。火。擾。其。血。不。得。安。故。煩。而。不。臥。註家勿扯下焦解之。則義自了。當方亦皎然矣。　按此註甚的。

柯韻伯云。腎火上攻於心。當滋陰以凉心腎。

程扶生云。四五日邪已轉屬陽明。此證是陽明之熱。內擾少陰。當以解熱滋陰爲主。

金鑑云。此熱也。使少陰不受燔灼自愈。

己卯年余曾醫一七十歲老翁。下利清穀。無胃。醫者彙十二味溫補之品爲方。黨參用至五錢。當歸用至八錢。日甚一日。余診時四肢厥逆無脈而下利日十餘行此少陰之陽氣下陷。急以大劑四逆湯。越日手足溫。利漸止。惟脈未出。余即以四逆加參。次早脈漸出。余曰有生機矣。仍與大劑四逆。止其下利。惟是夜心煩不得臥。次早診其不下利。脈微細。余曰。此下後傷陰。以致心之陰血虛。腎水虧。上下不交。故煩而不得臥耳。即以黃連阿膠湯與之。服後即能臥。調息數日胃氣漸復。精神慧爽矣。此醫案亦可爲心靈手敏。緩即無及。下利至四逆無脈。彼醫亦讀仲聖書者。乃自逞聰明。非不用溫藥。奈十二味雜亂無章。且歸身用至八錢。是增其陰邪。而逼其殘陽外脫也。險絕。服四逆湯利漸止。而脈未出。未可云必生也。加參則脈漸出者生。然而下多傷陰。爲煩不臥。彼輩處此泥於四逆之薑附。斷不敢忽用芩連。又安能全愈哉。

黃連阿膠湯

黃連四兩　黃芩一兩　芍藥二兩　阿膠三兩　雞子黃二枚

以水六升先煮三物取二升去滓內膠烊盡小冷內雞子黃攪令相得溫服七合日三服

古愚云此爲少陰熱化之證方中用黃連黃芩之苦寒以折之芍藥之苦平以降之又以雞子黃補離中之氣阿膠補坎中之精俾氣血有情之物交媾其水火斯心煩止而得臥矣此回天手段也

少陰病得之一二日口中和其人背惡寒者當灸之附子湯主之

陳脩園云君火不宣而太陽寒水之氣用事一日正太陽主氣之期二日足其數火用不宣全無燥渴故口中和背爲陽陽中之陽心也又太陽脈行其背今心主之陽衰太陽寒盛故其背惡寒當灸鬲關二穴以救太陽之寒灸關元一穴以助元陽之氣法宜益火之源以消陰翳以附子湯主之　此節言少陰上焦君火衰微反得太陽之寒化下節言下焦生陽不起從陰而內注於骨也

唐容川正之曰。此節言少陰腎之元陽病。非言心火不宣。乃是腎水中命門之眞陽不能充達也。腎水坎中一陽生於兩腎中間。是爲命門。此陽氣隨吸入之天陽。下入臍下。丹田氣海之中。蒸動膀胱之水。則化爲氣。充達於外。是爲衞氣。腎之元陽化氣爲衞。隨太陽經而布於外。太陽者腎之府也。太陽之陽實。則腎中之元陽也。腎陽不振。以致太陽經惡寒。宜附子湯兼溫經脈。故用附子。入腎水也。解爲助心火。則與方不合。

愚按此證最易忽畧。外無眩冒身痛等。內無吐利心悸等。可知少陰證當認確沉倦神昏。一見背惡寒。卽用此方勿緩。

柯韻伯云。人生負陰而抱陽。故五藏之俞皆係於背。背惡寒者。俞氣化薄。陰寒得以乘之也。灸其背俞。使陰氣流行而爲陽。急溫以附子湯。壯火之陽。而陰自和矣。

喻嘉言云。背惡寒則陽微陰盛。已露一班。

附子湯

附子二枚生用　茯苓三兩　人參二兩　白朮四兩　芍藥三兩

以水八升。煮取三升。去滓。溫服一升。日三服。

方解已詳論註中。

少陰病。身體痛。手足寒。骨節痛。脈沉者。附子湯主之。

陳脩園云。下焦生陽之氣不周於一身。故身體痛。生陽之氣不充於四肢。故手足寒。生陽之氣不行於骨節。故骨節痛。脈沉者。生陽之氣陷而不舉也。亦以附子湯主之。唐容川亦主生陽不能充達。但闢君火之說。謂內經只曰少陰之上。熱氣治之。不名君火也。同一熱氣。而於腎中爲坎陽。藏於心中爲離火。分位雖殊。而名之曰君火生陽。亦屬義有可通。陳註言君火。言生陽。頗有分曉。亦讀書者之一助。

按唐註不主君火。只言少陰熱氣治之。而此又言離火。不免矛盾。夫心爲君主之官。則心火即君火也。何得泥少陽爲火。少陰只言熱哉。

柯韻伯云。此純陰無陽。陰寒切膚。故身疼。四肢不得稟陽氣。故手足寒。寒邪自經入藏。藏氣實而不能入。則從陰內注於骨。故骨節疼。此身疼骨痛。雖與麻黃湯證同。而陰陽寒熱。彼此判然。脈沉者。少陰不藏。腎氣獨沉也。

喻嘉言云。此等皆寒邪入少陰之本證。卽當用此方溫經散寒。

按此亦寬泛語。卽謂其方溫經散寒。亦寬泛耳。凡四逆白通之有附子者。何莫非溫經散寒哉。本經一節有一節之不同。當於微細處辯之。概以陰寒了事。則幾節節皆同矣。

陳古愚云。方中君以生附二枚。益下焦之生陽。以達上焦之君火也。臣以白朮者。以心腎藉中土之氣。以交合也。佐以人參者。取其甘潤。以濟生附子之大辛。又佐以芍藥者。取其苦降。以泄生附之大毒也。然參芍皆陰分之藥。雖能化生附之暴。又恐其掣生附之肘。當此陽氣欲脫之頃。雜一點陰柔之品。便足害事。故又使以茯苓之淡。滲使參芍成功後。從小便而退於無用之地。不遺餘陰之氣。以防陽藥也。師用此方。一以治陰虛。一以治陽虛。時醫開口輒言此四字。其亦知陽指太陽。陰指少陰。一方。

統治之理乎

按柯註此與麻黃附子甘草湯皆是治少陰證而有出入之不同經曰少陰之陰其入於經也從陽部注於經其出者從陰內注於骨發熱脈沉無裏證者從陽部注於經也身體痛骨節痛脈沉者從陰內注於骨也從陽注經是表熱裏寒病從外來故溫而兼散從陰注骨是表寒裏熱病從內出故溫而兼補

愚按此條陰寒極盛陽氣衰微此方力恐不及也少陰病脈沉者宜急溫以四逆尙未見陰寒之證猶且先事預防爲履霜堅冰之計此明明陽氣衰微以致身體骨節痛直至手足寒是四肢厥冷也此方無乾薑之太溫而佐參芍之陰滯卽茯苓亦不免滲泄大非此證所宜余每遇此證必以大劑四逆與之待手足煖然後或以眞武或以甘草附子湯此等陰寒之痛無薑桂何濟於事陳古愚之註未盡合也五十餘年臨證乃知此書當活看或不免傳抄之誤也上節口中和背惡寒證甚輕不過露出少陰元陽不足耳且無脈沉等尙先灸以散寒邪若此止用此方眞有病重藥輕

之弊。

少陰病。下利。便膿血者。桃花湯主之。

張令韶云。少陰病。下利便膿血。此感少陰君火之熱。不病無形之氣化。而病有形之經脈也。經謂心之合脈。又謂陰絡傷則便血。赤石脂色赤而性濇。故能止下利膿血。乾薑粳米。溫補中焦。以資養血脈之源。所以治之。

陳脩園註本此。

來蘇集無下利二字。云便膿血亦是熱入血室所致。刺期門以瀉之。病在少陰而刺厥陰。實則瀉其子也。

桃花湯

赤石脂一斤一半全用一半篩末　乾薑一兩　粳米一升

以水七升。煮米令熟。去滓。內石脂末方寸匕。溫服七合。日三服。若一服愈。餘勿服。

方解論註中辯最淸楚。

少陰病。二三日至四五日。腹痛。小便不利。下利不止。便膿血者。桃花湯主之。

張令韶云。二三日至四五日。爲太陰主氣之期。而脾絡不通。則爲腹痛。脾絡不通。不能轉輸。則爲小便不利。小便不利。則水穀不分而爲下利不止。陰絡傷。則爲便膿血。石脂爲山之血脈凝結而成。故治經脈之病。

陳脩園云。五日正少陰主氣之期。熱氣欲奔注而下利。其未利之前。必先腹痛下利則水液全歸於大腸。其未利之先。必先小便不利旋而下利不止其便非清穀而爲膿血者。亦以桃花湯主之。

柯韻伯云。治下焦之火。不同上焦。心爲離火。而眞水居其中。法當順其勢之潤下。故用苦寒以洩之。坎爲水而眞火居其中。當從其性之炎上。故用苦溫以發之。土鬱於下。則尅庚金。火炎於上。則生戊土。五行之理。將來者進。已往者退。土得其令。則火退位矣。水歸其職。則諸證自除。故此方不清火。不利水。一惟培土也。

喻嘉言云。腹痛。小便不利。少陰熱邪也。而下利不止。便膿血。則下焦滑脫矣。滑脫。卽不可用寒藥故取乾薑石脂之辛澀以散邪固脫而加粳米之甘以益中虛蓋治下必先中中氣不下墜則滑脫無源而自止也註家見乾薑謂是寒邪傷胃欠淸蓋熱邪挾少陰之氣塡塞胃中故用乾薑之辛以散之若混指熱邪爲寒邪寧不貽誤後人哉

少陰病下利便膿血者可刺

尙論篇無下利二字謂若不下利而但便膿血者可刺經穴以散其熱即上文之互意也

陳脩園云下利便膿血者經脈之病也可刺

唐容川正之曰熱化太過奔注下利此說非也厥陰篇泄利後重方是熱化太過奔迫下注也此篇一則曰下利再則曰下利不止則下利不止無後重之文知是虛利非實利也故用米以養中薑以溫中石脂以塡塞中宮觀赤石禹餘糧之塡塞止利便知此方之塡塞止利矣利止則膿血隨之以止蓋膿血原是熱所化今因脾虛寒

用從治法引少陰之熱使就歸於中土則火來生土而不往干血脈斯膿血亦因之以止也然從治誘敵之法可暫用不可久用恐久仍化熱而又動膿血矣故戒曰一服愈餘勿服以免反增變也下節又言下利便膿血者可刺隱見下利當溫而溫藥又恐不能去血脈中之熱宜分頭施治內用溫藥以止其利外用針刺以瀉血脈中之熱則瀉經脈而不動臟寒溫臟寒而不犯經脈爲至妙也蓋此證是脾土有寒心經有熱熱化膿血寒爲利不止桃花湯是正治利不止及治便膿血再加刺法則是桃花湯專止利刺法專治膿血此等虛中實證急難下手故仲景愼之又愼

金鑑云腹痛小便不利是熱瘀於裏水無出路勢必下迫大腸而作利也至不止而便膿血則其熱從利減而下焦滑脫可知故以此方益中而固脫

愚按此證徑用朮附則膿血愈甚若用苓連則下利愈甚唯重用石脂補土少用乾薑略能煖土令利止而膿血自已要之此證不可認爲熱亦不可認爲寒止是脾虛則下利脾虛不能統血故便膿血滑脫二字最是握要故主方一味固脫

記庚辰年余初行世。龍山邊界。龍珠祿豐兩妨。患下利滑脫者。醫者誤作熱利。皆以大劑苦寒與之。直至洞瀉不止。四肢厥逆。而不悟。死之日。倘進錦地羅、金銀花、秦艽等。月餘斃人八九十。次年該醫生自下利。又如此誤藥。至牙關緊閉。余以大劑四逆湯挽救。始悟去年龍珠祿豐之命案。爲之悔恨不已。謂雖日讀一字。必要從新入仲聖之門。無如其門如市。且嗜好太深。卒之有志未逮。爲極可惜。然醫品甚佳。能捨己而薦我。實醫界中難得者。

少陰病。吐利。手足厥冷。煩躁欲死者。吳茱萸湯主之。

陳脩園云。少陰。先天水火之氣。皆賴後天中土。以資生。而資始也。上吐下利。則中土虛矣。中土虛。不能灌溉四旁。故手足厥冷。不能交媾水火。故煩躁。其煩躁。欲死者。水自水。火自火。陰陽欲合而不得也。以吳茱萸湯主之。

柯韻伯云。四逆者四肢厥逆。兼臂脛而言。此云手足厥冷。是指指掌而言。吐利煩躁四逆者死。此證猶幸。厥而未逆。

程扶生云。煩躁與躁煩有別。躁煩者言自躁而煩。是陰邪已外逼也。煩躁者言自煩而躁。是陽氣猶內爭也。輕重間宜詳審。

按此未識生死之奧旨。當以厥與逆爲辯。

喻嘉言云。此是腎中之陰氣上逆。將成危候。故用吳茰以下其逆。

按此註更不合。果腎氣上逆。則證如奔豚。胸腹事耳。於下利厥冷何涉。

愚按吐利時即宜大劑四逆白通湯勿待其手足厥冷也。

金鑑云。少陰病而用厥陰方者。證同者也。少陰厥有微甚。厥陰厥有寒熱。少陰之煩躁多躁。厥陰之煩躁多煩。

按此註非是。吳茰不得專屬之厥陰。陽明食穀欲嘔者。吳茱茰湯主之。應用則用。無分何經也。

此從少陰而歸重到陽明。以萬病皆以胃氣爲本。傷寒證重之。少陰證尤重之。總結上文數節之義。少陰雖有標本寒熱之不同。而着眼不離乎此。首節至此作一大結。

吳茱萸湯

吳茱萸一升洗　人參三兩　生薑六兩　大棗十二枚

以水七升。煮取二升。去滓。溫服七合。日三服。

古愚云。少陰之臟。皆本陽明之水穀。以資生而復交會於中土。若上吐下利。則中土大虛。中土虛則氣不行於四末。故手足厥冷。不能引足少陰之氣而上交。則爲躁。甚則煩躁欲死。方用吳茱萸之大辛大溫。以救欲絕之陽。佐人參之沖和。以安中氣。薑棗和胃。以行四末。師於不治之證。不忍坐視。專求陽明。是得絕處逢生之妙。所以與通脈四逆湯。白通加豬膽汁湯。三方鼎峙也。或謂吳茱萸降濁陰之氣。爲厥陰專藥。然溫中散寒。又爲三陰並用之藥。而佐以人參薑棗。又爲胃陽衰敗之神方。昔賢所以有論方不論藥之訓也。

少陰病。下利。咽痛。胸滿心煩者。豬膚湯主之。

陳脩園云。少陰上火下水而主樞機。病則水在下而火不能下濟。故下利。火在上而

水不能上交故咽痛上下水火不交則神機樞轉不出故胸滿樞轉不出鬱於內則心爲之煩宜以猪膚湯主之　義本張錢塘

唐容川正之曰少陰所以咽痛者少陰經脈夾咽邪迫結於咽則痛義本易知而脩園必執少陰之樞旋轉內外爲解則何故不旋轉何故不內不外何故爲咽痛義反多隔蓋此四節言咽痛止是少陰經脈夾咽之痛也又此下利是鬱熱下注之利如四逆散之下利是陳註解爲水在下而火不能下濟亦非也蓋火不下濟是虛寒下利仲景必曰四肢逆冷或曰下利清穀或曰下利不止而此止有下利二字則非虛寒可知且合胸滿心煩論之則知胸滿非虛心煩非寒乃鬱熱下注如四逆散之下利同是熱證也水陰隨熱下注不能上升故心煩咽痛如近今所傳白喉證是白喉書言其咽白爛不可發汗亦不可下當一意清潤此猪膚湯實開其先也則白喉揭表一書誠爲此方功臣

愚按此節當以張錢塘少陰神機升降樞轉爲的解唐註解咽痛爲邪迫說成熱證

此乃誤以下節甘草桔梗湯之痛混解此節也。唐註於下節又補云。此猪膚湯證。是白爛喉證。宜清潤以生肌。既云邪迫實邪自宜發散。乃止宜清潤。是自矛盾也。唐註下利是熱證。如四逆散之下利。而不知四逆散之下利。有下重字樣。是熱利故用枳芎以攻實邪。此湯唐氏既知其清潤。何以比爲四逆散之攻劑乎。至謂仲聖於火不下濟之虛寒利。必曰四肢逆冷。下利清穀。下利不止。何以白通湯證之下利。絕無此等字樣。可知此證。不得認作虛寒。亦不得混爲熱注。當主張說爲的也。唐註駁其何故樞不旋轉。何不即以上下不交義而思之乎。

柯韻伯云。陽併於上。陰併於下。火不下交於腎。水不上交於心。此未濟之象。猪膚湯滋化源。培母氣。水升火降。上熱自除而下利止矣。

喻嘉言云。熱邪充斥。上下中間。無所不到。寒下藥不可用矣。故立此方以潤少陰之燥。與用驢皮同意。

按果熱邪充斥。承氣所不納者。自有寒因熱用。如熱厥用甘草炮薑回陽之法。即不然。又如猪苓湯之水津四布。亦足濟上下四旁之熱。何以止取潤燥。遂足敵此熱邪。至以潤燥比之驢皮。則更未悉阿膠作用。

金鑑云。少陰之熱邪上逆。所過之處。無不病也。　與喻註同。

猪膚湯

猪膚一斤

以水一斗。煮取五升。去滓。加白蜜一升。白粉五合。熬香。和令相得。溫分六服。

張令韶云。猪爲水畜。膚取其偏達周身。從內而外。亦從外而內之義也。蜜乃稼穡之味。粉爲土穀之精。熬香者。取香氣助中土。以交合水火。轉運樞機者也。

少陰病。二三日咽痛者。可與甘草湯。不差者。與桔梗湯。

陳脩園云。少陰之脈。從心系上挾咽。病二三日。乃三陽主氣之期。少陰君火。外合三陽。上循經脈而及咽。其咽痛者。可與甘草湯。服後不差者。與桔梗湯。

柯韻伯云。熱微。故用此輕劑。　的確

喻嘉言云。熱邪客少陰。故咽痛。用甘草湯緩其熱。

金鑑云。咽痛無他證者。乃少陰經客熱之微邪。可與甘草緩瀉其熱也。不愈加桔梗以開鬱熱。不用苦寒者。恐其熱鬱於陰經也。

唐容川曰。此咽痛當作紅腫論。與上節猪膚湯證不同。宜瀉火以開利。故用甘草引火生土。爲瀉火之正法。後人用芩連大黃。則力更重。然只是仲景甘草湯之意。仲景不用三黃者。以此是主方。言外原可加減。且芩連大黃等速降而下。恐剽而不留。反不能瀉上焦之火。使之漸退。故以甘草緩引之。

按此咽痛爲上焦微熱。甘草可清上焦。足矣。若用芩連大黃。則病輕藥重。寒證作矣。余憶二十年前。友人麥君之館僮患咽痛。醫以牛子山豆根等與之。愈其七八成。次日復與之。傍晚大汗出。四肢厥逆。余診以四逆湯回陽始無恙。可知小題不可大作也。

甘草湯

甘草生二兩

以水三升。煮取一升半。去滓。分溫再服。

桔梗湯

桔梗一兩　甘草生二兩

以水三升。煮取一升。去滓。分溫再服。

方解論註中已透。

少陰病。咽中傷。生瘡。不能語言。聲不出者。苦酒湯主之。

陳脩園云。少陰之脈。入肺循咽嚨。肺屬金。主聲。金空則鳴。肺受火氣所爍。而喉嚨爲之窒塞故也。苦酒湯主之。

來蘇集咽中傷之上多一嘔字。云取苦酒以歛瘡。雞子以發聲。而兼半夏者。必因嘔而咽傷。胸中之痰飲尚在。故用之。雞子黃走血分。故心煩不臥者宜之。其白走氣分。故聲不出者宜之。

尙論篇與下節合而爲一。云熱挾痰攻咽。當用半夏滌飲。桂枝散邪。若劇者咽傷生瘡。音聲不出。桂枝之熱既不可用。而陰邪上結。復與寒下不宜。故用此方。

按桂枝散表邪者也。性辛熱。據云熱邪。亦以熱散熱耶。

或問仲景言咽痛。咽以嚥物。於喉何與。而云語聲不出耶。答曰。喉與咽相附。仲景言少陰病熱咽痛。而喉嚨亦在其中。

唐容川正之曰。此生瘡即今之喉癰喉蛾。腫塞不能出聲。今有用刀針破之者。有用巴豆燒焦烙之者。皆是攻破之。使不壅塞也。仲景用生半夏正是破之也。余親見治重舌用生半夏立即消破。即知咽喉腫閉。亦能消而破之矣。較後人刀針巴豆等法更精密。況兼雞清之潤。苦酒之泄。眞妙法也。

愚按蛾喉一證。雖有雙單之分。其患不外痰火上炎。壅閉凝結。治不得法。雖喉以下全身無恙。而痛苦食飲不下。數日即斃。治法以膽礬四五分。清茶一杯化服。不半小時。立將其瘡攻破。膿血與痰一併吐出。明日即可食飲。次日即能赴筵。余手愈十餘人此經驗之神藥也勝於刀針冒險遠甚危極苟能入口者亦可救世之醫喉者當共寶之特錄於此以公諸世一法以大蝌牛十餘個破取其肉置於碗中攪取其涎結成團如圓眼果大雖牙關緊閉納入口亦能破其痰膿吐出拯救危險眞奇方也皆經驗秘法

苦酒湯

半夏洗破十四枚　雞子一枚去黄

右二味內半夏著苦酒中以雞子殼置刀鐶中安火上令三沸去滓少少含嚥之不差更作三劑

古愚云雞子之小安能納半夏十四枚之多近刻以訛傳訛即張隱菴張令韶柯韻伯之明亦仍之甚矣耳食之爲害也余攷原本半夏洗破十四枚謂半夏一枚洗去其涎而破爲十四枚也舊本糢糊特正之

張令韶云此法少陰水陰之氣不能上濟君火也君火在上熱傷經絡故咽痛生瘡

經曰、諸痛瘡瘍皆屬心火是也。在心主言。在肺主聲。皆由腎間之生氣所出。少陰樞機。不能環轉而上達。故不能語言。聲不出也。張隱菴有云。人之聲音藉陰中之生氣以出。半夏生當夏半。感一陰之生氣而生。故能開發聲音。破十四枚者。七爲奇數。耦七而爲十四。是偶中之奇。取陰中之生陽也。雞卵屬金而白象天。肺主金主天助肺。以滋水之上源也。刀如金器。環者還也。取金聲環轉之義也。苦酒醋也。書曰、曲直作酸。經曰、少陰屬腎。一以達少陽初生之氣。一金遇木擊則鳴矣。火上三沸者。金遇火而三伏。三伏已過。金氣復矣。樞轉利。水氣升。金氣清則咽痛愈而聲音出矣。

按此好妙文章。皆從內經熟讀而得者也。

少陰病。咽中痛。半夏散及湯主之。

陳脩園云。少陰主樞。熱證不能從樞以出者。既有甘草桔梗之治法矣。而寒氣不能從樞而出者。逆於經脈之中。而爲咽中痛者。當以半夏散及湯與之。

柯韻伯云。此必有惡寒欲嘔證。故加半夏以降嘔。桂枝以散寒。若夾相火。辛溫非所宜矣。

金鑑云。或左或右。一處痛也。咽中痛者咽中皆痛也。較咽痛爲甚。甚則涎纏於咽中。故主此方。散風邪以逐涎也。　不的。

唐容川曰。此言外感風寒。客於會厭。干少陰而咽痛。喉間兼發紅色。並有痰涎。音聲嘶破。咽喉并痛。後人用人參敗毒即愈。即此方意也。陳註以爲樞機不能轉環四散。不但方證未明。即少陰之氣化。亦糢糊而不辨。又云樞在何處。何物是樞。不知少陰經氣之實。而徒執定古人譬語。認作實事。反添多少渣滓。

按所云外感風熱。必有風熱見證。如來蘇集之所謂必有惡寒欲嘔字様。是從現象以辨寒熱之氣化。張錢塘主樞轉之說。亦經氣之名詞。非譬語也。如必問樞爲何物。然則開闔亦何物乎。

張錢塘無此節。

半夏散及湯

半夏洗　桂枝去皮　甘草炙以上各等分

三味等分。各別擣篩。已合治之。白飲和服方寸匕。日三服。不能散服者。以水一升煎七沸。內散兩方寸匕。更煎三沸。下火令少冷。少少嚥之。

方解論註已明白。

少陰病。下利。白通湯主之。

陳脩園云。少陰病。不見他證。只見下利。爲陰寒在下。君火不得下交。大失閉藏之職。以白通湯主之。

喻嘉言云。下利無陽者。純陰之象。恐陰盛而隔絕其陽。故用此方以通其陽而消其陰也。

按既云無陽。云純陰。是獨陰無陽死證也。尚恐其陰盛隔陽乎。不知證之孰輕孰重。孰生孰死矣。

方氏云。不獨在經。而亦在臟。寒甚而陰盛也。治以薑附。勝其陰而寒自化。葱白通其陽而陰自消。

程扶生云。少陰下利。陰盛之極。恐致格陽。故用薑附消陰。葱白升陽。通之云者。一以溫之而令陽氣得入。一以散之而令陰氣易散也。

來蘇集故删此節。謂與下節重出。而不知此固一法也。下節是更重之證。着眼在膽汁上。若删此節。法仍未備。

白通湯

葱白四莖　乾薑一兩　附子一枚生用

以水三升。煮取一升。去滓。分溫再服。

少陰病。下利。脈微者。與白通湯。利不止。厥逆無脈。乾嘔煩者。白通加猪膽汁湯主之。服湯脈暴出者死。微續者生。

張令韶云。脈始於足少陰腎。主於手少陰心。生於足陽明胃。少陰下利脈微者。腎臟之生陽不升也。與白通以啓下焦之陽。若利不止厥逆無脈乾嘔煩者。心無所主。胃無所生腎無所始也白通湯三面俱到加膽汁人尿調和後入生氣俱在爲效倍速苦鹹合爲一家入咽之頃苦先入心卽隨鹹味而直交於腎腎得心君之助則生陽之氣升又有附子在下以啓之乾薑從中以接之葱白自上以通之利止厥回不煩不嘔脈可微續危證必仗此大力也若服此方後脈不微續而暴出燈光之回燄吾亦無如之何也矣　此註極精警

陳脩園云少陰病下利脈微者腎藏之生陽不升也與白通湯以啓陷下之陽而利竟不止反見厥逆無脈陰邪上逆而乾嘔虛陽飛越而發煩者此非藥之誤也以陰寒極盛驟投熱藥而拒格耳必取熱因寒用之法與白通加猪膽汁湯主之使藥力與病氣相安服此湯脈暴出者燈光之焰主死脈微續者爲陽氣漸復主生

二程喻氏及金鑑註同

柯韻伯云下利利脈微是下焦虛寒不能制水與白通湯以通其陽補虛却寒而制水

按通陽則是。制水則非。制水當是眞武湯。

白通加猪膽汁湯

白通湯中。加猪膽汁一合。人尿五合。無膽汁亦可。

古愚云白通湯主少陰水火不交。中虛不運者也。用生附啓水臟之陽以上承於心。葱白引君主之火以下交於腎。乾薑溫中焦之土。以通上下。上下交。水火濟。中土和。利自矣止。

方解已詳論註中精極。

少陰病。二三日不已。至四五日。腹痛。小便不利。四肢沉重疼痛（自下利）者。此爲有水氣。其人或欬。或小便利。或下利。或嘔者。眞武湯主之。

陳脩園云。二三日三陽主氣。得陽熱之化。病當自已矣。若不已至四五日。滿太陰之數。太陰。主腹。故腹痛。脾主轉輸。故小便不利。脾主四肢。故四肢沉重而疼痛。自下利。者。少陰之水病。而中土之閘折。也蓋腎者。水也。而主乎水者。生陽之火也。火衰。不能生土土虛不能制水水寒用事此爲有水氣乃眞武之正證然水無定性其人或欬或小便利或下利或嘔者爲眞武之兼證正證自宜眞武湯主之兼證宜眞武湯加減主之

柯韻伯云小便不利是病根腹滿諸證皆水氣爲患因小便不利所致然小便不利實由坎中之無陽坎中火用不宣故腎家失職是下焦虛寒不能制水故也法當壯元陽以消陰翳逐留垢以清水邪因立此方末句語意直接有水氣來

喻嘉言云陰寒內持濕勝而水不行因而內滲外薄甚至水穀不分或欬或利泛濫無所不至非賴眞武座鎭北方之水寧有底哉藉眞武湯以導水消陰其神功妙濟眞有不可思議者矣

按見理不及陳柯二君徒讚此方之神無當也况經方多有更神於此者

金鑑止分疏而不能說出水氣之源究以柯陳二註爲精切

愚按自下利三字當是衍文安有主病下利而或然之病又重書下利者况眞武湯

主之句。是直接有水氣句。原方有芍藥。其加減法下利則減之。可知自下利句實爲衍文。更無疑義也。

少陰病。下利清穀。裏寒外熱。手足厥逆。脈微欲絕。身反不惡寒。其人面赤色。或腹痛。或乾嘔。或咽痛。或利止不脈出者。通脈四逆湯主之。

陳脩園云。少陰病。下利清水完穀者。寒在裏也。裏寒而外反熱者。陰盛格陽也。惟其陰盛。故手足厥逆。脈微欲絕也。唯其格陽。故身反不惡寒。面赤色也。或涉於太陰而腹痛。或涉於中胃而乾嘔。或循經挾咽而作痛。或中焦穀神內虛。利止而脈不出者。俱以通脈四逆湯主之。此爲少陰內眞寒而外假熱也。

喻嘉言云。下利裏寒。種種危殆。其外反熱。面反赤。身反不惡寒。而手足厥逆。脈微欲絕。明係羣陰隔陽於外。不能內返也。故倣白通之法。加葱入四逆中。以入陰迎陽而復其脈也。

按此註認證處。大有把握。卓識不羣。獨是論方未妥耳。據謂四逆湯加葱除甘草爲通脈四逆湯。是亦白通湯之畧加乾薑而已。非通脈四逆湯也。
程郊倩及金鑑之註。同主陰盛格陽。但有面赤等。則此湯倣白通法。加葱於四逆中以消其陰。而復其陽。至於方論又云倍乾薑加甘草佐附子而名通脈四逆湯不同喻氏方矣。
柯韻伯云。此寒熱相半證。下利清穀。陰盛於裏也。手足厥逆。寒盛於外也。身不惡寒。面赤色。陽鬱在表也。咽痛利止。陽回於內也。腹痛乾嘔。寒熱交爭也。溫裏通脈。乃扶陽之法。
按此註未審病源。於是見寒言寒。見熱言熱耳。果如寒熱紛紜。則或清散並用。攻補兼施。尚慮治寒遺熱。攻熱增寒。何以此方雄勁無匹。一於扶陽。保無增熱乎。名將擒賊擒王。名醫本此以治病。則見病。知源。任條緒。多端。握要以圖。直破中堅。饒有綸巾。羽。扇。丰度。非然者如此證陰盛格陽。幾何不顧此失彼。反誤大局乎哉。
愚按方後加減法。五十平前臨證未多。猶以爲然。及今觀之。陰盛格陽如此。其裏寒表熱爲格陽於外面赤爲格陽於上則咽痛者何莫非格陽於上也安可用桔梗其下利爲裏寒則其腹痛亦爲裏寒安有用芍藥之理況眞武之治腹痛有下利者必須去芍藥豈格陽而反用芍藥以增其陰哉此必傳抄之誤也宜更正

通脈四逆湯

甘草二兩　乾薑三兩强人四兩　附子一枚炮

以水三升煮取一升二合去滓分溫再服其脈卽漸出者愈面赤者加葱九莖腹中痛者去葱(加芍藥二兩)嘔者加生薑二兩咽痛者(去芍藥加桔梗二兩)利止脈不出者去桔梗加人參二兩

參各家說陽氣不能運行宜四逆湯元陽虛甚宜附子湯陰盛於下格陽於上宜白通湯陰盛於內格陽於外宜通脈四逆湯蓋以生氣既離亡在頃刻若以柔緩之甘草爲君豈能疾呼散陽而使返耶故倍用乾薑而仍不減甘草者恐散渙之餘不能當薑附之猛還藉甘草以收全功也

少陰病泄利下重四肢厥逆其人或欬或悸或小便不利或腹中痛者四逆散主之

陳脩園云四肢爲諸陽之本四逆俱屬陽氣虛寒然亦有陽氣內鬱者少陰病樞機不利不能轉陽氣以達於手足以致四肢厥逆醫者宜認定四逆爲主證而樞機無主隨見或然之證亦以互參其人於四逆證中或涉於肺而欬或涉於心而悸或涉於府而小便不利或標寒病於內而腹中痛或本熱鬱於下而泄利下重者統以四逆散主之

來蘇集將泄利下重句移在四逆句之下云四肢爲諸陽之本陽氣不達於四肢而厥逆故四逆多屬於陰此則泄利下重是陽邪下陷入陰中陽內而陰反外以致陰陽脈氣不相順接也本條中無主證而皆是或然證四逆下必有闕文今以泄利下重四字移在四逆下則本文乃有綱目泄利下重而不用白頭翁湯者四逆故也此少陰陰樞無主故多或然之證因取四物以散四逆之熱邪隨證加味以治或然證此少陰氣分之下劑也所謂厥應下之者此方矣

又云此方倣大柴之下法也。以少陰爲陰樞。故去黃芩之大寒。薑夏之辛散。加甘草以易大棗。良有深意。然服方寸匕。恐不濟事。少陽心下悸者加茯苓。此加桂枝。少陽腹中痛者加芍藥。此加附子。其法雖有陰陽之別。恐非。泄。利。下重者。宜。加。也。薤白性滑能泄下焦陰陽氣滯。然辛溫太甚。葷氣逼人頓用三升。而入散三寸匕。只有薤氣而不知藥味矣。且各證加味。止用五分。而加附子用至一枚。薤白用至三升。何多寡不同若是。是不能不致疑於叔和編次之誤耳。

愚按此條之或欬。或悸。或小便不利。或下利。俱同眞武之水氣證。卽四肢厥逆。亦水盛陽衰所致。獨其下利。爲泄利下重者。不同耳。下重爲泄利之熱證。則其四肢厥逆。亦因熱鬱於裏。陽氣不達於外也。原文以四逆二字爲主證。柯公移泄利下重於四逆句下。極有根據。余謂更當移在四逆二字上。當改爲少陰病泄利下重。四肢厥逆。其人或咳云云。較之只四逆二字乃成句法。至駁方後加減。確有至理。各家止得望文生義而已。不求甚解也。

按或謂當歸四逆湯之手足厥寒。亦未有主證。而不知彼言手足厥寒。卽言脈細欲絕。細爲血虛。卽以脈而證其血虛之證。且更有久寒加生薑吳萸之不同。況手足厥寒。非比四逆二字之不成句也。究竟彼祇以脈辯證。亦非仲聖證。脈。相。勘。之。家。法。也。況止云內有久寒。而不指出久寒如何見證。亦非。

四逆散

甘草　枳實　柴胡　芍藥

四味各十分。擣篩。白飲和服方寸匕。日三服。欬者加五味子乾薑各五分。并主下利。悸者加桂枝五分。小便不利者加茯苓五分。腹中痛者加附子一枚炮。泄利下重者。先以水五升。（煮）薤白三升。煮取三升。去滓。以散三方寸匕。內湯中。煮取一升半。分溫再服。（上一煮字衍文）

方解論註已詳。

少陰病。下利。六七日。欬而嘔。渴、心煩。不得眠者。猪苓湯主之。

陳脩園云。凡少陰下利。俱屬下焦虛寒。然亦有脾不轉輸。水津不布而利者。六七日乃陰盡出陽之期。而下利不止。且見肺氣不調而欬。胃氣不和而嘔。水精不上布而渴。君火不下交而煩者。至此變但欲寐之本證。爲不得眠者。其爲熱甚而燥動明矣。茲亦不用寒涼之劑。唯助脾氣之轉輸。水津四布而諸證俱愈。如雲行雨施。乾坤自有一番新氣象矣。以猪苓湯主之。此方利水之中兼育眞陰。是又法外之法。

柯韻伯云。下利而熱渴。是下焦虛不能制水之故。咳嘔煩渴。是腎水不升。下利不眠者。是心火不降耳。凡利水之劑。必先上升而後下降。故用猪苓湯以滋陰。利水而升津液。斯上焦如霧而欬渴除。中焦如嘔而煩嘔靜。下焦如瀆而利自止矣。

喻嘉言云。六七日其熱當去。而兼欬嘔等證。是熱邪搏結水飲。以故羈留不去耳。故用此方利水潤燥。

按熱邪搏飲。則爲結胸之險證矣。豈此方所能濟哉。亦不過見苓朮而云然也。

少陰病。得之二三日。口燥咽乾者。急下之。宜大承氣湯。

陳修園云少陰上火下水其病有水與火之分其治若焚與溺之救先言君火之亢少陰病二日合陽明之燥化又交少陽主氣之三日不能合陰陽二樞以外轉反合君相二火以內焚其口燥咽乾者君火熾盛水陰枯竭也急下之上承熱氣而下濟水陰緩則焦骨焚身不可救矣宜大承氣湯

來蘇集編入陽明篇二三日之下有不大便三字云熱淫於內腎水枯涸轉屬陽明胃火上炎故口燥咽乾急下之火歸於坎津液自升矣此必有不大便證若非本有宿食何得二三日便當急下

按此條明明少陰病何得編入陽明彼唯編入陽明故就胃火及宿食言矣豈知少陰君火尤有甚焉者柯公謂少陰爲陰樞陽有餘邪便傷其陰故宜急下以存其陰此俱隔壁搔癢語至移入陽明篇更不合

喻嘉言云此口燥咽乾腎水之不足上供可知延至五六日始下必枯槁難回矣故宜急下以救腎水也

按此註止云腎水不足。並未言及火熱等。則滋水足矣。若下之以耗胃津。並有下傷腎水之慮。

唐容川曰。心開竅於舌。舌下廉泉玉英二穴。有津液出於口。胃開竅於口。胃之燥氣。不灼津液則口不乾。今少陰心火。合於陽明胃。爲火就燥。舌下津不出。而口中燥氣復灼。故口燥。少陰心脈挾咽。少陽三焦脈亦挾咽。內經云。一陰一陽結爲喉痺。此咽乾者。即一陰一陽火熱相合。與喉痺同一例也。口燥咽乾四字。明指熱火熱三者合併。眞如焚矣。故急下之。陳註原不差。獨其不能合陰陽二樞以外轉句。則差。內經少陰爲樞。不過比水火陰陽循環相生之象。與少陽之半表半裏不同。故少陽外出。是出於肌表。實有外出之地界也。陳註不知少陰爲樞。與少陽不同。乃亦解爲外出。將出之於何地乎。

按少陽爲陽樞。少陰爲陰樞。以氣化言。二經俱言樞轉。少陽爲半表裏。能樞而出。則病解。非必專指由三焦而出肌表也。桂枝湯之解肌。以熱粥出汗。小柴胡非汗劑。乃

轉樞之劑也少陽之樞忌汗亦忌下少陰之樞有急下下之亦以轉樞非必眞有一物轉而出之亦非有路而出之也病解卽樞轉耳

少陰病自利淸水色純靑心下必痛口乾燥者急下之宜大承氣湯

陳修園云少陰病自利淸水者乃水陰不能上濟而唯下洩且所洩者止淸水與淸穀不同其色純靑者乃肝木之色難經云從前來者爲實邪腎之前肝也火得木助一水不能勝二火心下爲土之位土受木尅必痛少陰病以口中和口乾燥爲辯寒熱之金針此之口乾燥者爲火盛水竭無疑矣亦當急下之救垂竭之水而遏燎原之火宜大承氣湯

此少陰之水陰爲木火交煽而爍竭雖旣利亦宜再利通因通用也然自利止是淸水可知水愈去而穀愈結仍是通因塞用也

唐容川正之曰純靑爲木之色是現出膽汁之本色也西醫言肝氣有餘則生膽汁太多嘔苦不食大便靑色此其色純靑之義也其心下必痛者是指胸前之膈膜言

也。膈連於肝而通於膽系。膽火盛汗多。從肝系而注入膈中。至心下。將膈中所行之水。阻遏使返。還入胃中。從下而洩。是爲清水。其色純青也。蓋膈膜是行水之道。水要從胃而入膈。膽之火汗。要從膈而入胃。逆拒於心中下之膈。故心下必痛。膽汁瀉入胃。而水不得入於膈。反隨膽汁而下洩。爲下利清水。其色純青也。水既從胃中下洩。而膈膜中反無水。不能化氣升津。故口乾燥。水津者腎所主。故此證歸入少陰腎經。脩園之註近理。然於仲景此等精義。則未之知也。

喻嘉言云。熱邪傳入少陰。逼迫津水。注爲自利。質清而無渣滓相雜。色青而無黃赤相間。可見陽邪暴虐之極。反與陰邪無異。但陽傳自上焦。其人心下必痛。口必乾燥。設係陰邪。必心下滿而不痛。口中和而不燥。必無此枯槁之象。故宜急下以救其陰也。

柯韻伯云。自利渴者屬少陰。今自利清水。疑其爲寒矣。而利清水時。必心下痛。必口燥舌乾。是土燥火炎。脾氣不濡。胃氣反厚。水去而穀不去。故純青也。雖曰通因通用。

仍是通因塞用。

張錢塘云。自利清水者。君火在上而水精下洩也。色純青者。君相二火合於上而少陽木色下現也。陰液不上。兩火如焚。則血液必竭。故心下必痛而口燥渴。若不急下。火烈傷人。宜大承氣湯急以水濟火也。

又按離卦九四乃兩離相繼。故曰突如其來如。有焚如死如棄如之象。此不得火之明。而得火之烈者也。此之君相二火。即兩離相繼也。陳註本此。

沈目南云。此利清水。因少陰熱邪熾盛。乘迫胃中津液。頃刻勢已瀕危。不得不以通因通用。急奪而救胃腎將絕之陰也。

金鑑云。下無糟粕。純是青水。此少陰實熱。所以心下必痛。等皆急下證。

愚按各家註均能道出急下之所以然。皆有精義。獨脩園釋心下必痛爲土受木尅。微有語病耳。宜爲唐氏所駁。然唐氏據西醫以釋此。烏可語於中醫之精義哉。

少陰病。六七日。腹脹。不大便者。急下之。宜大承氣湯。

陳脩園云。少陰病。六日至七日。又值太陽主氣之期。其病當由陰出陽而愈矣。乃君火之氣。不能從樞而出。竟陷於太陰地土之中。以至腹脹。不大便者。內經云暴腹脹大。皆屬於熱。又云。一息不運則鍼機窮者。此也。不可不急下之以運少陰之樞使之外出。宜大承氣湯。

來蘇集亦移入陽明篇。云六七日當解不解。因轉屬陽明。是藏氣實而不能入還之於府也。急攻之所謂已入府者可下也。

按入府之說。則下之可也。何必云急。此等劇證。緩之須臾。不可救藥矣。入府則生者可同日而語哉。

喻嘉言云。此胃土過實。腎水不足以上供。有立盡之勢。此時下之已遲。安得不急。

按果恐水之立盡。則滋水爲急。何敢言下。

喻本其一又移入陽明篇。謂熱邪轉入陽明。而爲胃實之證。所以宜於急下也。

按據胃實而言急下。何陽明中譫語潮熱等下證。俱未有言急者。

石頑云。熱歸陽明。爲胃實之證。

金鑑云陽氣素盛。胃有宿食故也。 二註皆不切。

愚按同是腹脹。在太陽經汗後腹脹滿者。厚朴生薑半夏甘草人參湯主之。在陽明吐後腹脹滿。用調胃承氣湯。發汗不解。其悍氣之腹脹滿者用太承氣急下此條腹脹。亦主急下。厥陰下利腹脹滿。用四逆湯此中消息。切宜子細參看。

少陰病。脈沉者。急溫之宜四逆湯。

陳脩園云。少陰水火之氣。發原於下。而達於上。少陰陰寒之病。其脈沉者。生氣衰微。不能上達也。急溫之。以啓下焦之生陽。宜四逆湯。 脈沉。而四逆吐利煩躁等證已。伏其機。脈沉卽宜急溫。所謂見微知著。消患於未形也。

喻嘉言云。外邪入少陰。宜與腎氣相搏擊。乃脈見沉而不鼓。卽內。經。所。謂。腎。氣。獨。沉。之義。其入。陽氣。衰微。可。知。故當。急溫。之以助。其陽也。

按陽氣衰微則是矣。何必說及外邪。

吳人駒云。脈沉須辯虛實及病之新久。若日久及沉而實者當另看。

愚按少陰提綱不及言證而此條脈沉。又非有吐利四逆等。即宜四逆湯可知。少陰。爲生。死。關。頭不可忽也。

少陰病。飲食入口則吐。心中溫溫。欲吐。復不能吐。(始得之。)手足寒。(脈弦遲者。)此(胸中實。不可下也。當吐之。若)膈上有寒飲。(乾嘔者。不可吐也。)急溫之宜四逆湯。

張錢塘云。飲食入口則吐者。少陰神機內逆。而水火不交也。心下溫溫欲吐復不能吐者。病標陰寒水之氣則欲吐。得上承火熱之氣則不吐。原其始得病時。手足寒。則少陰眞陽之氣。不能從內而外。脈弦遲則少陰眞陰之氣。不能自下而上。此胸中實者。言眞陽眞陰之氣。不能外行上達。則邪實胸中。是雖邪實。而少陰神機當自下而上。故不可下也。當吐之。而神機上達矣。若膈上有寒飲乾嘔者。亦少陰眞陰眞陽之氣。不能外行上達。故膈寒而嘔。是雖寒嘔。而少陰神機。從內而外。故不可吐也。當以四逆湯溫之。而神機出矣。

陳脩園云。少陰水火寒熱之氣。變幻無常。醫者能於其所以然處。得其悟機。則頭頭是道矣。少陰病。飲食入口則吐者。陰寒之氣甚。拒格而不納也。然何以遽定其爲少陰乎。唯於不飲食時。審其心中溫溫欲吐。復不能吐。以此定其爲少陰樞機之病也。然胸中痰實之病。當其始得之時。亦有欲吐不吐。及微厥而手足發寒。與少陰寒邪相似。但少陰之脈必微細。痰滯之脈必弦遲。若脈弦遲者。此爲胸中痰實。不可溫其下焦也。當吐以越之。夫唯以弦遲之脈。知其膈上有痰而可吐。若膈上有寒飲。係少陰之寒氣上瀰。氣本無形。故爲有聲無物之乾嘔者。不可吐也。急溫之。溫之則寒散而飲亦去矣。宜四逆湯。

柯韻伯云。欲吐不吐者。少陰虛證。此飲食入口即吐。非胃寒矣。心中溫溫欲吐。溫止則不欲吐矣。復不能吐者。寒氣在胸中。似有形而實無形。非若飲食有形而可直拒之也。此病升而不降。宜從高者抑之之法。下之則愈矣。而不敢者。以始得病時。手足寒。脈弦遲。疑其爲寒。今以心下溫證之。此爲熱實。然實不在胃而在胸中。則不可下也。當因其勢而利導之。不出高者越之之法。然病在少陰。嘔吐多屬於虛寒。最宜細究。若膈上有寒飲。與心下溫者不同。而反乾嘔者。與飲食即吐者不同矣。瓜蒂散不中與也。

唐容川曰。陳註提出中段作賓。扯搭前後作主。反生葛藤。不知此只分兩段。上言當吐之。下段言不可吐。極明爽也。上段言少陰病。或飲食入口則吐。或心中溫溫欲吐不能吐。二者始得之。不應即見虛厥。乃始得而手足即寒。是邪伏於內。陽不外達。故脈弦遲而不微細。此胸中寒實。非虛寒也。且邪高在胸。不當下之。當吐之爲宜。至若膈上有寒飲。發乾嘔者。心中無溫溫之意。又非飲食入口則吐。又非欲吐不吐。乃胸中虛寒生飲。非胸中實。不可吐也。當急溫之。

愚按數家註。當以柯註爲近。實則原文許多費解。諸家不過望文生義而已。就陳註論。是言陰寒在內。未飲食則欲吐不吐。得飲食則吐。是少陰樞機之病。本之張錢塘也。加以手足寒。則爲少陰陰寒之的據矣。乃見脈弦遲。胸中實句。又變其詞曰少陰脈必微細。痰滯脈必弦遲。獨不觀少陰以脈微細爲提綱乎。此條擘頭即坐實少陰病。是即言其脈之微細也。且明明少陰病也。縱有痰飲。亦少陰之眞武證也。況弦爲飲。脈遲爲寒。脈此胸中實。指寒實。而言。非四逆。安能轟之。即所謂膈上有寒飲。乾嘔。之。宜溫以四逆。也。稍涉獵仲聖書者。誰不知其萬無可下之理。下固不可。吐更不可。下固。傷中下焦。之生。陽吐亦傷中上焦。之心。陽胃陽也。脩園亦知攻下不可。乃釋下字爲溫下焦之下。加字不可以註書。曾亦思本文膈上寒飲四逆之附子。非溫下焦乎。張註止就少陰之樞轉順文敷衍。不講虛實。本文曰當吐之。則釋爲吐之則神機上達矣。本文曰急溫之。則釋爲溫之而神機出矣。柯註曲折反覆。言之甚有理。其實此節文首尾不貫。最無着落者。是始得之三字。試問始字究指何時言。寒於何時。今不寒乎。不可下而當吐。又不言以何方吐。寒飲之溫。宜四逆湯。胸中實。獨不出方。何也。至於以弦遲之脈。斷無胸中實。是憑脈以斷證。正叔和平脈之故技也。倘爲仲聖原文。則此中必多衍文。若照本義。其文應作。（少陰病。飲食入口則吐。心中溫溫。欲吐復不能吐。手足寒者。此膈上有寒飲。急溫之。宜四逆湯。）何等明白。如此則文無窒礙。且與上一節脈沉者宜四逆湯可相聯屬。一言脈。一言證也。

少陰病。下利。脈微濇。嘔而汗出。必數更衣。反少者。當溫其上。灸之。

陳脩園云。少陰陰寒宜溫。然溫之自有其道。少陰病裏寒下利。其脈得陽虛之微。又得陰虛之濇。陽虛不能勝陰。則陰寒上逆而作嘔。陰虛不能內守。則津液外越而汗出。脈證如此。其陰陽兩虛者。必數更衣而反少。蓋以陽虛則氣下墜。陰弱則勤努責也。此時既欲救陽。又欲護陰。則藥不可偏勝。祇當溫藥扶陽養陰。外灸其上之百會穴。既用薑附輩之補陽而溫中。更取助薑附輩之升陽而上行。則下利可止。此即下病上取法也。

來蘇集無下利二字。云汗出等脈證。陽已亡矣。大便數少而不下利。下焦之陽尚存。急灸百會溫其上。則陽猶可復。　按此註語未破的。

喻嘉言云。灸百會以溫其上而升其陽。庶陽不致下陷以迫其陰。然後陰得安靜而

下利自止設用藥以溫其下必追其陰轉加下利不止而陰立亡故不用溫藥但用灸法之有如此回護也 此亦非是

小兒脫肛久不差可灸百會穴七壯升舉其陽以調其陰

按此應以陳註陽虛則氣下墜陰虛則勤努責二語爲的喻註設用藥以溫其下必追其陰轉加下利不止此說不確蓋陰旣虛若專補其陽則陰愈虛而努責更甚必陽藥中加以陰藥如四逆加參則努責不勤而下利可隨機救治也

唐容川補曰必數更衣反少者義尚未明闕以待考

按脩園陽虛則氣下墜陰弱則勤努責此二語爲的解且易曉也容川未明則必欲別尋新解乎

脩園述少陰上火下水而主神機出入故少陰篇中俱論陰陽水火神機樞轉上下出入之至理知正氣之出入如是卽知邪氣之出入亦如是因邪以識正由正以識邪邪去則正自復正復則邪自去攻也補也一而二二而一者也悟此可以入道矣

若徒泥章句。不能通其意於言外。雖日讀仲景書。日用仲景方。終屬門外漢耳。

唐容川正之曰。少陰水火相衝。爲生陰生陽之本義。誠難明。而陳氏只執定少陰爲樞之一語。扭捏解之。於陰陽生交之理。反不明也。註中一則曰從樞。再則曰樞轉樞在那裏。如何從法。脩園亦當啞然。　容川旁及西醫。故有此說。

傷寒論崇正編

漢張仲景原文

順德黎天祐庇留編註

辨厥陰病脈證篇

厥陰之爲病。消渴。氣上撞心。心中疼熱。饑而不欲食。食則吐蚘。下之利不止。

陳脩園云。內經云。厥陰之上。風氣主之。中見少陽。是厥陰以風爲本。以陰寒爲標。而火熱在中也。至厥陰而陰已極。故不從標本。從於中見。厥陰氣之爲病。中見少陽之熱化。則消渴。厥陰肝木在下。厥陰心包在上。風木之氣從下而上合心包。風木相擊。則氣上撞心。心中疼熱。火能消物。故機胃受木尅。故雖饑而不欲食。蚘感風木之氣而生。蚘聞食臭則上於膈。故食則吐蚘。厥陰之標陰在下。陰在下而反下之。有陰無陽。故利不止。此言厥陰自得之病。乃厥陰病之提綱也。

柯韻伯註同。

金鑑云。厥陰爲陰盡陽生之臟。故其病陰陽錯雜。寒熱混淆也。註畧同。

魏氏云。首標消渴二字。是隨飲隨消隨渴。爲傳經熱邪。傳入厥陰無疑也。

按此硬指爲傳經。試問一起病卽見此證者。其於何經傳入乎。

喻嘉言云。子盛則母虛。故腎水消而生渴。母盛則子實。故氣撞心而疼熱。然足經之邪。與手經有異。雖仰關而攻。究不能入心之郛郭也。至胃則受俯陵之勢。無可逃避。食則吐而利下不止也。

按此言子言母言手言足。俱是支蔓影映。究不能說出所以然。

張卿子云。厥陰消渴等證。服白虎黃連等湯。皆不能救。蓋厥陰皆寒熱錯雜之邪。非純陽亢熱證可比。 僅言寒熱交錯尙淺。

唐容川補曰。渴欲飲水。氣上冲心。心中疼熱。喜饑。此是厥陰包絡挾心火之熱發動於上。如赤道熱氣漲而上升之義。其不欲食。食則吐蚘。下之利不止。又是厥陰肝氣挾腎水之寒。相應而起也。如北極冷風吹向熱帶之義。

厥陰中風。脈微浮爲欲愈。不浮爲未愈。

陳脩園云。厥陰風木主氣。中風爲同氣相感也。風爲陽病。浮爲陽脈。今脈微浮者。以陽病而得陽脈。故爲欲愈。若不浮爲不得陽脈也。故爲未愈。

述三陽經中風有中風形證。傷寒有傷寒形證。三陰中唯太陰篇有太陰中風。四肢煩疼。太陰傷寒。手足自溫二證。而少陰厥陰。但有中風之脈。而無中風之證。蓋二經受病。邪入已深。風寒形證。更無分別。但陰經之脈當沉細。今反浮者。以風爲陽邪。元氣復而邪將散。故脈見微浮也。浮則欲愈矣。若脈不浮。是邪深入不能外散。故爲未愈。

柯韻伯云。厥陰受病。則尺寸微緩而不浮。今微浮是陰出之陽。亦陰病見陽脈也。有厥陰中風欲愈脈。則應有未愈證。夫以風木之藏。值風木主氣時。復中於風。則變端必有甚於他經者。不得一焉。不能無闕文之憾。　誠然。

成註喻註方註畧同。

金鑑云。厥陰中風。該傷寒而言也。其餘註同。

厥陰病。渴欲飲水者。少少與之愈。

陳脩園云。厥陰病陰之極也。若渴欲飲水。得中見之化也。得中之病。即從中治。宜少少與之。則愈。若多與。則入於太陰而變證矣。

按厥陰提綱。消渴及疼熱與飢等爲上熱。其不欲食及吐蚘爲下寒。合之乃成厥陰病。若僅渴欲飲水。則證甚輕。安得爲厥陰之三陰交盡證。觀太陽篇胃中乾。欲得飲水者。少少與飲。令胃氣和則愈。尚有煩渴不得眠之證。則此更輕之又輕矣。厥陰云乎哉。

柯韻伯云。水能生木能尅火。故厥陰消渴最宜之也。

陳元犀云。此曰欲飲水者。與消渴引飲有重輕也。

張石頑云。陽氣將復。故欲飲。少少與者。陰邪方欲解散。陽氣尚未歸復。若恣飲不消。反致停蓄。

唐容川正之曰此包絡挾心火而發動即熱風也蓋熱風則當單治其熱意已見於言外讀者勿扯肝木及中見之化爲解免生葛籐　又云厥陰陰盡陽生恐其陰有餘亦恐其陽太過惟得其和平合於中見少陽之氣則無病故從中見之氣化者謂得中見少陽之沖氣則化其偏而爲和也乃註不言從中之氣化而言從中治一个治字似欲捨肝與包絡另尋中見以求治法則支離矣

諸四逆厥者不可下之虛家亦然

陳脩園云手冷至肘足冷至膝爲四逆手冷至腕足冷至踝爲厥凡諸四逆厥者多屬陽氣大虛陰邪直入之證而熱深者亦間有之虛寒厥逆之不可下固不待言即熱深致厥熱盛於內內守之眞陰被爍幾亡不堪再下以竭之爲之大申其戒曰此皆不可下也推之凡陰虛陽虛之家即不厥逆其不可下也亦然

按各註以此爲精

喻嘉言云陰陽既不相順接下則必至脫絕也厥陰病論中總不欲下者無非欲邪

還於表。而陰從陽解也。

愚按厥陰之不可下者。以陰在極下處。下則陽陷而有脈不至之險證。且有烏梅丸還其本體矣。兩陰交盡。而欲其邪還本體。毋乃迂甚。況證爲上陽下陰。將震卦倒轉。治法更非出表之謂。

柯韻伯云。熱厥者有可下之理。寒厥爲虛。則宜溫補。　按柯註非是。

傷寒。先厥後發熱。而利者。必自止。見厥復利。

陳脩園云。陰陽寒熱。原有互換之理。其傷寒先厥者。得厥陰之標陰也。後發熱者。得少陽中見之熱化也。既得熱化。則向之厥時而利者。必於熱時而止。醫者治之得法。從此。厥不再作。利亦不再下矣。否則復得標陰之氣。仍如前之見厥復利。循環不已。而病勢日加矣。

唐容川正之曰。厥熱互相勝負。註家執標陰之寒。中見之熱爲解。則反不能通。蓋火熱水寒。乃人身本有之氣。肝木挾腎水之寒氣肆發。則爲厥而利。包絡挾心火之熱氣肆發。則爲發熱利止。一熱一厥。互相進退。則爲厥熱往來。惟水寒火熱。兩者交會。化爲冲和之陽氣。是爲少陽。則風氣和矣。此仲景所謂陰陽相順接也。亦即內經所謂從中見之化也。且經言從中見之化。並未言從中見之熱。蓋厥陰之熱。出於心包。厥陰之厥。發於肝腎也。惟不熱不厥。化而爲少陽之冲和則愈。是從其化。非從其熱也。淺註凡解中見。均涉含糊。

柯韻伯云。先厥利而後發熱者。寒邪盛而陽氣微。陽爲陰抑故也。其始也無熱惡寒。而復厥利。疑爲無陽。是爲晚發。

按來蘇集陽明篇有晚發之名。乃叔和序例之文。本論未有也。彼謂胃中寒冷水停。故不欲食也。此條無不欲食字樣。明是發熱。亦謂之晚發耶。至云厥與利應則愈。是陰陽消長之機。此句更不妥。本文明明說見厥復利。則厥鮮有不利者。特患不與熱相應耳。

金鑑云。厥陰也。熱陽也。進退生死之機也。

傷寒。始發熱六日。厥反九日而利。凡厥利者。當不能食。今反能食者。恐爲除中。食以索餅。(不)若發熱者。知胃氣尚在。必愈。恐暴熱來出而復去也。後三日脈之。其熱續在者。期之旦日夜半愈。所以然者。本發熱六日。厥反九日。復發熱三日。并前六日。亦爲九日。與厥相應。故期之旦日夜半愈。後三日脈之。而脈數。其熱不罷者。此爲熱氣有餘。必發癰膿也。

陳脩園云。陰陽勝復。視乎胃氣。厥陰傷寒。始得時。卽得少陽中見之熱化。故發熱。旣至六日。一經已過。復作再經。不得少陽中見之化。其厥反至於九日之久。厥而卽利。凡厥。利。爲陰。當不能食。今反能食者。恐爲除中。除中者。除去中氣。求救於食。如燈將滅。而復明之象也。當以索餅試之。索餅爲肝之穀。能勝胃土。試之而不暴然發熱者。知胃氣尚在。故能任所勝之穀氣而相安。此可以必其熱來而厥回。利愈矣。夫厥陰之厥。最喜熱來。誠恐暴然之熱。一來不久。卽出而復去也。後三日脈之。其熱續在者。乃中見之熱化猶存。卽一陽之生氣有主。期之旦日寅卯夜半子丑而愈。所以然者。

發熱日期與厥相應。無太過不及。故期之旦日夜半愈。若再後三日脈之而脈數。其熱不罷者。此爲中見太過。少陽熱氣有餘。逆於肉裏。必發癰膿也。此寒熱勝復之理。而歸重於胃氣也。

述此節大意。謂發熱則厥利止。熱去則復厥利。故厥陰發熱。非即愈候。厥利轉爲發熱。乃屬愈期耳。是以厥轉爲熱。夜半可愈。熱久不罷。必發癰膿。可知仲景不是要其有熱。要其發熱。而厥利止。厥利止。而熱亦隨罷。方爲順候。何註家不達此旨。強爲註釋。以致厥陰篇中無數聖訓。反成無數疑竇耶。

唐容川補之曰。與厥相應。則發熱平而合爲沖和之少陽。故愈。厥有餘則純陰無陽。爲不得愈。熱有餘亦爲亢陽而非少陽也。故必復癰膿而不得愈。夜半者。旦之初生。旦日者。陽之沖和。乃天少陽司氣之時也。借天少陽之氣化。人身厥陰寒熱。變爲沖和之氣。所謂得中見少陽之化者如此。註家不可妄扯。

金鑑云。不發熱者。不字當是若字。若是不字。卽爲除中。且與下文暴熱來句不接。恐陰邪除去胃中陽氣。而爲除中。故以索餅試之。食後。不發熱。則爲除中。若發熱。知胃氣。尚在。則非除中。可必愈也。

喻嘉言云。少陰經中。內藏眞陽。最患四逆。厥陰經中。內無眞陽。不患其厥。但患不能發熱。與夫熱少厥多耳。

按此尚非的論。總之兩經俱陰證。得陽則生。少陰之死證。俱不得陽氣。非僅患四逆也。要之少陰之上。熱氣治之。中見太陽。又上火下水。其或得本氣。或中見。或上焦心火。種種陽氣。較厥陰爲易。若厥陰已是兩陰交盡。又或靠中見之少陽以發熱。故重此發熱而亦有不盡者。觀發熱三死證。益信得陽則生一語。陰經之證皆然。且不盡陰經然也。

傷寒。脈遲。六七日而反與黃芩湯徹其熱。脈遲爲寒。今與黃芩湯復除其熱。腹中應冷。當不能食。今反能食。此名除中。必死。

陳脩園云。前言脈數爲熱。便知脈遲爲寒。今六七日其脈遲者。正藉此陰盡出陽之期得陽之氣而可望其陽復也醫者不知而反與黃芩湯徹其熱則惟陰無陽矣蓋厥陰爲陰之盡當以得陽爲生忌見脈遲遲爲寒今反與黃芩湯除其內熱則內外皆寒腹中應冷當不能食今反能食此名除中中氣已除而外去必死由此觀之傷寒以胃氣爲本之旨愈明矣

金鑑云六七日之下當有厥而下利四字若無則非除中且與黃芩湯不屬脈遲厥利寒厥下利也宜理中湯溫其寒誤認爲脈數熱厥反除其熱腹冷除中必死

按本文無下利字樣止憑脈遲便斷爲寒試觀太陽篇脈遲用新加湯陽明篇脈遲有用大承氣必憑脈與證以論病乃可若捨證而專憑脈又爲叔和手筆矣金鑑之加入厥而下利四字甚有見地

柯韻伯云傷寒則惡寒可知言徹其熱則發熱可知但脈遲不能作汗無陽也必服桂枝湯令汗生於穀耳

按此註不是傷寒惡寒者太陽證也厥陰非其比此之徹熱徹其內熱也然發熱之

熱。脈遲無陽。必服桂枝湯。更非是。就令桂枝脈證應汗。亦非脈遲者。

傷寒。先厥後發熱。下利必自止。而反汗出。咽中痛者。其喉爲痺。發熱無汗。而利必自止。若不止。必便膿血。便膿血者。其喉不痺。

陳脩園云。厥陰傷寒。先病標陰之氣而厥。後得中見之化而發熱。既得熱化。其下利。必自止。而反汗出。咽中痛者。陰液泄於外。而火熱炎於上也。內經云。一陰一陽結謂之喉痺。一陰者厥陰也。一陽者少陽也。病厥陰而熱化太過。其喉爲痺。所以然者以下利不當有汗。有汗則陽熱反從汗升也。最好是發熱之時。陽守中而無汗。則熱與厥應而利必自止。若厥止而熱與利不止。是陽熱陷下。必便膿血。夫既下陷而爲便膿血者。則陽熱不復上升。而其喉不痺。上下經氣之相通如此。

喻嘉言云。熱邪有餘。上攻咽喉。濕痰而爲痺也。

柯韻伯云。有汗是陽反上升。故咽中痛而成喉痺。

按此註較妥。陰液已外泄。又非太陰濕土。安得復有濕痰。

喉痺若服涼藥不愈。宜用附子片以白蜜蒸熟含嚥其汁。或以白通四逆加膽尿。或以八味加黃連少許。水浸冷服為從治。此證不可純用涼藥。恐上熱未除而中寒即起。毒氣乘虛入腹。上喘下泄。手足冷。爪甲青。口如魚口者死。

傷寒。一二日至四五日而厥者。必發熱。前熱者後必厥。厥深者熱亦深。厥微者熱亦微。厥應下之。而反發汗者。必口傷爛赤。

陳脩園云。厥陰傷寒若一二日未愈。過於三日之少陽。則從陽而交於陰矣。至四五日未愈。過於六日之厥陰。則又從陰而復於陽矣。陰陽不可見。見之於厥熱。一證在陰。而厥。者在陽。必發熱。以此知其前與後之由四五日之前遇陽而熱者。一二日之後。遇陰必厥。以此知其深與微之病。厥深者熱深。厥微者熱微。此陰陽生復之理也。厥之治法應下之。以和陰陽之氣。而反發汗者。必火熱上炎。口傷爛赤者。以厥陰之脈。循頰裏環唇內故也。　此遙承上節諸四逆厥者不可下之。恐人泥其說。而熱不通也。前不可下者。指承氣等一方而言也。此云應下者。指熱證輕有四逆散。重有白虎湯。寒證有烏梅丸是也。

沈堯封云。此正邪分爭。一大往來寒熱病也。厥深熱亦深。厥微熱亦微。猶言寒重則發熱亦重。寒輕則發熱亦輕。論其常理也。其有不然者。可以決病之進退矣。故下文卽論厥少熱多。厥多熱少。不知註傷寒者。皆以熱字作伏熱解。遂令厥陰病有熱無寒矣。不思烏梅丸是厥陰主方。如果有熱無寒。何以方中任用薑附桂辛椒大辛熱耶。蓋厥陰爲三陰之盡。病及此者。必陰陽錯雜。況厥陰肝木。於卦爲震。一陽居二陰之下。是其本象。病則陽泛於上。陰伏於下。而下寒上熱之證作矣。其病藏寒。蚘上入膈，是下寒之證據也。消渴。心中疼熱。是上熱之證、據也。況厥者逆也。下氣逆上。卽是孤陽上泛。其病多升少降。凡吐蚘氣上撞心。卽是過升之病。治宜下降其逆上之陽。取內經高者抑之之義。其下之之法。非必硝黃攻尅實熱。方爲下劑。卽烏梅丸一方已具。方中無論黃連烏梅黃柏。苦酸鹹純陰爲下降。卽附子直達命門。亦莫非下降藥也。下之。而陽伏於下。則陰陽之氣順。而厥可愈矣。倘誤認爲外寒所束。而反發其汗。則心。中。疼。熱。之。陽。盡升。於上。而口。傷。爛。赤。矣。

唐容川正之曰。沈氏辯伏熱之非。然此一節却正是伏熱證。蓋此節當分兩段解。前一段而厥者必發熱。是言先厥後熱。以厥爲主。熱發則厥退也。後一段前熱者後必厥。是言先熱後厥以熱爲主。厥發則熱伏也。故承之曰。厥深者熱亦深。厥微者熱亦微。爲伏熱之厥。故應下之。將此節作兩段解。則厥熱往來之理。與厥深熱深之義皆明矣。

張錢塘云。一二日厥者。厥在太陽。宜從汗解。四五日厥者。厥在太陰。宜從下解。而反發汗者。則陰液妄泄。陽熱上炎。故口傷爛赤也。

柯韻伯云。手足爲諸陽之本。陰盛而陽不達。故厥冷也。又云陰經不得有熱。發陰主藏。藏氣實而不能入。則還之於府。必發熱者。寒極而生熱也。先厥後熱。陽乘於陰。陰邪未散。故必復發。此陰中有陽。乃陰陽相搏。而爲厥熱也。

喻嘉言云。諸四逆厥者不可下。此則厥應下者。蓋先四逆而後厥。與先發熱而後厥者。其來迥異。故彼不可下。而此可下也。

愚按此節當有闕文。否則難解矣。據張註四五日厥者。厥在太陰。宜從下解。此下字顯作攻下之下。如太陰之桂枝倍芍加大黃湯。但太陰之加大黃。是因大實痛而設。未聞因厥而設也。況上節明明諸四逆厥者不可下。豈此節而自相矛盾耶。唐註分爲兩叚。認此厥爲伏熱。故應下之。亦解爲攻下之下。沈註則以烏梅丸爲下之之方。與陳註寒證有烏梅丸者同一主義。陳註謂熱證輕有四逆散。重則有白虎湯。以活看此下字。似有至理。究竟是強題就文。明明厥不可下。而此云可下。若以烏梅丸四逆散白虎湯強解之。則前之諸四逆厥之不可下。亦何不用此方以下也。細繹此節。止言厥熱。未說到見厥復利。得熱利止則愈。前後所講。厥多熱少。熱多厥少。其於厥陰陰陽消長之機。已透闢無遺矣。則此節爲衍文。否則就本文論厥者必熱。前熱者後必厥。豈不是厥時卽伏熱機。熱時卽伏厥機。宜乎唐註以厥爲伏熱也。獨何爲而不以熱爲伏厥耶。照原文厥深者熱亦深。厥微者熱亦微。應接以熱深者厥亦深。熱微者厥亦微。厥熱皆應下之。乃能自完其說。或謂本論多有省文。似也。然總難解於厥之不可下而可下。諸家亦望文生義而已。最奇是喻註謂彼不可下。而此可下。夫所謂諸四逆厥者。見四逆有寒有熱。厥亦有熱有寒。不特寒者不可下。即熱者亦不下。非謂逆厥并見而分先後也。　發汗則口傷爛赤。與汗出咽痛。同爲火熱上炎也。

傷寒病。厥五日。熱亦五日。設六日當復厥。不厥者自愈。厥終不過五日。以熱五日。故知自愈。

陳脩園云。陰陽偏則病。而平則愈。厥陰傷寒。其標陰在下。故厥五日。熱化在中。故熱亦五日。蓋以五日足一侯之數也。設過五日一侯之數。當復厥。不厥者。中見之化勝。不復見標陰之象也。故自愈。然或至於六日而仍厥。而其厥之罷。終不過五日。而以發熱五日較之。亦見其平。故知其不藥而自愈。

柯韻伯云。陰盛格陽。故先厥。陰極陽生。故後熱。熱與厥應。是謂陰陽和平。故愈。

金鑑云。厥陰陰陽錯雜爲病。若陽交於陰。是陰中有陽則不厥冷。陰交於陽。是陽中有陰則不發熱。惟陰盛不交於陽則厥冷者。陰自爲陰也。陽亢不交於陰則發熱者。陽自爲陽也。

喻氏方氏註同。

凡厥者陰陽氣不相順接便爲厥。厥者手足逆冷是也。

張錢塘云。陰陽不相順接者。十二經脈從陰出陽。從陽入陰。相與順接。而氣行於四肢。今陰陽之氣不相順接。便爲厥矣。又申言厥者手足逆冷。不若四逆之至肘膝也。

陳脩園云。手之三陰三陽相接於手十指。足之三陰三陽相接於足十指。不相順接便爲厥。

陳平伯云。本條推原所以致厥之故。不專指寒厥也。看用凡字冠首。則不獨言三陰之厥。並該寒熱二厥在內矣。蓋陽受氣於四肢。陰受氣於五藏。陰陽之氣相貫。如環無端。若寒厥。則陽不與陰相順接。熱厥。則陰不與陽相順接也。或曰陰不與陽相順接。當四肢煩熱。何反逆冷也。而不知。熱邪深入。陽氣壅遏於裏。不能外達於四肢。亦爲厥冷。豈非陰與陽不相順接之謂乎。仲景立言之妙如此。

周鏡園云。陰陽者厥陰少陽也。厥陰統諸陰之極。少陽總諸陽之始。一行陰道而接於陽。一行陽道而接於陰。陰陽相貫。如環無端。此順接也。否則陰陽之氣不交則爲厥矣。

傷寒。脈微而厥。至七八日膚冷。其人躁無暫安時者。此爲藏厥。非爲蚘厥也。蚘厥者其人當吐蚘。今病者靜。而復時煩。此爲藏寒。蚘上入膈。故煩。須臾復止。得食而嘔。又煩者。蚘聞食臭出。其人當自吐蚘。蚘厥者。烏梅丸主之。又主久利方。

陳脩園云。厥有相似者。必須細辯。吐蚘尤其顯然者也。而躁而不煩。與煩而不躁。爲少陰厥陰之眞面目。亦生證死證之大關頭。傷寒病脈微爲少陰之本脈。而厥則爲少陰之陰證。至再復於太陽之七日。陽明之八日。不得陽熱之化。不特手足厥冷。而周身之膚亦冷。其人躁動而無暫安時者。孤陽外脫。而陰亦不能爲之守也。此爲少陰之藏眞將絕而厥非厥陰之蚘厥也厥陰者其人當自吐蚘以吐蚘爲厥陰主證之大眼目也今病者靜而不躁而復有時發煩與無暫安時者不同此爲藏寒蚘不安而上入於膈故因蚘之上膈而煩又因蚘之下膈須臾而煩復止得食而嘔卽所謂饑不能食也又煩者卽所謂氣上撞心心中疼熱也蚘聞食臭出其人當自吐蚘者卽所謂食則吐蚘也厥陰爲風木之藏蟲從風生故凡厥陰之變證不一無論見蟲不見蟲辯其氣化不拘其形迹皆可約其旨爲蚘厥者統以烏梅丸主之又主久利方者以厥陰證非厥卽利此方不特可以治厥而竝可以治利凡陰陽不相順接厥而下利之證亦不能舍此而求方

唐容川曰此節註尙不差惟所以生蚘之理尙未發明蓋必大小腸中所積糟粕先得肝木挾寒水之氣爲之浸漬又得心包絡導火熱之氣薰而煽之則陽引其陰陰動於陽而蠕蠕生蟲矣陽動陰應則風生陰從陽變而蟲出此風氣所以生蟲也蟲生皆在大小腸中以肝與包絡之膜皆下連大小腸也蟲雖生於寒濕而實感於風

熱。故藏寒則下焦純寒。蚘亦不安。欲上膈以就熱。須知厥陰寒熱往來。乃有此忽然生蟲。忽然藏寒。忽然蚘上。忽然蚘下之證。

柯註與陳註畧同。但論蚘字有異。其云蚘昆蟲也。因所食生冷之物。與胃中濕熱之氣相結而成。今風木爲患。相火上攻。故不下行穀道。而上出咽喉。故用藥亦寒熱相須也。此因胸中煩故吐蚘。不是胃中寒而吐蚘。故可用連柏。要知連柏是寒因熱用。不特苦以安蚘。看厥陰諸證。與本方相符。則是烏梅丸爲厥陰主方。且非只爲蚘熱者矣。

金鑑改此爲藏寒之此字。作非字。謂若是此字。卽是藏厥。與辯蚘厥之義不屬。

按此說非是。厥陰上熱而下寒。烏梅丸所用薑附桂椒辛無非爲藏寒也。藏厥者全無陽化。是純陰無陽膚冷之死證。與蚘厥之藏寒大異。藏寒者下焦之藏爲寒。而上焦非寒。故謂之藏寒。藏厥則全身膚冷矣。

愚按蚘厥而大吐大利。恐烏梅丸力量不及。或用四逆白通以送烏梅丸則得矣。

憶戊子年夏月、醫盧蓬洲君之戚、小孩也。患下利兩月餘。胃氣弱甚。肌肉消削。諸藥莫能止其利。延余診。見其久利。渴不欲飲食。乃擬四逆湯吞烏梅丸。服後下一大泡。如小碗大。利乃止。胃漸開。此泡卽蚘蟲疳積之實質也。柯氏所謂胃中濕熱所結成者此也。可知烏梅丸一方。爲治疳積無上上之神方也。雷丸使君子等。害人物耳。

喩嘉言云藏厥者正指腎而言也。蚘厥者正指胃而言也。曰脈微而厥。則陽氣衰微可知。然未定其爲藏厥蚘厥也。惟膚冷而躁無暫安。乃爲藏厥。藏厥用四逆及灸法其厥不回者主死。蚘厥則煩時則止。未爲死侯。但因此而馴至胃中無陽則死也。烏梅丸酸苦辛溫互用。以安蚘溫胃益虛。久利而便膿血。亦主此者。能解陰陽錯雜之邪故也。

按厥陰一經。取烏梅丸分之爲蚘厥一證之專方。合之爲厥陰各證之總方。便膿血者可用。口傷爛赤者可用。咽喉痛者亦可用。　前數年余內兄之妻患舌底洞一小穴。小指大。色不變。深可分餘。痛苦難食。內兄曾與人參敗毒湯不效。余卽用烏梅丸。

次日能言。頗能食。再與服。越日則聲亮能食不痛。而其穴自生肉矣。

前數年治劉君小卓患口傷爛赤因咽痛多服凉藥。以致上焦停飲。後醫以補藥稍效。而上焦時有假熱。遂致唇焦口爛。余以烏梅丸方數劑而漸愈。此上焦有熱實則下焦虛寒所迫也。此方爲折上焦之熱。以歸下焦。溫下焦。亦所以引上焦也。

癸巳年醫桃源張耀垣之妻。患消渴。大嘔。粒食不能留。所飲食必吐出淨盡。腹中痛楚難堪。自正月至三月尾。吐至齒焦舌燥。臥不能起。骨瘦如柴。延余診治。羣醫無不治以清潤。奈入腹即吐。余始以干薑黃芩黃連人參湯服後可食粥三匙而不嘔。次日余以烏梅丸與之。日漸食而痛止矣。由是服烏梅丸四五劑。能食飯大半碗矣。其大便自正月至此未行者。因無物可入之故。至此時少能食。腹中頗脹。欲大便而不能。是蓋積數月以來。至此而稍有胃氣欲下。奈下焦燥結。因每食則吐。津液無以入胃。故腸中乾竭也。乃以芍藥甘草湯加芒硝人參。以直通地道。不用大黃。免傷中胃。一服而大便解。腹不脹滿。旋而下部漸腫。咳漸作。此乃元氣不行。停水所致。遂以眞武湯數劑。總計前後用藥二三十劑。挽回垂死之證全愈。算收效神速。病久體殘。非隨機應變不能也。

烏梅丸

烏梅三百枚　細辛六兩　乾薑十兩　黃連一斤　蜀椒四兩炒去汗　當歸四兩

桂枝六兩　附子六兩炮　人參六兩　黃蘗六兩

十味異擣篩。合治之以苦酒漬烏梅一宿。去核。蒸之五升米下。飯熟擣成泥。和藥令相得。內臼中與蜜擣二千下。圓如梧桐子大。先食飲服十丸。日三服。稍加至二十丸。禁生冷滑物臭食等。

古愚云。通篇眼目。在此爲臟寒四字。言見證雖曰風木爲病。相火上攻。而其臟則爲寒。何也。厥陰爲三陰之盡也。周易震卦一陽居二陰之下。爲厥陰本象。病則陽逆於上。陰陷於下。飢不欲食。下之利不止。是下寒之確證也。消渴、氣上撞心、心中疼熱、吐蚘、是上熱之確證也。方用烏梅漬以苦酒。順曲直作酸之本性。逆者順之。還其所固。

有去其所本無治之所以臻於上理也桂椒辛附辛溫之品導逆上之火以還震卦下一畫之奇黃連黃柏苦寒之品瀉心胸之熱以還震卦上四畫之耦又佐以人參之甘寒當歸之苦溫乾薑之辛溫三物合用能令中焦受氣而取汁而烏梅蒸於米下服丸送以米飲無非補養中焦之法所謂厥陰不治取之陽明者此也此爲厥陰證之總方

傷寒腹滿譫語寸口脈浮而緊此肝乘脾也名曰縱刺期門

來蘇集移入厥陰篇繼提綱後註云腹滿譫語得太陰陽明內證脈浮而緊得太陽陽明表脈陰陽表裏疑似難明則證當詳辨脈宜類推脈法曰脈浮而緊者名曰弦也弦爲肝脈內經曰諸腹脹大皆屬於熱又曰肝氣甚則多言是腹滿由肝火而譫語乃肝旺所發也肝旺則侮其所勝直犯脾土故曰縱刺期門以瀉之庶不犯厥陰汗下之禁

陳脩園註本此

喻註同。

傷寒。發熱。嗇嗇惡寒。大渴欲飲水。其腹必滿。此肝乘肺也。名曰橫。刺期門。自汗出。小便利。其病欲解。

照來蘇集改正乃合。不然者橫肆妄行如此。豈能自汗小便利哉。陳註見不到。

來蘇集自汗出三句在刺期門之下。云發熱惡寒。寒爲在表。渴欲飲水。熱爲在裏。其腹因飲多而滿。非太陰之腹滿。亦非厥陰之消渴矣。此肝。邪。挾。火。而。尅金。脾精。不上。歸。於。肺。故大渴。肺氣。不。能。通。調。水。道。故腹。滿。是侮所不勝。寡於畏也。故名曰橫。必刺期門。隨其實而瀉之。得自汗則惡寒發熱自解。小便利則腹滿自除矣。

陳脩園云。發熱者病在表也。惡寒者皮毛虛也。金受火尅故大渴欲飲水。飲水過多。肺氣不能通調水道。故腹滿。若得自汗出。則發熱惡寒之證。便有出路。小便利則腹滿之證。便有去路。此肺氣有權。得以行其治節。則其病欲解。而不然者。發熱惡寒如此。腹滿又如此。此肝木乘肺金之虛。而侮其所不勝也。名之曰橫。謂橫肆妄行無復忌憚也。亦類期門二穴以平其橫。 此穴刺法。能佐小柴胡湯所不及。

此二節照來蘇集編次在烏梅丸節之下。則彼爲肝乘心此爲肝乘脾肺也。

喻註畧同。

愚按此二節言肝言脾言肺。是以有形之藏府言。猶太陽經之言膀胱也。言氣化者則曰太陽。曰太陰。曰厥陰。言藏府則曰膀胱。曰肝。曰脾。曰肺。此二節肝乘脾肝乘肺。猶太陽篇之熱結膀胱。故當遵來蘇集移入厥陰篇乃合。

傷寒。熱少厥微。指頭寒。默默不欲食。煩躁。數日小便利。色白者。此熱除也。欲得食。其病爲愈。若厥而嘔。胸脇煩滿者。其後必便血。

陳脩園云。厥陰不特藉少陽之熱化。而尤藉少陽少陰之樞轉。厥陰傷寒。微從少陽之熱化則熱少。微從厥陰之標陰則厥微。唯其熱少厥微。故手足不厥冷而止見指頭帶寒。少陽主陽之樞。少陰主陰之樞。陰陽樞轉不出。故默默不欲食。少陽主煩。少陰主躁。陰陽不能以躁交。故俟之數日。若小便利色白者。樞轉利而三焦之決瀆得氣。此乘從水道之下行而除也。然病以胃氣爲本。故必於食驗之。其人欲得食。胃氣和。其病爲愈。若厥而嘔。少陰樞轉不出也。胸脇煩滿者。少陰樞轉不出也。陰陽並逆。不得外出。內傷陰絡。其後必便血。內經云陰絡傷則便血是也。

唐容川正陳註云。熱化既誤。陽樞陰樞。於仲景文義。添出葛藤。不知此節當分兩段。皆言外厥內熱之證。上段內熱輕則厥亦輕。但指頭寒而不大厥也。故其內之熱亦只默默微煩躁。不至於嘔而煩滿也。待數日後。或得小便利色白者。則此微熱已從小便除去。遂欲得食而病愈矣。此是上段。下段言內熱之重者。曰若厥之甚。而又嘔吐。比上段之不欲食爲更重矣。此爲厥深熱亦深。則胸脇必煩滿。其後陰絡傷。尤必便血也。

按此止順文說下。未知其所以然。乃自謂較陳註義甚爽直。則非也。

諸家亦止順文叙去。

愚按默默不欲食。少陽證亦有此。煩躁是證之劇者。乃僅指頭寒之輕。而亦煩躁乎。

唐註謂微煩躁。硬增一微字。是改經就我耳。總觀全書煩躁。無以微言者。小便自利爲熱除。試思煩躁之劇。何以其熱忽能自除也。若厥至嘔是寒甚也。則胸脇之滿。亦陰寒塡滿耳。柯本胸脇煩滿。作胸脇逆滿。謂嘔不能食爲寒深。胸脇逆滿爲熱深。熱傷陰絡。後必便血。按此亦因其便血字樣。而指胸脇逆滿爲熱也。究竟寒氣充塞如此。又安能熱迫便血哉。此條實費解。

病者手足厥冷。（言我不結胸）小腹滿。按之痛者。此冷結在膀胱關元也。

愚按此條厥邪盛極。凝結於小腹內。膀胱關元至陰之地。至於手足厥冷。痛滿不可按。金鑑主以當歸四逆加生薑吳萸湯。余每用四逆湯加吳萸。大效。言我不結胸句當是衍文。手足厥冷。安有結胸證。且明明小腹痛。何必言不結胸。是必因冷結膀胱關元句。而多贅此一語者也。删之乃得仲聖原文。

喻嘉言云。陽邪必結於陽位。陰邪必結於陰位。故手足厥冷。小腹滿痛者。其爲陰邪下結可知。

按此臆說也。試觀熱結膀胱。瘀熱在裏。何莫非陰位乎。何嘗非陽邪乎。要知彼有如狂字樣。此則手足厥冷所以別也。

傷寒。發熱四日。厥反三日。復熱四日。厥少熱多。其病當愈。四日至七日。熱不除者。其後必便膿血。

張錢塘云。厥少熱多。陽氣有餘。其病當愈。若四日至七日。但熱不除。則陽太過。必熱傷血分。而便膿血也。

柯韻伯云。熱深厥微。必傷陰絡。醫者當於陽盛時預滋其陰。以善其後也。

傷寒。厥四日。熱反三日。復厥五日。其病爲進。寒多熱少。陽氣退。故其進也。

張錢塘云。寒多熱少。陽氣不足。其病當進。而未愈也。

柯韻伯云。凡厥與熱不相應。便謂之反。上文先熱後厥。是陽爲主。此先厥後熱。是陰爲主。熱不及厥之一。厥反進熱之二。熱微而厥反勝。此時不急扶其陽。陰盛以亡矣。

陳平伯云。上條以熱多而病愈。本條以厥多而病進也。註家皆以熱多正勝。厥多邪勝立論。大失仲景本旨。如果熱多而正勝。當幸其熱之常在。以見正之常勝。何至有過熱便膿血之變。且兩條所言之厥。皆因熱深非因寒勝發熱與厥。總是邪熱爲禍。有何正勝邪勝之可言。乃仲景以熱多爲病愈。厥多爲病進者。是論病之進退。以厥爲熱邪向內。熱爲熱邪向外。凡外來客熱。向外爲退。向內爲進也。故熱多爲病邪向愈之機。不是病邪便愈之候。所以縱有便膿血之患。而熱迫營陰。與熱深。厥逆者。仍有。輕重。若是厥多於熱者。由熱深壅閉陽氣。不得外達四肢。而反退於邪熱之中。復申之曰。陽氣退故爲進。見厥多熱少。因陽氣退伏。不因陽虛寂滅。於熱深之病機爲進也。此雖引而不發之旨。然仲景之意。自是躍如。　按此說非是。

唐容川正之曰。陳平伯只知厥陰有眞熱假寒。而不知厥陰有眞厥眞熱互見之證。謂此節之厥總是熱邪。而不知此節之厥正是寒邪也。此篇文法凡言邪熱發厥者。皆是先言發熱後發厥。爲厥深熱亦深。凡言寒邪發厥者。皆是先發厥後乃發熱。以見陽回陰退。則望其冲和而愈。若寒多熱少。則陽氣反退。陰氣反進。故爲病進。平伯不知此義。而脩園亦未辨明。皆因厥熱之理。一間未達耳。

愚按陳平伯註說成全是熱邪。即厥亦是熱厥。此固不是。蓋厥者得厥陰之標陰。熱者得中見之熱化。張錢塘倡之。陳脩園宗之。是爲眞厥眞熱。唐容川謂厥陰之從中見者。是從少陽冲和之氣。非從少陽之熱化。而不知本篇明明言厥言發熱。不是言厥言和。夫厥陰爲三陰。交盡若不見陽則死。幸得中見之少陽。少陽之上。火氣治之。唐容川乃謂從少陽一陽之冲和。試問內經言六氣者。是否云少陽之上。冲和治之乎。至謂邪熱發厥。皆先熱後厥。寒邪發厥。皆先厥後熱。此不過見數節文所言如是。實則眞寒眞熱。自有眞寒眞熱之見證。非以先後爲判也。張錢塘柯韻伯所註兩節爲的解。

傷寒。六七日。脈微。手足厥冷。煩躁。灸厥陰。厥不還者死。

陳脩園云。六日厥陰主氣。七日太陽主氣。竟不得陽熱之化。陽欲絕。而不。行於。脈。故脈微。陽欲絕。而不。行於。四肢。故手足。厥冷。虛陽。在上。而不能。下交於。陰。故煩。眞陰。在。

下而不能上交於陽故躁此陰陽水火不交之故宜灸厥陰以啓陰中之生陽而交會其水火若灸之而厥不還者陽氣不復陰氣乖離故死乙癸同源故見少陰之死證

金鑑云此厥陰陰邪重證也若不圖之於早爲陰消陽長之計必至陰氣寖寖而盛厥冷日深煩躁日甚恐四逆等尙緩當灸以通陽

汪氏云藏中眞陽欲脫神氣浮越故煩躁

唐容川曰厥陰之厥原是肝木挾腎水而生寒厥陰之煩原是包絡挾心火而生熱故厥陰俱見少陰之死證至謂乙癸同源失於太迂

按容川指厥陰之厥爲心包挾心火而發熱厥陰之厥爲肝木挾腎水而發厥是其扯少陰之水火解厥陰之厥熱果如是何以少陰無厥熱而厥陰挾之乃有厥熱乎由其不肯講中見少陽之熱化厥陰三陰交盡從何處以言其熱故強牽手厥陰之心包以挾手少陰之心火耳其厥爲厥陰陰寒本易明白又強牽足厥陰之肝木以

挾足少陰之腎水。試問諸經不能挾。而厥陰能挾少陰者。非乙癸同源而何。要之乙癸同源。是言氣化。心包與心火。肝木與腎水。是言形質。容川旁參西醫。故以形質上爲言。

傷寒。發熱。下利。厥逆。躁不得臥者死。

陳脩園云。厥不還者死。可知厥陰病發熱爲不死證矣。然發熱亦有三者爲死證。一者厥陰傷寒既見發熱。則利當自止。而反下利。身雖發熱。而手足反見厥逆。是孤陽外出。獨陰不能爲之守。而躁不得臥者。陰盛格陽主死。

各家註同。

傷寒。發熱。下利至甚。厥不止者死。

陳脩園云。一者厥陰傷寒。以熱多厥少爲病退。病退則利漸止。今既見發熱。熱甚而下利至甚。熱利不止。厥亦不止者。卽金匱所云。六府。氣絕。於。外。者。手足。寒。五藏。氣。絕。於。內。者。利下不禁。藏府氣絕故主死。

成氏柯氏同。

金鑑云。表陽外散。裏陽內脫。均主死。

傷寒。六七日不利。便發熱而利。其人汗出不止者死。有陰無陽故也。

陳脩園云。一者厥陰傷寒。六日爲厥陰主氣之期。七日又得太陽陽熱之化。故不利。若熱微而渴。汗濈濈而熱利者。是陽復之證。不可認爲虛脫。倘若驟然便見發熱而下利。其人汗出不止者。熱汗下一時並見。乃眞陽之氣。虛脫於內而爲利。浮散於外。而爲熱。爲汗。是表裏之陽氣。皆去。陰氣獨存。有陰無陽。故主死也。

各家註同。

喻嘉言云。忽發熱而利。渾是外陽內陰之象。此已伏亡陽之危機。當及早溫灸以安其陽。若候汗出不止。則無及矣。

按其說甚是。但本文所言則熱下汗並至者也。

傷寒。五六日不（結胸）大便。腹濡脈虛復厥者。不可下。此爲亡血下之死。

陳脩園云。以上皆亡陽之死證。而亡陰死證。不可不知。傷寒五六日。六經已週。不傷於氣。而傷於血。故不結胸。腹亦不鞕而濡。脈乃血派。血虛則脈亦虛。陰血虛於內。不能與陽氣相接於外。故手足復厥者。慎不可下。此厥不爲熱深。而爲亡血。若誤下之。則陰亡而陽亦亡矣。故死也。

各家註同。

金鑑云。結胸二字。當是大便二字。若是不結胸等證。脈皆無可下之理。而曰不可下。何謂耶。

按此說較有理。且硬挿不結胸字。與本文不相屬。不大便亦血虛之徵。

唐容川曰。此上四節。淺註極其了當。惜全書不盡如是也。

發熱而厥。七日下利者爲難治。

陳脩園曰。既見少陽之熱化而發熱。而仍得厥陰之陰寒而厥。厥至於七日。六氣已週。而又來復於太陽。而厥應止矣。今則不唯不止。反加下利者。此陰盛。雖未至於死。

而亦爲難治。總之。厥陰。爲陰之盡。不得陽熱之化。卽爲不可治矣。

方氏與金鑑註皆同。

喻嘉言云。熱與厥利。勢不兩存。並見則兩造其偏。治其熱則愈厥。愈利。治其厥利則愈熱。不至陰陽兩絕不止。

按此註實爲騎墻。熱而厥利。則熱爲假熱。而厥利爲眞寒。七日當太陽來復之時。反下利而陰寒愈甚。故爲難治。非謂眞寒眞熱難以兼顧。有識者當於七日前。一見發厥。卽用四逆白通。以大溫扶陽。何至有七日而下利者。上文有見厥復利之機。當作履霜堅冰之慮。及下利時。更速以大劑四逆白通。十可救其三四。然而難矣。

柯韻伯云。此恐爲除中。故難治。

按本文並無能食字樣。不知何所見而云除中也。是未悉着眼七日二字。而錯解爲發於陽者當七日愈。豈知此之發熱。是厥陰之發熱。非發於陽也。況又有厥與熱並。七日不得陽復。反加寒利者哉。

傷寒。脈促。手足厥逆者。可灸之。

陳脩園云。陽盛則脈促。陰孱亦有促。但陽盛者。重按之指下有力。陰盛者。重按之指下無力。傷寒脈促。知其陽盛之假。手足厥逆者。知其陰盛之眞。可於厥陰之井滎經俞等穴。灸之以通其陽。蓋以。厥。陰。爲。陰。之。極。貴。得。生。陽。之氣也。

柯韻伯云。促爲陽脈。亦有陽虛與陰盛者。要知促與結皆代之互文。

按此等脈法。皆王叔和之謬。

金鑑云。此言可灸者。以欲溫則有陽脈之疑。欲淸則有陰厥之碍。故設灸法。使通陽而不助熱。回厥而不傷陰也。

按此說亦騎墻之見。且難自完其說。據以促疑爲陽脈。欲溫恐增其熱。止可灸以通陽。獨不思灸亦溫之一法。如陽證陽脈而語溫之。則火氣雖微。內攻有力。焦骨傷筋。若之何。則宜從陳註爲是。但專憑脈以斷其厥爲陽虛。究不若審。其。有。何。見。證。之。爲。得。也。

手足厥寒。脈細欲絕者。當歸四逆湯主之。若其人內有久寒者。宜當歸四逆加吳茱萸生薑湯主之。

陳脩園云。經脈流行。常周不息。若經血虛少。則不能流通暢達。而手足爲厥寒。脈細欲絕者。以當歸四逆湯主之。若其人內有久寒。則宜加入吳萸生薑也。

喻嘉言云。脈虛脈細。總爲無血。不但不可下。并不可溫。故用此方。不宜薑附以刧其陰。卽其人素有久寒者。但增吳萸生薑。是則乾薑附子。豈不在所禁乎。比而觀之。妙義天開矣。

程扶生亦同此義。

按三家註皆合理。

鄭重光云。此脈證是厥陰傷寒之外證。此方是厥陰傷寒之表藥。

按此註論方已不合。此是補血之方。非表藥也。此註以中有桂枝湯爲表藥。然則新加湯亦可誤認爲表藥乎。況其所謂脈證者也。請看本文有涉及何證乎哉。

沈堯封云。叔和釋脈云。細極謂之微。則此脈細欲絕。卽與微脈混矣。不知微者。薄也。屬陽氣虛。細者。小也。屬陰血虛。薄者未必小。小者未必薄也。蓋營行脈中。陰血虛則實其中者少。脈故小。衛行脈外。陽氣虛則約乎外者怯。脈故薄。況前人用微字多取薄字意。試問微雲淡河漢。薄乎細乎。故少陰論中脈微欲絕。用通脈四逆主治回陽之劑也。此之脈細欲絕。用當歸四逆主治補血之劑也。兩脈陰陽各異。豈堪混釋。

按此說脈最精。然試問脈微欲絕。其本文僅手足厥逆。脈微欲絕。便可用通脈四逆乎。抑更有陰盛陽格之見證乎。設以下利清穀。裏寒外熱之格陽證。而診者謂其脈細欲絕。亦可妄用當歸四逆乎。甚矣。專以脈斷其陽虛陰虛。叔和所以自欺欺人也。

柯韻伯云。此證在裏。當是四逆本方加當歸。如伏苓四逆湯之例。若用桂枝攻表則誤矣。既名四逆湯。豈得無薑附。

按此註謂宜四逆中加當歸。獨不思四逆湯萬萬無加當歸之理。四逆湯回陽者也。當殘陽將滅時。稍着一點陰藥。雖四逆湯亦退處於無用。此之手足厥寒脈細者。據云血虛。血虛則宜當歸四逆湯以補血。又安可雜以乾薑附子刼陰之品哉。夫方名四逆。治厥逆者也。此證。陰血不足。補其陰血則厥自囘。卽治厥也。如泥四逆以治厥。又何解於四逆散乎。要之此方爲治血虛之的方。當與新加湯同珍。但必審其確爲血虛之證。乃可用。切不可專取脈也。以上數節。專憑脈而不言證。最誤人。

當歸四逆湯

當歸三兩　桂枝三兩　芍藥三兩　細辛三兩　大棗二十五枚　甘草二兩　通草二兩　卽今之木通非肆中白鬆之通草

以水八升。煮取三升。去滓。溫服一升。日三服。

當歸四逆加吳茱萸生薑湯

卽前方加生薑半斤　吳茱萸二升

以水六升。清酒六升。煮取五升。溫分五服。

愚按當歸四逆湯爲補血之劑。而必用桂枝細辛。久寒必加生薑。亦猶炙甘草湯之生薑桂枝。新加湯之生薑桂枝也。後人補血專彙齊陰滯之品。血不能補。且增出滿腹陰邪。胃敗難食。是未入仲聖門之咎也。

大汗出。熱不去。內拘急。四肢疼。又下利。厥逆而惡寒者。四逆湯主之。

此條同是論厥逆。且有惡寒。惟其指出生陽虛之證爲據。表陽虛。虛極。故大汗出。孤陽外越。故熱不去。陽虛陰盛。故內拘急。陽虛不能四達。故四肢疼。其下利者。爲下焦之生陽下洩也。厥逆而惡寒者。表陽脫於外。生陽虛於內也。當以四逆湯回表陽之外脫。救生陽之下陷。觀此條叙證清楚。救治乃有把握。且無須言脈。以視上三條之專憑脈以斷其厥之爲寒。爲熱。屬陰屬陽者。則彼爲捕風捉影之脈經何疑。

方中行程扶生程郊倩喻嘉言金鑑各註同。

柯韻伯云。治之失宜。汗雖大出。而熱不去。惡寒不止。表未除也。內拘急而下利。裏寒已發。四肢疼而厥冷。表寒又見矣。可知表熱裏寒者。卽表寒亡陽者矣。

按此註尚未中的。

陳亮師云。大汗出謂如水淋漓。熱不去謂熱不爲汗衰。蓋言陽氣外洩。寒邪獨盛表虛邪盛如此。勢必經脈失和。於是有內拘急四肢疼之證也。再見下利厥逆。陰寒內盛。惡寒陽氣大虛。故用四逆湯。急急溫經復陽。以消陰翳。

陳平伯云。大汗身熱。四肢疼。皆是熱邪爲患。而仲景便用四逆湯者。以外有厥熱惡寒之證。內有拘急下利之候。陰寒之象。內外畢露。則知汗出爲陽氣外亡。身熱由虛陽外越。肢疼爲陽氣內脫。不用薑附以急溫。虛陽有隨絕之患。其辨證處又止在惡寒下利也。總之仲景辨湯經之病。以惡熱不便爲裏實。辨陰經之病。以惡寒下利爲裏虛。不可不知。

大汗。若大下利。而厥冷者。四逆湯主之。

陳脩園云。陽亡於外。而大汗。陽脫於內。而大下利。外亡內脫。而厥冷者。四逆湯主之。

柯韻伯云。但利而非清穀。急溫之。陽回而生可望也。

按下利而曰大。其清穀不必問也。要之此證能生者。其在驟病乎。而其尤要者。則在頻頻大多劑。服至汗收利止厥回爲度。否則稍縱卽逝矣。勝寒毒於瀕危。回陽氣於將絕。全賴此回天之手也。

病人手足厥冷。脈乍緊者。邪結在胸中。心下滿而煩。饑不能食者。病在胸中。當須吐之。宜瓜蒂散。

陳脩園云。厥亦有因痰水者。不可不知。病人無他證。忽然手足厥冷。以四肢受氣於胸中。胸中爲痰飮結聚。斯氣不能通貫於四肢矣。脈乍緊者。以痰脈怪變無常。不緊而忽緊。忽緊而又不緊也。實指其病原之所在。曰邪結在胸中。胸者。心主之宮城。心爲邪礙。心下滿而煩。煩則火能消物。故饑。滿則痰火壅塞。雖饑而仍或不能食者。治法高者越之。當吐以瓜蒂散。

唐容川曰。乍緊者。謂初得病時。脈卽見緊也。淺註解爲忽緊而又不緊。謂是痰脈怪變。然考仲景各處論痰。均無怪脈。又謂寒結則水聚。不得將寒飮分爲兩事。

按此以初得病時卽見緊爲乍緊。然則太陽之爲病脈浮。是初得而卽浮。何以不言乍浮乎。少陰病脈微細。何以不言乍微細乎。此之所謂乍緊者。見得忽然而緊。忽然而又不緊。是痰之變動。陳註所謂怪變無常者此也。不是言怪脈也。至寒結則水聚。又非一定者。如冷結膀胱關元。及用四逆所治之寒結。何嘗必兼水飲爲言哉。

來蘇集移入陽明中。謂陽明結胸證。多就胃講。心下者胃口也。滿者胃氣逆。煩者胃火盛。火能消物故飢。寒結胸中故不食。

按此不若陳註專就痰火實證而言之爲得也。要之此證之可吐。認證在煩與飢二字。假令滿而不煩。不能食而不饑。則爲火用不宣。如膈上有寒之當急溫。安能任瓜蒂之烈哉。況緊爲寒脈。據唐註竟說成胸中寒邪。則更不便吐也。臨證時更宜詳審。否則貽誤不少。

喻本將此條另設一部爲痰證。不入六經之中。夫仲聖以六經鉗萬病。萬病不外乎六經。如痰證不繫入六經。將以此證爲身以外之證乎。抑空懸於無何有之鄉乎。

傷寒厥而心下悸者宜先治水當服茯苓甘草湯却治其厥不爾水漬入胃必作利也

陳脩園云此言水之爲厥心下悸者水停心下也胃之上心爲陽藏而惡水水氣乘之是以悸動宜乘其未入胃時先治其水當服茯苓甘草湯却治其厥非然者則水從上脘漬入於胃必作利也夫厥證最忌下利利則中氣不守邪愈內陷故與其調治於既利之後不若防患於未利之前所以宜先治水也

魏念廷云此厥陰病預防下利之法蓋病至厥陰以陽升爲欲愈邪陷爲危機若夫厥而下利則病邪有陷無升所以先治下利爲第一義無論其厥之爲寒爲熱而俱以下利爲不可犯之證如此條厥而心下悸者爲水邪乘心心陽失御之故見此則治厥爲緩治水爲急何也厥猶可從發熱之多少以審進退之機水則必趨於下而力能牽陽下墜者也法用茯苓甘草湯以治水使水通而下利不作此雖治末實治本也若不治水則水漬入胃隨腸而下必作下利利作則陽氣有降無升厥悸何由而止故治厥必先治水也

汪中行云。厥而心下悸者。明係飲多留於心下。胸中之陽不布。故厥也。

金鑑心下悸句下有以飲水多四字。云若無此四字。乃陰盛之厥悸。非停水之厥悸矣。

愚按水停心下之悸厥。必有水停之見證。陰盛之悸厥。必有陰盛之見證。如頭眩瞤動等。即陰盛之悸厥。又如陰虛之厥。亦有陰虛見證。不得專憑脈細也。讀論者當貫通而神明之。

傷寒。四五日。腹中痛。若轉氣下趨少腹者。此欲自利也。

陳脩園云。四五日病未愈。則氣又值於厥陰。其人腹中痛。爲太陰之部位。若轉氣下趨少腹者。由太陰而仍歸厥陰之部位。是厥陰。不得中見之化。反內合於太陰。寒氣。下趨。惟下不上。此欲自利也。

喻嘉言云。腹中痛多屬虛寒。與腹中實滿不同。若更轉氣下趨少腹。則必因腹寒。而致下利。明眼見此。自當圖功於未著矣。

按此註甚精。惜他條不如此清切耳。

魏念廷云。重在預防下利。而非辯寒熱也。

張石頑云。腹痛亦有屬火者。其腹必自下而上攻。若痛自上而下趨者。定屬寒痛無疑。按此又不盡然。多有自下逆上之寒痛。痛至汗出額冷欲吐。非大劑四逆湯不能止其痛。

唐容川曰。厥陰之寒利。皆是肝木挾寒水以侮脾。經義最明顯。不可牽扯中見之化也。再者下趨少腹。此中有道路。是言從肝膈行油膜中。則下至少腹。從少腹之油膜。以入於大腸。則作利矣。故內經云。肝與大腸通。

按此註甚爲執滯。厥陰之寒。是其標陰之寒化。厥陰爲三陰交盡。陰極者也。不必挾腎水之寒。而此經已爲寒極。所以貴得中見少陽之熱化。所謂從中見者。此至謂下趨少腹。爲有道路。又引內經肝與大腸通爲證。試問太陽病醫下之。遂下利清穀。彼將應之曰。膀胱居下焦。亦與大腸相連矣。不講氣化。而斤斤於西醫之形質者。無怪有是。

傷寒。本自寒下。醫復吐下之。寒格。更逆吐下。若食入口卽吐。乾薑黃連黃芩人參湯主之。

張錢塘云。厥陰風氣在上。火熱在中。標陰在下。傷寒本自寒下者自從也。本從於寒而下利也。醫復吐下之。則正氣虛而寒氣內格也。更逆吐下。卽醫復吐下之謂。若食入卽吐。卽寒格之謂。　按平脈篇曰。格則吐逆。

陳脩園云。其人平日本自虛寒下利。醫復吐下之。則上熱爲下寒所格。蓋以寒本在下。而更逆之以吐下。則下因下而愈寒。上因吐而愈熱。若火之上炎。食入口卽吐。不宜於橘半甘草。以乾薑黃連黃芩人參湯主之。若湯水不得入口。去乾薑加生薑汁少許。徐徐呷之。此少變古法屢驗。

來蘇集移入太陽痞證中。云治之小誤變證亦輕。故製方用瀉心之半。

按柯公不悉瀉心主義。各瀉心湯。一條有一條作用。移步卽換形。乃云用瀉心之半。

何等濛混。

乾薑黃連黃芩人參湯

乾薑三兩　黃連三兩　黃芩三兩　人參三兩

以水六升。煮取二升。去滓。分溫再服。

古愚云。在下益寒。而反格熱於上。以致食入即吐。方用乾薑。辛溫。以救其寒。芩連。苦寒。降之。且以。堅之。然吐下之後。陰陽兩傷。胃氣索然。必藉人參以主之。俾胃氣如分金之爐。寒熱。各。不相。礙。也。方名以乾薑冠首者。取乾。薑以溫。能除寒下。而辛烈又能開格而納食也。家君每與及門論此方及甘草附子湯。謂古人不獨審證有法。用方有法。即方名中藥品之前後。亦寓以法。善讀書者。當讀於無字處也。

下利。有微熱而渴。脈弱者。今自愈。

陳脩園云。此下利爲標陰在下之證。有微熱而渴者。則爲火氣在中矣。更得脈弱者。可以。定其少陽。之微。陽漸。起。遂斷之曰今自愈。

柯韻伯云。發熱而微。表當自解矣。熱利脈弱。裏當自解矣。

按此以熱字作表邪之熱解。未悉中見之氣化也。

唐容川云有微熱。則利當止矣。熱不甚微。又其脈不大而弱。爲得少陽之冲氣故愈。註以熱爲火氣在中則非也。

按此註亦未合。明明本文有微熱。不是言有少陽之冲氣。且明明言渴。顯是少陽之咽乾。口渴。如以冲和言冲和則無熱無渴之謂也。本文言熱言渴而厥陰陰極從何而得熱渴。非中見之少陽熱化而何。總之。凡三陰之陰寒。下利必見陽熱。乃爲吉兆。無論太陰少陰厥陰除熱利外。皆以得熱化爲愈兆。當陰寒極盛。火熱是其生機。況厥陰爲三陰交盡。特患熱化太過耳。非不以熱爲貴也。據唐君直是不取熱化。只取冲和。試思少陽之病是冲和爲病乎哉。

下利。脈數。有微熱汗出。今自愈。(設復緊爲未解)

陳脩園云。下利脈數者少陽火熱勝也。有微熱汗出者。厥陰少陽。兩相和合。亦可以斷之曰今自愈矣然緊與數相似而實不同數爲陽爲熱緊爲陰爲寒吾謂數脈自愈者以其得少陽之化也設令不數而緊是復得厥陰之氣矣故爲未解

愚按厥陰得中見熱化可以自愈明明言今自愈忽又言脈緊爲未解果其自愈不應有緊脈此既言脈數乃又言緊專憑脈以顛倒人設使脈緊而其人不下利無熱無汗精神勝常又何辭以對

成無已云下利陰病也數陽脈也陰病見陽脈者生微熱汗出陽氣得通也利必自愈緊脈爲寒寒邪猶盛故云未解 此註仍望文生義耳

金鑑云脈數熱利也微熱汗出知微邪欲解而愈緊脈爲表邪猶盛未能解也更不是

下利手足厥冷無脈者灸之不溫若脈不還反微喘死者(少陰負趺陽者爲順也)

陳脩園云厥陰下利其手足厥冷者陽氣下陷不能橫行於手足也無脈者陽氣下陷不能充達於經脈也宜灸之以起陷下之陽則手足應溫矣而竟不溫然手足雖

不溫而猶望其脈還爲吉兆若脈亦不還反加微喘者是下焦之生氣不能歸元而反上脫也必死矣所以然者脈之源始於少陰生於趺陽少陰趺陽爲脈生始之根少陰脈不至則趺陽脈不出故少陰在下趺陽在上故必少陰上合而負於趺陽者戊癸相合脈氣有根其證爲順也其名爲負奈何如負戴之負也

喻本至反微喘者死爲一節註解同　此文爲是

來蘇集亦將少陰負趺陽句删去云不嘔不煩不須反佐而服白通但外灸少陰及丹田氣海或可救於萬一　按此不過見本文只有灸法耳實則多服四逆白通而外又加之以灸以助藥力更佳不可泥本文只用灸也

喻本少陰負趺陽者爲順也自爲一節移入少陰篇謂少陰證惟恐土不能制水其水反得以泛濫則嘔吐下利無所不至　按此不過望文生義而已

金鑑仍割入辯脈篇顯係叔和支離之文何須註

方氏云其喘必息短而聲不續乃陽氣衰絕也

愚按少陰息高者死。厥陰微喘亦死。根氣絕於下。陽氣脫於上。總之兩經乙癸同源。生氣爲性命所關。必不能浮越上奔也。

下利。寸脈反浮數。尺中自濇者。必凊膿血。

張隱菴云。凡言便膿血者。皆熱傷絡脈。病屬心包。下利則陽氣下陷。其脈當沉。陰氣內盛。其脈當遲。今不沉遲而反浮數。見於寸口者。熱傷心包也。尺中自濇者。下利而陰血自虛也。陰血下虛。陽熱上乘。陰陽氣血不和。是以必圊膿血。圊者數便後重之意。

汪氏云。熱利脈數非反也。浮則爲反矣。宜黃芩湯。

唐容川曰。便膿血者。卽今之痢證也。徧考金匱傷寒所稱便膿血。皆是痢證。皆屬厥陰經。蓋厥陰包絡主血脈。包絡熱甚則血脈傷。厥陰肝經主風氣。風火交煽。血化爲膿。而肝又主疏泄。疏泄之氣太過。則迫注下利。若大腸中之金氣不收澁。則不後重。如金氣收澁。則利而不快。故後重。凡痢多發於秋。皆金木不和。故乘秋令而發痢也。

按據云金匱傷寒所稱便膿血皆屬厥陰。何以少陰篇有下利便膿血乎。又云風火交煽。何以主以桃花湯乎。張註認爲熱傷心包者。以寸脈浮數也。然則桃花湯之膿血。其寸脈則沉遲乎。何以彼節不言脈而出方。治此條專言脈。而不出方。此等專憑脈以辨證。亦叔和家法也。連數節亦如之。

下利。脈沉而遲。其人面少赤。身有微熱。下利清穀者。必鬱冒汗出而解。病人必微厥。所以然者。其面戴陽。下虛故也。

愚按少陰篇已有格陽之證。主通脈四逆湯。而未有必鬱冒字樣。戴陽一證。彼條極爲明白。而此實衍文也。況如此格陽劇證。而乃云必鬱冒汗出而解。未有出方。一若聽其汗出自可解也者。唐容川疑之曰。原文中間者字下。必字上。當有脫簡。噫。何不取少陰通脈四逆湯證一勘。其僞自見。

下利後。脈絕。手足厥冷。晬時脈還。手足溫者生。脈不還者死。

陳脩園云。下利後。中土虛。則不能從中焦而注於手太陰。故脈絕。土貫四旁。虛則手足不溫而厥冷脈以平旦爲紀一日一夜終而復始共五十度而大周於身晬時爲環轉一周而脈得還手足溫者中土之氣將復復能從中焦而注於太陰故生脈不還者中土已敗生氣已絕雖手足不逆冷亦主死

述此言生死之機全憑於脈而脈之根又藉於中土也夫脈生於中焦從中焦而注於手太陰終於足厥陰行陽二十五度行陰二十五度水下百刻一週循環至五十度而復大會於手太陰故脈還與不還必視乎晬時也

陳亮師云此言下利後死證諸節皆言下利此節獨言下利後則與少陰下利止而頭眩時時自冒者死同意也利後似乎邪去殊不知正氣與邪氣俱脫之故晬時脈還手足溫者陽氣尚存一綫猶可用四逆白通等法否則死期近矣敢望生哉

此證若是久利脈絕斷無復還之理若一時爲暴寒所中致厥冷脈伏投以通脈四逆白通之類尚可望其還期然醫家之肩此重任亦難矣

唐容川補曰手足雖屬脾而厥冷實屬腎之陽虛脈雖注於肺而其根實生於心之

血管。言脾肺而不言心腎。是知其末。不知其本。蓋脾肺屬後天。心腎屬先天。仲景凡言生死。多以先天爲斷。以先天未絕。則猶可生。後天也。若先天既絕。則斷乎不救。

按此似是而非。

傷寒。下利。日十餘行。脈反實者死。

陳脩園云。下利日十餘行。則胃氣與藏氣俱虛矣。證虛而脈反寒者。無胃氣柔和之脈。而眞藏之脈。見矣。故主死。

各家同。

下利清穀。不可攻表。汗出必脹滿。

陳脩園云。下利清穀。藏氣虛寒也。當溫其裏。不可攻表。攻之則汗出。是表陽外虛。裏陰。內結。必脹滿。經云。藏寒。生滿。病是也。

各家同。

下利。腹脹滿。身體疼痛者。先溫其裏。乃攻其表。溫裏宜四逆湯。攻表宜桂枝湯。

陳脩園云。此言寒在表裏。治有緩急之分。下利腹脹滿爲裏寒。身體疼痛者爲表寒。夫處寒。生滿病。厥陰之脈挾胃。寒甚。則水穀之氣下行。陰寒之氣上逆。故不唯下利。而且脹滿也。表裏相權。以裏爲主。必也。先溫其裏。裏和而表不解。始乃專攻其表。溫裏宜四逆湯。攻表宜桂枝湯。

喻嘉言云。與太陽篇下利身疼。用先裏後表法大同。見晛曰消之義也。

此註甚善。宜移回太陽篇在傷寒醫下之續得下利節之下。

述柯氏註。下利而腹脹滿。其中卽伏淸穀之機。先溫其裏。不待其急而始救也。裏和而表不解。可專治其表。

此條之身疼痛。果屬表證。則當移回太陽篇。厥陰陰極。安得有表證。觀少陰篇附子湯之身體痛。爲生陽不充於四肢。則此之身體疼痛。何以竟屬表邪哉。

熱利下重者。白頭翁湯主之。

陳脩園云。厥陰協。中見之火熱。而利謂之熱利。其下重者。熱鬱於下。氣機不能上達。

以白頭翁湯主之。

程氏柯氏同。

金鑑云。熱傷氣滯。裏急後重也。

述此即內經所謂暴注下逼。皆屬於熱之旨也。條辨云。下重者。厥陰邪熱下入於大腸之間。肝性急速。邪熱甚。則氣滯壅塞。其惡濁之物。急欲出而不得。故下重也。

柯韻伯云。此乃濕熱之穢氣。發過廣腸。故魄門重滯而難出也。內經曰。小腸移熱於大腸爲虛瘕。即此是也。

白頭翁湯

白頭翁二兩　黃連三兩　黃蘗三兩　秦皮三兩

以水七升。煮取二升。去滓。溫服一升。不愈更服一升。

古愚云。厥陰標陰病。則爲寒下。厥陰中見病。則爲熱利下重者。即經所謂暴注是也。

白頭翁臨風偏靜。特立不撓。用以爲君者。欲平走竅之火。必先定搖動之風也。秦皮浸水青藍色得厥陰風木之化故用以爲臣以黃連黃蘗爲佐使者其性寒寒能除熱其味苦苦又能堅也總使風木遂其上行之性則熱利下重自除風火不相煽而燎原則熱渴飲水自止

下利欲飲水者以有熱故也白頭翁湯主之

陳脩園云少陽火熱在中陰液下洩而不得上滋故欲飲水仍以白頭翁湯主之

各家註同

下利後更煩按之心下濡者爲虛煩也宜梔子豉湯

陳脩園云下利後水液下竭火熱上盛不得相濟乃更端復起而作煩然按之心下濡者非上焦君火亢盛之煩乃下焦水陰不得上濟之煩此爲虛煩也宜梔子豉湯以交水火

柯本移入陽明篇中云陽明虛煩對胃家實言是虛空之虛非虛弱之虛

方氏云更煩者本有煩而轉更甚也

金鑑移入太陽篇。

嘔家有癰膿者。不可治嘔。膿盡自愈。

陳脩園云。厥陰包絡屬火而主血。嘔家有癰膿者。熱傷包絡。血化爲膿也。此因內有癰膿腐穢欲去。而嘔。若治其嘔。反逆其機。熱邪內壅。無所洩矣。必不可治嘔。膿盡則熱隨膿去而自愈。

唐容川曰。便膿血屬厥陰。嘔膿血亦屬厥陰。則知厥陰主血脈。並知風熱相煽。則血化爲膿。凡一切膿血。皆得主腦矣。

汪氏云。肺胃成癰。由風寒蘊於經絡。邪鬱肺胃。熱甚則氣拗血積而爲癰。

喻本合於吐涎沫節。謂恐人以吳萸湯誤治之耳。識此意者。用辛涼以開提其膿。亦何不可耶。

按此節爲實熱證。吳萸湯之嘔爲大陰寒證。烏可相提而並論。喻公主辛涼甚合。

嘔而脈弱。小便復利。身有微熱。見厥者。難治。四逆湯主之。

陳脩園云。厥陰病氣機上逆而嘔。裏氣大虛而脈弱。氣機下泄而小便復利。身有微熱見厥者。陰陽之氣不相順接也。上者自上。下者自下。有出無入。故爲難治。若欲治之。宜以四逆湯主之。

汪氏云。上下不能關鎖。用四逆湯以附子散寒。下逆助命門之火。上以除嘔。下以止小便。外以回厥逆也。

喻嘉言云。不難於外熱。而難於內寒。內寒則陽微陰盛。天日易霾。故當用四逆以回陽。且乾薑和附子。補中有發。微熱者得之自除。

按此證難治處在微熱。恐人以爲眞熱。不能兼顧。至誤大局。不知此等陰盛格陽於外者。多有微熱。但回厥。則熱自收矣。

柯韻伯云。內無熱。故小便利。表寒虛。故見厥。膈上有寒飲。故嘔。脈弱微熱。必非相火。

按此說安足當難治二字。夫此之小便利。即腎陽衰敗。而僅謂內無熱乎。

乾嘔。吐涎沫。頭痛者。吳茱萸湯主之。

陳脩園云。有聲無物而乾嘔。其所吐止是涎沫。兼見頭痛者。厥陰之脈挾胃上巔故也。以吳茱萸湯主之。 此言厥陰陰寒極盛。津液爲寒氣絆逆而上。故所嘔皆涎沫。而無飲食痰飲。而且逆行巔頂而作頭痛。非此大劑。不能治此劇暴之證。方中無治頭痛之藥。以頭痛。因氣逆上衝。止嘔。即所以治頭痛也。

柯韻伯云。頭痛者陽氣不足。陰氣得以乘之也。吳萸湯溫中益氣。升陽散寒。嘔痛盡除矣。

喻嘉言云。其邪上逆。可用此方以下其逆氣。

按只就逆氣泛言。而不能指出元陽虧。陰寒逆上。則小半夏湯。何嘗不是止嘔降逆者。而不知病重藥輕。害矣。

程扶生張錫駒及金鑑與淺註同。

傷寒。大吐大下之。極虛復極汗出者。以其人外氣怫鬱。復與之水。以發其汗。因得噦。所以然者。胃中寒冷故也。

陳脩園云傷寒以胃氣爲本不獨厥陰然也而厥陰不治取之陽明尤爲要法傷寒大吐大下之則內既極虛復極汗出者則外亦極虛虛則氣少不得交通於內徒怫鬱於外故其人外氣怫鬱恰如外來之邪怫鬱於表醫家認爲邪熱不得汗復與之水以發其汗既虛且寒因而得噦所以然者胃中寒冷故也

述此言傷寒以胃氣爲本故特結胃氣一條以終厥陰之義蓋汗吐下皆所以傷胃氣故於此總發明之　仲景書噦卽呃也噦爲重證與方書嘔吐噦作一類者不同

程郊倩汪琥同

柯本移入陽明篇末云陽明居中或亡其津而爲實或亡其津而爲虛其傳爲實者可下其傳爲虛者不可下

按吐下固可亡津亦可傷氣甚者亡陽亦有因於吐下者此只就亡津說未完

金鑑移入太陽篇云大吐下已虛其中又發汗陽從外亡故曰胃中虛冷宜吳茰湯溫中降逆

傷寒。噦而腹滿。視其前後。何部不利。利之則愈。

陳脩園云。噦既有虛寒之證。亦有實熱之證。厥陰之經抵少腹、挾胃、上入頏顙。且噦呃之氣。必從少腹而起。由腎而上升於咽嗓。故也。傷寒噦而腹滿。必其人前後便不利。水火之氣不得通泄。反逆於上而作噦矣。當利其前後則噦愈矣。

金鑑云。噦不腹滿者。爲正氣虛。噦而腹滿者。爲邪氣實。噦與三陽證同見者。爲實爲熱。與三陰證同見者。爲虛爲寒。勿謂噦證概爲胃敗不可下也。

述。卽一噦通結六經之證。以見凡病。皆有虛實不特一噦爲然也。然卽一噦。而凡病。之虛實皆可類推矣。故於此單提噦證一條不特結厥陰一篇而六篇之義俱從此結煞。是傷寒全書之結穴處也。夫傷寒至噦。非中土敗絕。卽胃中寒冷。然亦有裏實不通。氣不得下泄。反上逆而爲噦者。玉機眞藏論曰。脈盛皮熱腹脹前後不通悶瞀。此謂五實。身汗得後利。則實者活。今噦而腹滿。前後不利。五實中之二實也。實者瀉之。前後大小便也。視其前後二部之中。何部不利。利之則氣得通。下泄而上不逆。噦卽愈矣。夫以至虛至寒之峻證。而亦有實者存焉。則凡係實熱之證。而亦有虛者在。

矣。醫者能審其寒熱虛實而爲之溫淸補瀉。於其間則人無夭扎之患矣。

傷寒論崇正編

太陽篇删僞

傷寒一日。太陽受之。脈若靜者。爲不傳也。頗欲吐。若燥煩。脈數急者。爲傳也。

傷寒二三日。陽明少陽證不見者。爲不傳也。

傳經一說。即一日太陽。至六日厥陰之謂。謂太陽病二日變陽明者。爲遞經傳。變少陽或太陰厥陰者。俱爲越經傳。其變少陰者。爲表裏傳。加是云云。而病有一日直起於陽明少陽及三陰者。又何如傳經乎。此不過支離其說耳。實開後人傳足不傳手。及傳經爲熱。直中爲寒之謬論。究竟治病者。當見某經之寒熱虛實。即按病治之自愈。傳經之說。無當也。此二節及少陽經有傳經。陽明有轉屬之類。皆不必泥也。通六經奧旨。則自了然矣。當删。

病有發熱惡寒者。發於陽也。無熱惡寒者。發於陰也。發於陽者七日愈。發於陰者六日愈。陽數七陰數六故也。

太陽底面卽爲少陰。太陽以寒爲本。以熱爲標。少陰以熱爲本。以寒爲標。發熱惡寒者。其發熱爲太陽之標陽固也。無熱惡寒者。爲發於少陰之標陰。卽少陰病之背惡寒也。是辨太陽少陰病也。乃云發於陽者七日愈。發於陰者六日愈。成無已註。謂七爲火之成數。六爲水之成數。故云七日六日。信如此說。何不云發於陽者奇日愈。發於陰者偶日愈。陽數奇。陰數偶。更爲直捷。究之此等理想。實王叔和手筆。據叔和辯脈法。有夜半得病。明日日中愈。日中得病。夜半愈。何以言之。日中得病。夜半愈者。以陽得陰則解也。夜半得病。明日日中愈者。以陰得陽則解也。如此云云。金鑑竟將彼節列於此節之下。雙提並論。正與此節同一理想文義。則此節爲叔和書。更顯然矣。抑知凡治大病。藥力不及。尚不見效。安有得陽數陰數。及日中夜半之氣候。而可以愈病者。仲師治病。斷不若是。至於輕微淺恙。勿藥有喜。無須七日六日之數矣。此等叔和手筆。止可資談柄。

太陽病。頭痛至七日以上自愈者。以行其經盡故也。若欲作再經者。鍼足陽明。使經不傳則愈。

此言日行一經。六經行盡。病氣衰而自愈。是明明愈期矣。又云欲作再經恐其挨經傳於陽明。故鍼之以絕其傳路。爲先事預防之計。獨不思未見陽明症而先鍼之。爲傷無病之經乎。金鑑知肝之病。當先實脾。同一不通見解。况鍼而僅曰足。不言鍼手。後人傳足不傳手之說。實本于此。豈知言氣化者無分手足哉。

太陽病。欲解時。從巳至未上。

巳午二時爲陽中之陽。太陽主之。得天之陽氣。以助人身之陽氣。正氣復則邪氣退。在理想則然。要之症有輕重。如發熱惡寒等輕症。但能禁口食粥靜養不藥可愈。不必定在巳午時也。若太陽之劇烈症。如結胸瘀熱等症病重藥輕。尚難爲力。更加天之陽氣。以助其燄。大有不可思議者。六經欲解之時期。亦猶夜半得病。明日日中愈。日中得病。夜半愈之意耳。富於閱歷者自能辯之。

風家表解不了了者。十二日愈。

風爲陽邪。發于陽者七日愈。是以表解。然既解而邪仍有未了了者。必再過五日爲一候。俾五藏元氣充足。自然精神慧爽而愈。愚按凡治病解後。雖元神未復。靜養數天。無不起居如常。未誤治故也。若誤治增劇。邪重體殘。當大費一番調理補救。豈能以時日決之哉。諺云。熟讀王叔和。不如臨症多。愚謂王叔和正病在少臨症也。

病人身大熱。反欲得近衣者。熱在皮膚。寒在骨髓也。身大寒。反不欲近衣者。寒在皮膚。熱在骨髓也。

按此節大有疑義。陽根于陰。理固玄妙。然有不可泥者。夫身大熱反不欲近衣。凡太陽病發熱甚惡寒甚者。所在多有。治之之法。表實用麻黃湯以發表。表虛用桂枝湯以解肌。無不應乎而愈。若身大寒。反不欲近衣者。愚曾治黎子厚一症可異也。子厚以魁偉之軀。熱力素充。忽于己酉年四月。病頭眩心悸。醫以六味等多與之。陰盛格陽。脈微欲絕。通體膚冷。奄奄一息。而反盡去其衣。加以扇風不稍停。此眞陽欲脫之陰象。若認爲熱在骨髓而淸熱。卽殆矣。愚急以大劑四逆白通湯。連日數服。稍可停扇。稍可轉動。此等格陽劇烈。全身大寒。有甚于四肢厥逆。頻頻扇風。有甚于不欲近衣。斯時如救溺之救。稍縱卽逝。險哉。傷寒論爲救世大慈悲之書。然非全書融會。安能認識此等劇症哉。微乎微乎。

太陽中風。陽浮而陰弱。陽浮者熱自發。陰弱者汗自出。嗇嗇惡寒。淅淅惡風。翕翕發熱。鼻乾乾嘔者。桂枝湯主之。

陳脩園未悉此節爲叔和之文。細心臨症者自知之。金鑑反以此節爲正文。而不知眞乃衍文。觀太陽病。頭痛發熱汗出惡風者。桂枝湯主之一節便知。

喘家作。桂枝加厚樸杏子佳。

此金元諸家淺劣技倆。何可羼入聖經也。喘是一大症。喘家則元陽已虧。痰飲素盛。一觸外邪。或多飲湯水。卽發。發時。外邪則有小青龍。內飲則有眞武。其甚者則非黑錫丹不能降此水患。而乃以厚朴杏子。遂能勝此重任乎。且桂枝湯內之大棗。更非水飲所宜。觀小柴胡湯加減有咳則去人參大棗者。恐其生痰也。喘證痰甚于咳焉可用棗哉。更奇者論中白虎湯。承氣湯。抵當湯。四逆湯。白通湯皆起死回生之奇方。從未有一字自讚偏誇此方之佳。可哂也。

問曰。證象陽旦。按法治之而增劇。厥逆。咽中乾。兩脚拘急而譫語。師言夜半手足當溫。兩脚當伸。後如師言。何以知之。答曰。寸口脈浮而大。浮則爲風。大則爲虛。風則生微熱、虛則兩脚攣。病證象桂枝。因加附子參其間。增桂令汗出。付子溫經亡陽故也。厥逆咽中乾。陽明內結。譫語煩亂。更飲甘草乾羌湯。夜半陽氣還。兩足當溫。脛尚微拘急。重焉芍藥甘草湯。爾乃脚伸。以承氣湯微溏。則止其譫語。故病可愈。

此節正王叔和手筆。叔和專以脈誇于人。此節欲仿上節文筆而劈頭突然問曰。證象陽旦。而不指出如何見證。上節所謂脈浮汗出惡寒。各證爲桂枝湯所有之證。獨脚攣急不同。其誤用桂枝者。有所爲也。此不指出見證。硬接按法治之而增劇。夫按陽旦湯之法。以治陽旦之證。安有增劇之理。違法始有增劇。按法反有增劇耶。可知此是臆測。而非眞事實也。本論無陽旦證。且無陽旦湯明文。卽如本節旣云證象陽旦。又云病症象桂枝。所謂象陽旦。而不指出何證爲陽旦。所謂象桂枝則僅據風則生微熱而已。所謂增劇者。厥逆。咽中乾。兩脚拘急而譫語也。不言救誤之方。突接師言夜半手足當溫。兩脚當伸。又謂後如師言。說得神化莫測。一似弄法戲也者。及問其知此之由。當答以何爲陽旦症。何爲陽旦湯。乃專執脈以爲據。是叔和一生自欺欺人處。其曰則爲風。大則爲虛。傷寒有浮脈。陽明有大脈。不得專以脈定證也。至云風則生微熱。虛則兩脚攣。虛證必脛攣乎。上節脚攣急爲兩熱灼筋。止見脈浮。何嘗有大脈乎。上節因其脈浮汗出惡寒等象桂枝。故誤以桂枝攻表。已變劇烈。非有微熱字樣。尚如彼。此則更加付子增桂枝。其變證更不待言。最費解者。因加付子參其間。增桂枝令汗出。付子溫經亡陽故也。句論中如桂枝加芍藥生羌各一兩人參三兩新加湯。桂枝加付子湯。桂枝去桂加白朮茯苓之類。豈不明白了利。乃故爲此沉悶。似通不通之句。而曰因加付子參其間。增桂令汗出。又申之曰。付子溫經亡陽故也。脩園不識為偽書為之作註、而謂付子為溫經之藥。陰寒得之則溫經以回陽。陽熱得之則溫經以亡陽。夫溫經可以回陽。至亡陽劇烈。當云增熱以亡陽。則付子對于此證。有不戢自焚之勢。而可目以溫經之好字樣乎。至云夜半陽氣還。兩脚當溫。是得天之生陽。陰陽順接而厥回。種種俱是理想。能讀仲聖書者自知其謬。當删也。

本論為仲聖自作全書而設為問答。試問師字是指自已乎。抑指何人乎。觀序例之問答。而叔和之破綻自見矣。後人有以桂枝湯為陽旦湯。謂全書以桂枝湯為首方。如日之初升。則更匪夷所思矣。

太陽病。桂枝證醫反下之。利遂不止。脈促者表未解也。喘而汗出者葛根黃芩黃連湯主之。

此節下利上喘。天地不交。竟至汗出亡陽可慮。非大劑四逆白通不為功。如大喘不已。黑錫丹宜急用。乃本文僅據脈促。而謂表未解。柯韻伯有云。脈促有陽盛者。有陰盛者。此證陰寒險極。倘認作表不解而用此方。下咽即不堪設想矣。此等大誤人之當删之。

太陽病。十日已去。脈浮細而嗜臥者。外已解也。設胸滿脇痛者。與小柴胡湯。脈但浮者與麻黃湯。

此節實因上兩節而僞作也。太陽表病。必頭痛體痛發熱惡寒。有此是病未解。無之是病已解。何必計其脈之何如哉。設爲胸滿脇痛。固屬支離。脈浮主麻黃湯。不詳其見症。總是因上節麻黃湯症。而專以爲據。各家註解。望文生義。由未識此僞書之支離也。

太陽病。外症未解。脈浮弱者。當以汗解。宜桂枝湯。

愚按太陽症表實用麻黃湯。表虛用桂枝湯。無汗爲表實。病在皮膚。有汗爲表虛。病在肌腠。無汗則脈多緊。然亦有緩者。大青龍症是也。有汗則脈浮緩。中風之桂枝症是也。讀論至此。其誰不知此節所謂外症。卽病在肌腠。其脈之浮弱。卽浮緩之變詞。非虛弱之弱。以桂枝湯解肌。使得汗而愈。何須再贅。柯韻伯云此節以明脈爲主。假令脈浮不弱。或緊。皆非桂枝湯症云云。而不知前論桂枝本爲解肌。一節已說明。卽辨脈爲主也。本論至此。尙慮人不知乎哉。當是衍文。

太陽病。下之微喘者。表未解也。桂枝加厚朴杏仁主之。

此節之疑義。實與葛根黃芩黃連湯同。同是下後見喘。彼則喘而汗出。此則微喘。彼以脈促爲表未解。此以微喘爲表未解。均不列如何見證。固同一手筆也。夫未經汗下之喘爲實。而已經汗下之喘爲虛。實喘在太陽則有無汗而喘之麻黃湯證。在陽明則有腹滿微喘之大承氣證。若此節下後微喘。柯韻伯謂表雖未解。腠理已疏。惟本文無腠理疏見證。微喘非腠理疏之證。不過見其用桂枝湯而云然耳。陳脩園謂微喘爲裏氣未奪。反上逆而與表邪交錯于胸中。宜于桂枝湯中加厚朴杏仁。以降氣寬胸。從肌出表。較爲有理。要之太陽表證。無可下之理。下後最忌見喘。喘爲虛喘也。若再降氣寬胸。恐從下陷。且桂枝湯取其從中以出肌腠。若雜以厚朴。其勢趨下。固不能出。況用于既下之後哉。卽謂其下而入于肌。則桂枝湯可倣下後氣上衝之例用。可矣。何必加厚朴杏仁哉。後人治喘多持降氣寬胸主義。則此爲後人手筆何疑。喘家作亦用此方。同是僞書也。

二陽併病。太陽初得病時。發其汗。汗先出不徹。因轉屬陽明。續自微汗出。不惡寒。若太陽病證不罷者。不可下。下之爲逆。如此可小發汗。設面色緣緣正赤者。陽氣怫鬱在表。當解之熏之。若發汗不徹。不足言陽氣怫鬱不得越。當汗不汗。其人煩躁。不知痛處。乍在腹中。乍在四肢。按之不可得。其人短氣。但坐以汗出不徹故也。更發汗則愈。何以知汗出不徹。以脈濇故知也。

按此條陳註本之張隱菴。皆望文生義而已。唐註謂爲氣爲飲。反屬臆斷。實則此條中多窒碍處。自二陽併病。至不惡寒。爲一叚。是言太陽轉屬陽明。爲二陽併病。觀陽明篇所言太陽轉屬陽明一條自知。若太陽病證不罷者。是外證未除。無可下之理。前已屢言之矣。面色緣緣正赤。卽面色有熱色之謂。身必癢。前既言可小發汗。此則言當解之熏之。解之之法。論中或以汗解。或以下解。是解之不專指汗言也。至于熏法。漢時雖有。而論中未詳。金鑑改汗之亦未當若煩躁爲汗不出。身疼痛之大青龍證。是表實未經發其汗者。此發汗不徹。雖太陽之邪未盡了了。何至有煩躁之劇。大青龍證之煩躁。由身疼痛。則無處不痛矣。此云在腹。在四肢。明明有所指。又云不知痛處。按之不可得。且痛與短氣由于汗出不徹。是其知汗出不徹者。在痛與短氣矣。乃又謂以脈濇故知是專憑脈乃知其汗出不徹。種種糊塗。如入五里霧中。仲祖文烏有此。叔和以脈學誇于時。故有此手筆。要之此條欲做大青龍一節文。惟大青龍之不汗出而煩躁。此則云汗出不徹。多幾句文字。且既云汗出。又云當汗不汗。是矛盾也。彼節言身疼痛三字已了。此則言在腹在四肢。腹與四肢皆身也。明明可按。乃云按之不可得。後人手筆。總遜漢文遠甚。短氣。唐氏指爲飲邪。以但坐二字爲據。援與咳逆倚息不得臥爲例。詎知咳逆不得臥。是重欬逆一症。此無欬逆。且倚息非但坐之謂。安得認爲有飲。金匱又欬逆上氣。時時吐濁。其但坐不得眠者。爲欬逆吐濁。此更非其比。唐氏又謂徧查陽明經。無短氣一症。獨不見陽明中風。脈弦浮大而短氣乎。又云汗留于內不得出。觀論中之汗留于內。當有彌更益煩。肉上粟起。意欲飲水。反不渴等證。此無之。則不得作留于內解矣。短氣。唐氏認爲水飲。究之此等僞書。不必辯也。

脈浮者病在表。可發汗。宜麻黃湯。脈浮而數者。可發汗。宜麻黃湯。

愚按此節專以脈言可汗尤奇。脩園增多尺中不遲。尺中不微字樣。謂申明上兩節之意。亦可以不必矣。叔和之書。無容爲他註也。讀論至此。尚不知之乎。設令脈浮而大吐大下。亦可專憑脈以汗乎。

傷寒。發汗解。半日許復煩。脈浮數者。可更發汗。宜桂枝湯主之。

愚按麻黃湯不可治煩。桂枝湯調陰陽之劑。雖有芍藥而方中薑桂。豈能不增內熱。即援反煩一症爲例。而不知彼證治煩。特刺風池風府。以洩內熱。非靠桂枝湯也。實則桂枝湯焉有治煩明文。煩之由內熱者。梔豉湯爲清熱之劑。煩之由心血虛者。小建中治心中悸而煩。黃連阿膠湯治心煩不得眠。大青龍之煩躁。其煩更甚。方中重用石膏。未見桂枝湯可以治煩者。總之煩爲內熱。陳註增多發熱二字。以證其肌邪未解。宜用桂枝湯。柯註則援反煩用桂枝湯。究未悉此節書之費解矣。其爲王叔和筆乎。

發汗後。不可更行桂枝湯。汗出而喘。無大熱者。可與麻黃杏仁甘草石膏湯主之。

愚按據此方而論。則以舊本之無汗爲是。倘汗出安得更用麻黃。無大熱安得用石膏。其發汗陳註謂用桂枝湯。柯註謂用麻黃湯。兩說俱有弊。麻黃湯症用桂枝湯。固不合。則用麻黃湯。即經氣俱病之劇症。一發汗無不愈者。焉有寒去熱增之理。究之此條劈頭不叙見證。二說亦不免隨文衍義也。仲景原文。當無此種。況又有下後不可更行桂枝湯。亦以麻杏甘石湯主之一節。淺註照張隱菴本集。於誤下後痞證之內。謂下後雖不作痞。而下之太早。其內熱尚未歸于胃腕。徒下其屎。不下其熱。熱愈久而愈甚。欲解其熱。不可更行桂枝湯以增熱。屬于溫病而言。更爲望文生義。本文止曰下後。不言因何證而下。又不言下之後變出何證。夫下後氣上衝。有用桂枝湯之法。何以此條硬揷不可更行桂枝湯。况更行桂枝湯。更字無着落。明明下後。則非前用桂枝湯也。此條所云更行者誤仿汗後一條云然耳。若果下後汗出而喘。則是下後汗出爲亡陽。下後喘症爲天地不交。焉有用麻杏甘石之法。總之合兩節而觀。脩園謂諸家疑其傳寫之誤。彼不敢以錯簡自文云云。要之讀書不受古人欺。柯公謂當息心靜看。此等處不可循前人之誤云云。則此二節實叔和手筆也。要之止就無汗而喘大熱者而言。則麻杏甘石湯甚爲對證。卽無汗衄一證。本論主以麻黃湯。謂陽氣重故也。究竟此方更的。夫無汗而煩躁。非大青龍不能解。握要在石膏。則此無汗而大熱。其用石膏何疑。抑又有說曰。大熱而未有煩渴字樣。不知此熱字指表證發熱而言乎。抑指陽明大渴之熱而言乎。甚矣不明不白。非仲景之書矣。當刪。

未持脈時。病人叉手自冒心。師因教試令欬。而不欬者。此必兩耳聾無聞故也。所以然者。以重發汗。虛故如此。

愚按此節非著書之體例。乃不完全之醫案也。劈頭便云未持脈時。偶見病人叉手自冒心。此時即當問其心下痛乎。心下悸乎。如心下悸。又當問其心煩乎。抑胸滿乎。欲辨其悸之爲血虛。抑水飲也。乃不問其所苦。突接以師因教試令欬。甚無法度。此論爲仲祖辯脈症之書。突然加入臨症不規則之狀態。無端教試令欬。因其不欬。即以此猜其耳聾無聞。果其人非欬。安能强之爲欬乎。醫家最重四診。望聞問切。問字更要細心研究。細心考察。合形色聲音脈息。必三番四覆。務得其病情病源病竅。窮到微茫的確處。方能斷爲何症。應以何方加減。且本之至誠。勿嫌瑣細。方盡醫家能事。此節自冒心。竟不究其何因。必耳聾。憑空以測度。斷爲虛。而不指明陽虛陰虛。心虛腎虛。此種王叔和手筆。觀叔和平脈篇。多有此種揣測病人之法。唐容川以爲難解。而當闕疑。直當删去也。

本發汗而復下之。此爲逆也。若先發汗。治不爲逆。本先下之。而反汗之。爲逆。若先下之。治不爲逆。

愚按此節籠統說理。且說來不免窒碍。證宜汗則汗。況有汗證而不可發汗者。下證亦然。應汗而誤下。應下而誤汗。必有變症。其誰不知。但此中應汗及應下。必確有憑證。斷不能如此空滑。仲聖之書。果若是乎。當刪。

太陽病。先下之而不愈。因復發汗。以此表裏俱虛。其人因致冒。冒家汗出自愈。所以然者。汗出表和故也。得裏未和。然後復下之。

愚按此節頗難解。本文明言表裏俱虛。因誤汗下。陳註謂陰虛于下。而戴陽于上。則其冒爲虛證誤汗。而可再汗乎。觀戴陽之證。治宜通脈四逆。冒家汗出愈。是指實證得汗則愈。而言若虛證更汗。是爲虛虛矣。且汗出表和句更費解。既經表虛汗之更虛。安得而和。此句亦泛指實證言之。得裏未和。然後復下。更非解。既因誤下裏虛未和。安可再下。種種不可解。至于柯氏就亡津液言。究與表裏俱虛之義不合。不過順文敷衍而已。究竟表裏俱虛。非亡津液之謂。下文有表裏俱虛陰陽氣並竭。卽此之謂。總之此節書。非仲景言。故種種費解。

太陽病。未解。脈陰陽俱停。必先振慄汗出而解。但陽脈微者。先汗出而解。但陰脈微者。

下之而解。若欲下之。宜調胃承氣湯主之。

愚按振慄汗出而解。津液既傷者。乃有此狀。脈陰陽俱停。此停字當作至數停止之停。脈息停止。津液已虛。故汗出必一番振慄也。與下文柴胡證誤下。其解時必蒸蒸而振。發熱汗出而解者同例。脩園解停字爲停勻。果陰陽均停。則無病矣。卽汗出而解。何須振慄也。至解陽微陰微。必增多但使字樣。改經就我。更非本義。柯註陰陽俱停。指陽脈微而言。更不合。要之此節專據脈以定汗下。且陽微用汗。陰微用下。無此治法。此爲叔和手筆。不必强註也。

太陽病。發熱汗出者。此爲營弱衛强。故使汗出。欲救邪風者。宜桂枝湯。

愚按前有時發熱自汗出。衛氣不和之證。係陰虛者陽必湊之。此節營弱係被衛氣所併。衛强係受風邪所客。皆主以桂枝湯。彼則先其時發汗。此則止使汗出。實同義也。謂之重出亦可。況發熱汗出。中風證固用桂枝湯。卽非中風而發熱汗出。或營和衛不和。或營弱衛强。其用桂枝湯已辯析精微。此節之言救邪風。卽中風也。此之營弱衛强。前已言之矣。

形作傷寒。其脈不弦緊而弱。弱者必渴。被火者必譫語。弱者發熱。脈浮解之。當汗出愈。

愚按傷寒有傷寒見證無所謂似。此云形作傷寒者。非眞傷寒耶。且脈之或弦或緊或弱。弱者自弱。觀脈浮弱者當以汗解。脈微弱者爲無陽。何嘗非弱脈。而乃云不弦緊而弱。弱者必渴。謂陽陷于陰。傷津液故渴。何以白虎之渴。其脈洪大。五苓之渴。其脈浮數。宜乎金鑑改弱字爲數字也。數爲熱入陽明故渴。火刦其熱。更甚故譫語。據此說則熱渴發熱。更無發汗之理。節節俱費解。非仲聖書也。

太陽病。過經十餘日。心下溫溫欲吐。而胸中痛。大便反溏。腹微滿。鬱鬱微煩。先此時自極吐下者。可與調胃承氣湯。若不爾者。不可與。但欲嘔。胸中痛。微溏。此非柴胡證。以嘔故知極吐下也。

愚按諸家之註。俱未得眞諦。吐多屬寒。溫溫欲吐則似熱。胸中痛。小柴胡證有之。梔豉湯亦有。便溏爲寒。溏而腹滿。則滿爲虛滿。煩而鬱鬱。則熱矣。陰證暴煩下利。且爲吉兆。總之此證脩園謂其有虛有熱。誠然。但脩園于極吐下句。增多料其病得此而後適句。是未免改經就我。實則本文止言極吐下。夫極吐下則承氣用不着。脩園已知之矣。柯氏謂上焦經極吐而傷。下焦經極下而傷。乃又云胃有燥屎。試問極下。何得有燥屎。不過見本文用承氣而云然耳。喻氏謂經大吐大下。則邪從吐解。且已入裏。故用胃承氣。更不合調理。程氏較有分寸。要之此種費解之書。必非仲聖手筆。

血弱氣盡。腠理開。邪氣因入。與正氣相搏結于脇下。正邪分爭。往來寒熱。休作有時。默默不欲飲食。藏府相連。其痛必下。邪高痛下。故此嘔也。小柴胡湯主之。服柴胡湯已渴者。屬陽明也。以法治之。

愚按此條係做作文字。而其義則上條已盡矣。乃開口即曰血弱氣盡。夫血弱氣盡。豈非將就木乎。腠理開。邪氣因入。與正氣相搏結于脇下。數句即前條胸脇苦滿之釋文。往來寒熱。增多休作有時。即往來寒熱之釋文。少陽喜嘔。此又云邪高痛下故使嘔。一若再爲一義也者。實則前節已詳言之。且有或然之證更詳。已無剩義。何用此贅也。當删。

傷寒。陽脈濇。陰脈弦。法當腹中急痛者。先以小建中湯。不差者。與小柴胡湯主之。

愚按脈濇爲血虛。血虛證甚多。不僅腹中急痛也。脈弦爲少陽。爲肝氣。爲水飲。爲瘧。爲厥冷。非止腹中急痛也。乃云法當腹中急痛。就以急痛言之。桃仁承氣湯抵當湯治急痛也。冷結膀胱關元者。何嘗不急痛。何嘗脈不弦緊。小建中湯爲溫劑。唐氏既知爲溫膏油之血矣。小柴胡湯爲清劑。一溫一清。勢如冰炭。乃可互用乎哉。要之專執脈以揣測何證。實叔和談脈之弊也。當删。

傷寒十三日不解。胸脇滿而嘔。日晡所發潮熱。已而微利。此本柴胡證。下之而不得利。今反利者。知醫以丸藥下之。非其治也。潮熱者實也。先宜小柴胡以解外。後以柴胡加芒硝湯主之。

按本文下之不得利。不言下用何方。可疑一。夫攻下之方甚多。焉有不得利者。誠如所言。嘔滿之邪。仍欲上達。則上節嘔不止。何以大柴可下而愈耶。陳註謂本係大柴胡證。不知用大柴胡法。下之而不得利。此語又有碍。雖不用大柴。而大小承氣。不問對證不對。斷無不得利之理。況日晡潮熱。胃實用承氣。非爲無理。亦有悍氣初服二三大劑承氣而未下者。此等劇烈。更非丸藥可下。是本文本柴胡證下之不得利句。難索解人矣。知醫以丸藥下之句。又屬揣測之辭。潮熱者實也句。單釋日晡潮熱。而不釋滿嘔。方則雙解而分先後。唐註移上治法甚是。而行文之種種費解處。實非仲聖之書。平心而論。胸脇滿而嘔。是小柴證。日晡潮熱。用大柴之有大黃則胃實亦除矣。不用大柴而用丸藥。丸即能下。潮熱即能除。而少陽之滿嘔。必不能除。丸藥之誤。不待言矣。又謂淺註不將下作撇筆解。或如下利後。復用芒硝。豈不刺謬云云。甚有理。惟本文之費解處。未指出。亦望文生義而已。

傷寒。十三日不解。過經。譫語者。以有熱也。當以湯下之。若小便自利者。大便當鞕。而反下利。脈調和者。知醫以丸藥下之。非其治也。若自下利者。脈當微厥。今反和者。此爲內實也。調胃承氣湯主之。

愚按此條中知醫以丸藥下之。非其治也。與上條同一揣測之辭。其身熱不解。其人之陽氣有餘。過經譫語。其人之胃氣已實。當以承氣下之。乃不以湯下小便利者大便必鞕。乃謂而反下利。下利脈當微。而手足之厥不厥。無一定。乃謂必厥。今不微不厥。爲非自下利。而可以知醫家之以丸藥下之。既下之後。不言其譫語之愈不愈。上謂脈和爲內實。再用調胃承氣。則不解之甚也。各家止順文敷衍而已。

問曰。病有結胸藏結。其狀何如。答曰。按之痛。寸脈浮。關脈沉。名曰結胸也。

下既有詳結胸之因。有詳結胸之狀。有治結胸之方。且結胸有大小。一一詳細。此而問結胸藏結。已屬衍文。乃止答結胸。藏結則待再問而後答。又非問答正式。此書爲仲祖自著。無此體例。否則中風當問其狀何如。傷寒溫病亦然。豈復成著書乎。叔和辨脈平脈篇。多有此種問答。然則此節非叔和手筆羼入而何。且下文小結胸者。心下按之痛。而此止云按之痛。不指明何處。是含糊也。

太陽病。脈浮而動數。浮則爲風。數則爲熱。動則爲痛。數則爲虛。頭痛發熱。微盜汗出。而反惡寒者。表未解也。醫反下之。動數變遲。膈內拒痛。胃中空虛。客氣動膈。短氣煩躁。心中懊憹。陽氣內陷。心下因鞕。則爲結胸。大陷胸湯主之。若不結胸。但頭汗出。餘處無汗。劑頸而還。小便不利。身必發黃。

此一節支離沓雜。非仲聖之文。專以脈論證。已不合。既云數則爲熱。又云數則爲虛。是一脈而二義也。云動則爲痛。不云何處痛。敘證又云頭痛。太陽本發熱惡寒。而云反惡寒。惡寒非太陽所應有乎。太陽病在肌則自汗出。乃云微盜汗出。盜汗非表證也。乃云表未解。種種支離。律以仲聖原文之敘中風。安有專以脈而糾纏者。至其敘下後陷胸。更破碎不成文。陷胸之脈。寸浮關沉。此則言動數變遲。而不言沉。膈內拒痛。客氣動膈。即心下痛。按之石鞕也。乃云胃中空虛。於胃何干。又云心中懊憹。短氣。竟說成梔豉證。試觀病發於陽。而反下之。熱入因作結胸。何等直捷。節末敘發黃色。陽明太陰篇已詳。此直衍文也。

太陽病。二三日不能臥。但欲起。心下必結。脈微弱者。此本有寒分也。反下之。若利止必作結胸。未止者四日復下之。此作協熱利也。

愚按此條當有錯簡。觀熱多寒少證。脈弱者尙虛無陽。此爲本有寒分。豈任攻下。下之必利不止。安能利止而作結胸乎。結胸者熱入而作也。微弱之脈。汗且當戒。何得熱入作結胸。再利未止。四日再下。則氣直下陷。生陽不升。不堪設想。乃云協熱下利云乎哉。此非仲聖書。諸家註皆隨文衍義。獨金鑑謂脈微弱。豈可下。又謂未止者。豈有復下之理。較爲的當。

太陽病。下之其脈促不結胸者。此爲欲解也。脈浮者必結胸也。脈緊者必咽痛。脈弦者必兩脇拘急。脈細數者頭痛未止。脈沉緊者必欲嘔。脈沉滑者協熱利。脈浮滑者必下血。

愚按此節全據脈論證。每句下一必字。一若得此脈必見此證也者。而不知見證多有不合者。臨證四十餘年。自知此等脈法之大謬也。捕風捉影之技。創之者爲難經。

繼之者卽王叔和之平脈辨脈篇也。叔和專以脈欺人。其編次傷寒論。每多羼入自己手筆。前賢張隱菴張令韶諸公未能摘出。幸柯韻伯謂當辨何者爲仲景書。何者爲叔和筆。由此息心參透。全書融會。一旦豁然貫通。乃悟仲聖辨證之微芒。有毫厘千里之妙。無非合脈以勘其證。必先認證清楚。而後以脈勘之。非專憑脈便可以識證也。後世專以脈欺人。實作俑於王叔和也。

傷寒。五六日。頭汗出。微惡寒。手足冷。心下滿。口不欲食。大便鞕。脈細者。此爲陽微結。必有表復有裏也。脈沉亦在裏也。汗出爲陽微。假令純陰結。不得復有外證。悉入在裏。此爲半在裏。半在外也。脈雖沉緊。不得爲少陰病。所以然者。陰不得有汗。今頭汗出。故知非少陰也。可與小柴胡湯。設不了了者。得屎而解。

愚按此條實有可疑。謂有表復有裏。將以頭汗惡寒手足冷爲表乎。脈細既爲少陰脈。謂少陰不得有汗。而少陰亡陽脈緊汗出者有矣。謂三陰脈不至頭。而厥陰頭痛者有矣。且不欲食。卽大便鞕。亦爲陰結。少陰背惡寒。口中和者。尚用付子湯。今手足冷。更爲陽氣不能外達。而乃認爲實證之陽微乎。小柴胡證必發熱而渴。或往來寒熱。或胸脇滿而嘔等。今止認頭汗一證。而脈既微。且見證俱屬裏陰。乃自釋爲半表半裏。反覆自解。必非仲師書矣。裏陰如此。而用小柴大柴。恐有不堪設想者矣。

傷寒。五六日。嘔而發熱者。柴胡湯證具。而以他藥下之。柴胡證仍在者。復與柴胡湯。此雖已下之。不爲逆。必蒸蒸而振。却發熱汗出而解。若心下滿而鞕痛者。此爲結胸也。大陷胸湯主之。但滿而不痛者。此爲痞。柴胡不中與也。宜半夏瀉心湯。

愚按嘔而發熱。并往來寒熱。胸脇苦滿等。是柴胡證也。下後不陷裏。柴胡證未罷。亦當用柴胡以轉輸。但既下後。正氣稍虛。病退時必蒸蒸而振動。發熱汗出而後解。少陽爲半表裏。入裏則爲結胸。或爲痞。但心下滿而鞕痛者。爲結胸。大陷胸湯主之。若止心下滿而不痛者爲痞。宜半夏瀉心湯。是結胸與痞所辨在胸不在胸也。究之細玩此條。前段即移入少陽篇之凡柴胡證而下之。若柴胡證不罷者一條之衍文。特多二三句閒文耳。第二段結胸證治。前大結胸數節已詳。滿而不痛之痞證。

及治法下數節。又詳言之。況大黃黃連瀉心湯爲治痞之正方。其各瀉心。皆因見證而加。若半夏瀉心。則未見無所兼證取義。可知此節全是衍文也。當刪。

脈浮而緊。而復下之。緊反入裏。則作痞。按之自濡。但氣痞耳。

愚按上有病發于陰。而反下之。因作痞。此又言復下之則作痞。下有心下痞。按之濡。此僅言按之自濡。且下言關上浮。此言緊反入裏。則此顯係衍文。來蘇集已刪去。況脈浮緊之下。未有汗下字樣。言復下者。復字無着落。且緊反入裏句。不曰沉緊。而曰入裏。證有入裏。脈亦有入裏乎。叔和脈法。變幻離奇。此條當刪。

傷寒。服湯藥。下利不止。心下痞鞕。服瀉心湯已。復以他藥下之。利不止。醫以理中與之。利益甚。理中者理中焦。此利在下焦。赤石脂禹餘糧湯主之。復利不止者。當利其小便。

愚按此條當是傳抄之誤。開口即云傷寒服湯藥。即下利不止。心下痞鞕。不言服何湯。則此湯必與此證大反對也。下利至不止。則生陽下陷矣。心下痞鞕。爲上焦心陽不宣。不足禦濁陰上逆。陰霾彌漫。而心下痞鞕。非四逆白通不爲力。乃云服瀉心湯已。此句脩園註謂心下痞滿既除。而上中之氣亦除矣。脩園獨不計及陰霾如此。豈瀉心湯所能除哉。又云復以他藥下之。利不止。不止是一定之理。此時投以理中湯。理中有人參之滯。而無付子以闢陰邪。無怪其利益甚也。乃云理中非下焦之品。而以石脂餘糧獲效。試問二味有何能力。堪勝此任。至于利猶不止。謂當利其小便。一派游移無定。安能知治此利不止而心下痞鞕之劇證哉。諸家註俱隨文敷衍而已。

太陽少陽併病。心下鞕。頸項强而眩者。當刺大椎肺俞肝俞。愼勿下之。

愚按此條成無已程扶生柯韻伯喻嘉言及金鑑各家之註。俱無異議。但此條與結胸條同。是太陽少陽併病。彼證戒汗。恐其譫語。此證戒下。而無下後變何證。陳氏恐成眞結胸。要之此條見證。與戒汗條同。則亦在衍文之例也。

傷寒。脈浮滑。此表有熱。裏有寒。白虎湯主之。

愚按憑脈辨證者。必先講證。又以脈定其虛實生死。如下利十餘行。脈當弱反實者死。結胸證當下。脈浮大者不可下之類。是憑脈以定其證。非捨證而專憑脈。自可知其證。此條專以脈而定爲表熱裏寒、夫裏寒豈可用白虎哉。陳註引內經。凡傷於寒。皆爲熱病之說。以爲寒即熱字之解。特爲白虎湯完其說耳。柯本改寒字爲邪字。謂裏有熱邪。內經云。脈緩而滑曰熱中。若表裏并言。而重在裏熱。若然。何以不徑改爲裏有熱。更直捷。要之此條無大渴譫語等證。止憑脈論證。本論中沉滑者協熱利。浮滑者必下血。同此手筆。非叔和書而何。專以脈定證。啓後人捕風捉影之技。非仲祖眞傳也。當刪。

脈按之來緩而時一止復來者。名曰結。又脈來動而中止。更來小數。中有還者反動。名曰結。陰也。脈來動而中止。不能自還。因而復動者。名曰代。陰也。得此脈者。必難治。

叔和辨脈法云。脈來緩時一止復來者。名曰結。來數時一止復來者。名曰促。陽脈盛則促。陰脈則結。皆病脈。此條與叔和之辨脈同。其爲叔和手筆也何疑。此公專以脈行世。致使仲師以脈勘證之旨全沒。可深浩嘆。卽就促脈論。是停至而無定數之謂。陽盛則有促脈。陽虛亦有促脈。陽虛而促者。桂枝去芍藥湯是也。

陽明篇刪僞

問曰。病有太陽陽明。有正陽陽明。有少陽陽明。何謂也。答曰。太陽陽明者。脾約是也。正陽陽明者。胃家實是也。少陽陽明者。發汗。利小便。胃中燥煩實。大便難是也。

愚按六經皆有提綱。陽明提綱。則在次節。而此節設爲問答。其提綱即又謂之正陽陽明。由是而生出太陽陽明。指爲脾約。其第三節太陽之轉屬陽明。即太陽陽明也。何以此節又另立脾約之名。其叙少陽陽明。見證無非第三節太陽轉屬陽明之見證。而乃目爲少陽陽明。此等重覆支離。豈仲聖原文哉。可刪

問曰。病有得之一日。不發熱惡寒者。何也。答曰。雖得之一日。惡寒將自罷。即自汗出而惡熱也。

問曰。惡寒何故自罷。答曰。陽明居中土。萬物所歸。無所復傳。始雖惡寒。二日自止。此爲陽明病也。

此二節望而知爲僞書也。太陽經標熱本寒。故發熱惡寒。陽明經燥氣用事。而標則

陽。是以外證不惡寒反惡熱。此之謂一日惡寒。是太陽病。非陽明病也。況設爲問答。更無此體例。以仲聖自著之書。更向何人問答乎。且此種筆墨。顯係叔和手筆。當刪。

傷寒。轉繫陽明者。其人濈然微汗出者也。

按此條上已言盡。爲衍文。

陽明病。欲食。小便反不利。大便自調。其人骨節疼。翕翕如有熱狀。奄然發狂。濈然汗出而解者。此水不勝穀氣。與汗共并。脈緊則愈。

愚按此條陳脩園柯韻伯唐容川三說。均有至理。然而不能無疑者。陳註本之張隱菴。以陽明與少陰立論。陽不遇陰。病不能解是也。發狂汗出。爲少陰水氣不勝穀神。比爲戰慄汗解。夫戰慄汗者。虛證乃有此象。今發狂爲實證。既穀氣盛。少陰不勝其狂爲胃實之狂。豈汗所能解。若陽得陰則解。又斷無發狂之理。此陳註不無可議也。柯註水氣就濕。言骨節疼。謂濕流關節。如有熱。謂在皮膚。發狂爲水氣鬱極。而發汗出爲水不勝穀氣。與之併出。故解。夫水鬱無致狂之理。況既言不甚熱。更安能發狂。

即如十棗湯之水至橫暴。而未見其發狂。果因水至狂。非大劑排水不可。豈自汗出之濈然者可解哉。柯註又不無可議也。唐註按定太陽寒水之經。欲食與大便自調。就陽明言。餘俱就太陽言之。骨節疼爲太陽病。翕翕如有熱狀。亦認爲桂枝證之發熱。而不知桂枝證非同此如有熱之輕也。至謂太陽病本未能解。賴陽明穀氣勝。外合太陽。兩陽相併爲重陽。引內經重陽狂之說以解奄然發狂。而不知內經重陽之狂。陽盛大熱也。非陽明證得太陽水氣之謂。果爾則太陽陽明合病。太陽少陽合病。是重陽也。何以不見其發狂。且此既發狂。爲重陽所致。何以不藥而愈。况汗出傷津。穀氣勝者。胃家更實。其狂更不待言也。總之此等書。如望文生義。則凡熟得內經義理者。任如何言之。無不頭頭是道。若凝神定志。逐句研究。則此條又非仲聖書矣。必會全書。乃能註一節書。試觀太陽篇之狂證。其實者爲桃仁承氣湯。其虛者爲救逆湯證。陽明篇雖無發狂字樣。而獨語如見鬼狀。發則不識人。即狂類也。從未有不藥可愈者。金匱中風門。有病如狂狀。妄言獨語不休。用防已地黃湯。則此條之汗出愈者。爲無解矣。敗露處在脈緊則愈句。明明汗出而解。則脈之緊與不緊亦解矣。何以又申言水不勝穀氣之理。脈緊則愈。設不緊。雖汗出亦不愈乎。到底憑脈爲斷。顯然叔和書也。

陽明病。欲解時。從申至戌上。

愚按陳註至的。然亦理想之見云爾。臨症數十年。未見有此。

陽明病。心下鞕滿者。不可攻之。攻之利遂不止者死。利止者愈。

愚按此條來蘇集編次上節乃叔和辨脈篇文。然則此節亦出叔和手筆何疑。在後而云攻之利不止者死。又云利止者愈。可愈則宜攻。可死則不宜攻。焉有攻之可死症。攻之亦可愈乎。細心察看自識其非。

心下滿而鞕痛者爲結胸。但滿而不痛者爲痞。宜半夏瀉心湯。瀉心何莫非攻。但半夏瀉心則有分寸矣。觀于半夏瀉心治法。益知此節之不合也。

脈浮而芤。浮爲陽。芤爲陰。浮芤相搏。胃氣生熱。其陽則絕。

愚按不言症而止言脈。一若有是脈必有是症也者。試問病變萬瑞。脈則此止二十餘種。能括盡萬病乎。卽如所謂浮爲陽。陳脩園註爲亢陽。芤爲陰。脩園註爲孤陰。在太陽脈浮爲表脈。可發汗。而此爲亢陽耶。浮芤相搏。字樣甚新。以爲胃熱。其陽則絕。脩園謂陽絕于裏。夫陽絕者亡陽也。謂爲與陰隔絕。不過就本文以完其說耳。凡津液竭于內。必有見證。乃捨此不講。而專言此怪幻之脈法。烏可爲訓哉。是亦僞書也。

趺陽脈浮而濇。浮則胃氣强。濇則小便難。浮濇相搏。大便則難。其脾爲約。麻仁丸主之。

愚按浮濇相搏。說來甚幻。而反于大便所以難處不講。謂爲脾約。出麻仁丸一方。方內是小承氣而加麻仁杏仁之潤品。無深意也。調胃承氣用意更精。胃氣得調。則大便不難。熱去津回。斯脾不約矣。麻仁杏仁實開後人專潤腸胃之漸。而不知失津有白虎加參。燥熱有承氣。旨深哉。脈浮而芤二節。專以脈論證。恍惚無據。卽叔和平脈辨脈手筆。至于小便數。大便難。陽明篇已屢言之。此則目爲脾約。而出麻仁丸一方。無深意也。

陽明少陽合病。必下利。其脈不負者順也。負者失也。互相尅賊。名爲負也。脈滑而數者宿食也。當下之。宜大承氣湯。

愚按此條專以脈斷證。負不負字甚新而不通。互相尅賊更謬極。全不講證。仲聖原文。爲有此怪誕荒謬。自欺欺人哉。宿食之辨。論中已詳言之。不專憑脈也。

病人無表裏證。發熱七八日。雖脈浮數者可下之。假令已下。脈數不解。合熱則消穀喜飢。至六七日不大便者。有瘀血。宜抵當湯。若脈數不解。而下不止。必協熱而便膿血也。

愚按陽明以發熱汗出惡熱爲表證。便鞕譫語爲裏證。此既云無表裏證矣。而發熱一證。非表證乎。至七八日。脩園謂陽熱不退。陰液日虧。雖脈浮數。宜汗不宜下。然發熱而不惡寒。汗之不可。欲爲發熱證籌一出路。亦可斟酌下之。以除絡中之熱。云云。獨不計及無表裏證。則此發熱爲何證乎。脈浮數爲表脈。焉有浮數之脈而可下者。脩園謂斟酌下之。若見本文有下之字樣。强解以完其說耳。六七日不大便。而無如狂喜忘等實證。何所據而云有瘀血。徑用我抵當湯之烈乎。至云脈數不解。而利不止。便膿血。與上脈數不解。則消穀喜飢。不大便者。俱憑脈以斷。宜乎脩園補出臨證時審其身黃喜狂如忘等證而後用此。亦猶泒浮滑者之用白虎湯。必審其有大渴譫語等證。而後可耳。要之此種誤人之僞書。刪去爲宜。

少陽篇刪僞

少陽病。欲解時。從寅至辰上。

太陰篇刪僞

太陰病。欲解時。從亥至丑上。

太陰病。脈浮者可發汗。宜桂枝湯。

愚按此條不言證而專憑。一浮脈遂主桂枝湯以發汗。太陰爲陰中之至陰。無熱可發。卽中風亦止四肢煩疼而已。既無發熱。安可據一浮脈。爲病太陰之表。而用桂枝湯乎。

太陰爲病。脈弱。其人續自便利。設當行大黃芍藥者。宜減之。以其人胃氣弱。易動故也。

愚按此條爲太陰陰寒爲病。脈弱則陰寒可知。續自便利。是不得中見之熱化。即宜溫中以散其寒。則自利可愈。斷無當行芍藥之理。況大黃乎。觀眞武證之下利。尚去芍藥。則此之不能用芍藥。更可知也。本文宜減之句。亦未妥。且既云胃氣弱。則安可再用芍藥大黃哉。謂之傳抄之誤可也。

少陰篇刪僞

少陰病。脈微。不可發汗。亡陽故也。陽已虛。尺脈弱濇者。復不可下之。

愚按少陰病以脈微細爲提綱。此條脈微。而又言尺脈弱濇。弱濇就陰虛言。即少陰提綱之脈也。陽虛不可發汗。在太陽熱多寒少。脈微弱爲無陽。尚不可發汗。況少陰證乎。汗且不可。而可下乎。讀論至此。應知之矣。此條原是衍文。諸家之註。亦望文生義耳。

少陰中風。脈陽微陰浮者爲欲愈。

愚按此條言少陰中風。而不指出中風之見證。太陰中風。則四肢煩疼。太陰爲陰中之至陰。不能發熱。少陰有一身手足盡熱者。有始得之反發熱者。皆非少陰中風之證。此不列見證。令人如何揣測乎。況僅憑脈以定其欲愈。顯係叔和辨脈篇家法也。

少陰病。欲解時。從子至寅上。

按陰得陽則解。大有至理。如陰寒已極之證。非仗大劑四逆白通。不能破陰霾而回生命。豈區區時候之屬於陽者。可能湊效哉。間或值氣候晴暖。施治畧易爲力者有之。凡虛寒大證。遇天氣嚴寒。病必加重。故湯劑必加重而頻服。是以治證貴審天時者此耳。非眞時刻可决愈期也。此余四十餘年經歷。非止憑理想也。

厥陰篇删僞

厥陰病。欲解時。從丑至卯止。

愚按六經病解之時。俱據理想爲斷。實則經驗上則視乎用藥也。叔和序例。多類此。可删。

傷寒脈滑而厥者。裏有熱也。白虎湯主之。

此節與陽明篇傷寒脈浮滑。此表有熱。裏有寒。節同。爲王叔和書。使無大渴譫語等證。只憑此滑脈。竟斷其厥爲裏熱乎。設大吐大下。手足厥逆。其脈則滑。可竟用白虎湯以死之乎。叔和羼入自己手筆。爲害不小。讀論者勿爲所誤。各家作註。非不言之成理。唯此非仲聖書。何必爲之作註。叔和之序例平脈辨脈。張錢塘逐節爲作註。不必也。

傷寒六七日。大下後。寸脈沉而遲。手足厥逆。下部脈不至。咽喉不利。唾膿血。泄利不止者。爲難治。麻黃升麻湯主之。

按此條僞書也。當删。來蘇集已斥之。

下利脈沉弦者下重也。脈大者爲未止。脈微弱數者爲欲自止。雖發熱不死。

按專以脈論證。是王叔和辨脈篇手法。而各家爲之註者。望文生義耳。見其弦則曰木氣不升。見其大則曰陽熱盛。見其微弱數則曰陰中有陽。爲欲自止。同一下利也。

乃以分平哉。夫下利而下重。或後重一目了然。何必憑脈乃知乎。止與不止。亦有目可共見。如未止。則進藥以止爲度。乃此條不言其下利爲何如。宜何方主治。只論脈。是開後世以脈惑人之漸。僞書也。

下利脈數而渴者。今自愈。設不差。必淸膿血。以有熱故也。

按此條之義。前曾言之矣。則此爲衍文也。

下利淸穀。裏寒外熱。汗出而厥者。通脈四逆湯主之。

此節與少陰篇之通脈四逆證相同。特多汗出一證。亦同是陰盛格陽也。此等重出之文。前人不知除去。陳脩園註尙謂與少陰篇之通脈四逆證相似。亦不過泥三百九十七節之目。不敢斷爲重出。夫相似云者。必別爲一義之謂。此顯然前文。又何必另立一條哉。

嘔而發熱者。小柴胡湯主之。

金鑑作衍文。謂半夏瀉心湯內已有。

按此說甚有見地。卽柯本少陽篇小柴胡湯節內。已有往來寒熱。及喜嘔等證。金鑑作衍文。删去爲宜。本論如此類不少。惜前人不能指出删去。亦因未能全書融會耳。

崇正編

順德黎天祐庇留著

附入讀仲聖書有悞五大險證治法

陳脩園傷寒淺註霍亂篇以後俱非仲聖書人生之大險證有五霍亂、中風、中痰、中血、瘟疫也

霍亂證斃命最速一起大吐大下腹痛傾倒不寧數刻鐘即斃傷人極速愈之亦極易初起即大劑四逆白通藥到之處即自在之處倘初起誤用參芪苓朮後即難救而稍雜半點寒涼是速之死也傷寒論淺註所列諸節除抄集少陰厥陰之外餘皆謬妄余現身說法不忍坐視故更正以活人命勿輕視也

其有忽然暈倒在地不省人事者金匱則謂中府中藏此大誤人命實則猝然亡陽余認此爲猝脫證無論强壯精神亦有此世傳路有死人即此遇此以救省人事爲急可

將兩手擦熱按其眼尾頻頻按之人事自省即以四逆白通湯與之即能生活非然者死即在此刻其證初則傾倒不省人事浸假而四肢厥逆浸假而痰聲上壅則殆矣世人以中風中痰之藥治之無不死

一則猝然吐血連吐不止俗醫謂爲中血治以吐血之藥是立速之死也此爲陰亡陽無所附麗則陽亦亡必四肢厥逆而死初起當以大劑四逆加蘄艾一兩與之一劑不止至再至三務以止血手足煖爲度則生矣

一瘟疫一證傷人雖無以上各證之速此證即金匱陰陽毒也五日可治七日不可治

金匱所載陽毒之爲病面赤班班如錦紋咽喉痛吐膿血五日可治七日不可治升麻鼈甲湯主之陰毒之爲病面靑身痛如被杖五日可治七日不可治升麻鼈甲湯去蜀椒雄黃主之然自甲午年死人以十餘萬計時醫皆認作大熱證飽食大寒之品及生草藥等入腹即下利宜其死也此與少陽見證相同必大發熱大渴胸翳惟大暈眩大疲倦與少陽大相反其頭暈似大虛而大渴熱則與虛證相反此是毒氣上沖也疲甚

則或神氣不支甚者毒入心則譫語入腎則下利譫語可加犀角一二三錢入腎至下利則無救矣升麻世傳不可用過五數而不說明五錢抑五兩五斤至時醫不敢重用以訛傳訛之壞也余每用一兩或二三兩但當歸鼈甲甘草則二三錢可矣倘證沉重危險者可日服兩三劑當食赤小豆粥以獲心勿使毒氣入心服藥至熱退神清爲度余嘗救活多人亦不外讀仲聖書而有心得者也願與良醫商之以上諸證皆可以死仲聖書包括在內善讀者自能悟出